ワクチンの事典

日本ワクチン学会 編

朝倉書店

序

本書の発刊の趣旨としては，病気の解説を正確に記述したうえで，その疾病の予防に使うワクチンに関して，現時点における最新かつ妥当でスタンダードな考え方を公平な立場で整理し提供することにより，基礎・臨床の医師，関連する医療従事者，行政関係の方々にも予防接種の正確な理解を促し，明確な指針として利用できる本となることを目指しました．ワクチンを専門の研究対象としておられない医療・保健関係者にとっても，参考図書として有意義なものとして利用いただけるものと期待しています．

予防接種の原点はエドワード・ジェンナーによる牛痘接種による天然痘の予防（1796.5）に始まりました．その後種々のワクチンが開発され，病気の予防に役立っていますが，優秀なワクチンでも個体の免疫状態の差によって予想外の副反応も起こることがあり，絶えずワクチン製造や改良の技術も学ばなければなりません．また，新興する新しい感染症の予防のために新しいワクチンの開発研究が重要で，ワクチンの果たすべき役割は益々大きくなっています．

これらの意味から本書は研修医，若手勤務医，一般臨床医などの方に幅広く読まれるとともに，看護師，保健師の方々のワクチンを実際に知る事典としても使われることを目指しています．

朝倉書店より日本ワクチン学会に対し執筆の依頼をいただきましたので，理事会にて協議の結果，本学会の役割としても大切であるという結論に達し，一部の理事の先生方に編集委員を引き受けていただきました．多くの専門家の先生方にお願いしたため，御多忙な方も多く，大変時間を要しました．各執筆者の先生方には，現在の知見をできるだけ出版目的に合った内容にしていただくよう協力もしていただきました．諸般の事情で出版が遅れましたが，終始御支援を戴きました朝倉書店編集部の方々にも深謝いたします．

今後，この書がさらに発展してワクチンの事典として定着することを期待します．

2004 年 7 月

日本ワクチン学会「ワクチンの事典」編集委員

相澤主税，岡部信彦，加藤達夫，神谷　齊[†]

倉田　毅，田代眞人，橋爪　壮，堀内　清

（† 委員長）

執　筆　者

大谷　　明	国立感染症研究所名誉所員	岡田　晴恵	国立感染症研究所
中谷比呂樹	厚生労働省	田代　眞人	国立感染症研究所
矢田　純一	実践女子大学	下池　貴志	国立感染症研究所
井上　　栄	大妻女子大学	戸塚　敦子	国立感染症研究所
相澤　主税	前(社)北里研究所生物製剤研究所	松本　慶蔵	長崎大学名誉教授
堀内　　清	グラクソ・スミスクライン(株)	小泉　信夫	国立感染症研究所
橋爪　　壮	(財)日本ポリオ研究所	渡邉　治雄	国立感染症研究所
多屋　馨子	国立感染症研究所	荒川　英二	国立感染症研究所
新井　　智	国立感染症研究所	塚野　尋子	前　国立感染症研究所
髙見沢昭久	(財)阪大微生物病研究会	神谷　　齊	国立病院機構三重病院
箕原　　豊	バニーこども診療所	髙山　直秀	東京都立駒込病院
加藤　達夫	聖マリアンナ医科大学	廣瀬　健二	国立感染症研究所
中島　夏樹	中島医院	岡部　信彦	国立感染症研究所
徳竹　忠臣	聖マリアンナ医科大学	白木　公康	富山医科薬科大学
横田　俊平	横浜市立大学	山西　弘一	大阪大学
庵原　俊昭	国立病院機構三重病院	鈴木　　宏	新潟大学
須賀　定雄	藤田保健衛生大学	谷口　清州	国立感染症研究所
吉川　哲史	藤田保健衛生大学	大日　康史	国立感染症研究所
浅野　喜造	藤田保健衛生大学	濱田　篤郎	労働者健康福祉機構

（執筆順）

目　　次

I．総　　論

II．各　　論

Ⅲ. 公衆衛生と法的規制

I．総　　　論

1

ワクチンの歴史

過去のワクチンの歴史は人類の感染症との戦いの歴史であった．人類はこれまでに多くの戦果を得てきたが，敵方の抵抗も激しく，またその姿も時々刻々と変化し，現在もこの戦いは終わることなく続いている．

1.1 過去のワクチン開発の史実

a. 黎明期—手探りの時代

天然痘は，紀元前1157年に死亡したラムセス5世のミイラに痘疱の痕跡が認められたという古くから記録に残されているウイルス病である．この病気は伝染力が強く致命率が高いことで脅威とされていたが，一度かかると二度とかからないこともよく知られており，健康な子供を故意に患者と接触させたり，患者の瘡皮を鼻腔に摂取したりして，覚悟して病気にさせるいわゆる「人痘接種（variolation）」が古くヨーロッパや中国で行われた．一方で，乳しぼりの女が牛痘に感染すると天然痘にかからないという伝説もあった．英国のEdward Jennerは1796年にこの伝説を立証し，種痘法を開発した．これがワクチン開発の始まりとされている．これを契機として，ヒトに軽くかかり別な人間の病気に免疫を与える動物の病気探しが始まったが，長い間成功しなかった．

1885年フランスの化学者Louis Pasteurが狂犬病の病原体をウサギの脊髄に接種して発病させ，この脊髄をすりつぶして次の健康なウサギに接種を繰り返すことにより，病原体の感染力を弱めることに成功し，弱毒狂犬病ワクチンの開発に成功した．これを機として，Pasteurは100年前のJennerの功績を称え，雌牛を意味するラテン語「vacca」を用いた「vaccine」という述語を一般化したと伝えられている．Pasteurが試みた病原体を自然界と変わった経路で継代して弱毒する方法は，現在でも弱毒ワクチンを開発する有効な方法として生きている．1937年米国のTheilerは，黄熱の病原体をマウス脳，次いでニワトリ胚に継代して弱毒黄熱ワクチン17D株を開発した．

b. 第2期—トキソイド期

1876年Robert Kochによる炭疽菌の発見に始まる病原細菌学の台頭によって，ワクチンの開発は理論的展開の時期を迎えた．1884年Loefflerのジフテリア菌の純培養成功，RouxとYersinによるジフテリア菌毒素の発見，Behringと北里による血中抗毒素つまり抗体の発見とワクチン開発の基礎的発見が続いた．これらの細菌学・病理学の進展にもとづき，1921 年 Glenny らによってジフテリア菌毒素をホルマリン処理で抗原性を保持しながら無毒化したトキソイドが開発されたのである．この開発は細菌を丸ごとワクチンとする考えから一歩進んで，病原細菌の発病因子のみを取り出してワクチンとする現在のコンポーネントワクチンの開発の第一歩となった．1930 年には Ramon らによって破傷風トキソイドが開発された．これらの菌毒素は液体培養で菌体外に分泌され，菌体外毒素（エクソトキシン）と呼ばれ，精製しやすい．これに反して腸チフス菌のように毒素が菌体内にとどまり，菌体から容易に分離されない毒素は菌体内毒素（エンドトキシン）と呼ばれる．腸チフス菌やコレラ菌のように容易に毒素と菌体を分離できない場合には，菌体を丸ごと加熱，ホルマリン処理などで殺した「死菌ワクチン」が開発された．しかし，ワクチン開発にはまず病原菌の特定と実験室内での培養の成功が前提となり，癩菌やポリオや麻疹などのウイルスのように実験室内培養が不可能な病原体についてはワクチンの開発は進まなかった．

c. ウイルスワクチン開花期

寒天培地などの細菌培地ではまったく培養できないウイルスと呼ばれる一群の病原体では「二度かかりなし」の経験があり，ワクチンの開発が切望されていながら果たされなかった状況に大きな改革があった．1949 年 John Enders らは動物細胞のガラス器内の培養に成功し，この細胞培養を使用してのウイルスの培養可能の道を開いたのである．成功の第 1 号は 1954 年米国の Jonas Salk らによるサル腎細胞培養による不活化ポリオワクチンの開発であった．これを契機に，その後生ポリオワクチン，麻疹，おたふくかぜ，風疹ワクチンなど多くのウイルスワクチンが開発された．この多くは弱毒生ワクチンで，1 回の接種で強固な免疫を与え，世論の絶大な評価を得ることとなった．

d. 第 4 期—遺伝子工学時代

表 1.1 に見られるように，種痘の開発から 1970 年代まで数多くの有効なワクチンが開発されたが，それでもなお若干の感染症には，病原体の培養が困難で，したがってワクチンが開発されない状態が残っていた．B 型肝炎がその一例で，病原ウイルスの形態ばかりでなくゲノムの塩基配列までわかっていながら，その培養が困難であった．たまたま B 型肝炎保持者の血液中に多量の感染防御抗原 HBs が存在するので，この血液から HBs 抗原を分離精製してワクチンとする方法が採用されていた．しかし，この方法は製造者に感染の危険をともなうほか，ワクチンの安全性試験に貴重な保護資源とされるチンパンジーを使用しなければならないという技術的隘路があった．さらに病気を制御するワクチンの使用には患者の存在を必要とする論理的矛盾があった．

この隘路を打ち破った革命的な技術が 1970 年代から華々しく登場した遺伝子工学であった．米国の Merck 社と日本の化血研がほぼ同時に B 型肝炎ウイルスの HBs 抗原をコードする遺伝子を酵母の遺伝子に挿入した組換え酵母を作成し，これを大量に

表 1.1　ワクチン関連史実年表

1796 年		E. Jenner 天然痘予防のための牛痘種痘法を発表
1849 年		ジャカルタから長崎のオランダ医 O. G. J. Mohnike に痘苗到着，日本の本格的種痘始まる
1876 年		R. Koch 炭疽菌の発見，最初の病原細菌の発見となる
1880 年		L. Pasteur により炭疽菌ワクチン開発
1885 年		L. Pasteur により暴露後予防のための弱毒狂犬病ワクチン開発
1890 年		北里柴三郎と E. A. von Behring による抗毒素の発見（抗体の発見）
1896 年		Kolle によりコレラワクチン開発
1920 年		L. C. A. Calmette と A. F. M. Guérin により BCG が新生児投与された
		Glenny らジフテリア毒素をホルマリンで処理しトキソイドを開発
1930 年		Ramon らにより破傷風トキソイド開発
	★	ドイツのリューベック市で BCG に人型有毒結核菌混入，乳児 72 名死亡
1933 年		和邇らによりワイル病不活化ワクチン開発
1937 年		M. Theiler により弱素 17D 株黄熱生ワクチン開発
1943 年		Francis らによりインフルエンザワクチン開発
1940 年代		Sir D. Semple によりフェノール不活化狂犬病ワクチン開発
1948 年	★	京都で無毒化不十分のジフテリア明礬トキソイド注射で 68 名死亡
1949 年		J. F. Enders らポリオウイルスの細胞培養による増殖を報告
1953 年		J. Salk により不活化ポリオワクチン開発
1954 年		北岡正見，安藤清らにより人体用日本脳炎ワクチン開発
1955 年	★	米国 Cutter 社製不活化ポリオワクチンで不活化不十分のため患者 94 名発生
1957 年		A. B. Sabin により経口弱素生ポリオワクチン開発
1960 年		J. F. Enders ら，奥野良臣ら，A. A. Smordintsev らにより麻疹生ワクチン開発
1967 年		米国でおたふくかぜ生ポリオワクチン実用化される
1969 年		米国，ベルギーで風疹生ワクチン開発
1970 年代		血漿型 B 型肝炎ワクチン開発
1974 年		高橋らにより水痘生ワクチン開発
1980 年		フランス，日本で組織培養型不活化狂犬病ワクチン開発
1983 年		米国 Merck 社および日本松原らにより DNA 組換え B 型肝炎ワクチン開発

注）★は著名なワクチン関連事件．

タンク培養する方法で HBs 蛋白の大量生産に成功したのである．たまたま生産粒子が自然のフリーの HBs と電子顕微鏡下に酷似した形態をもっていることがわかり，この遺伝子工学産物が直ちにワクチンとして応用された．この経験により「病原体自体が培養不可能でも抗原遺伝子さえ特定されれば遺伝子工学の応用でワクチン生産は可能」というワクチン開発に画期的な道を開いたのである．

さらに 1990 年 Wolff らは，プラスミド DNA をマウスに筋肉注射すると DNA は筋細胞に取り込まれ，その DNA がコードする蛋白がマウス体内で長期にわたり発現することを報告した．その後この蛋白に対する液性および細胞性免疫が動物体内で誘導されることが証明され，DNA ワクチンという新研究領域が登場し，ワクチンの開発研究に大きな弾みがついた．

1.2　ワクチンにまつわる明暗の史実

a.　疾病の根絶に向けて

天然痘は，Jenner が開発した強力な種痘という対策をもちながら，その後 1990 年まで 190 年もの間，世界で毎年 10 万人前後の患者が発生していた．WHO は 1966 年患者の発見隔離とその周辺の徹底的種痘を第一義とする天然痘対策の新戦略を公表し，全世界に天然痘根絶運動を展開した．その結果，1980 年に世界から天然痘は根絶された．WHO はこれに勇気づけられ，次の目標として 1988 年に世界からのポリオの根絶計画を発表した．その成果は着々とあがり，1994 年には南北アメリカ，2000 年には西太平洋地域で野性株によるポリオの根絶が宣言された．疾病の根絶こそワクチン使用戦略の最終目標である．

b.　予防接種による悲劇の史実

弱毒化とはいえ，野性株との差は時に微妙である．一方で接種される人間にも個体差がある．慎重に選択された弱毒株も，100 万人中 999,999 人には安全でも 100 万人に 1 名には毒性を発揮するかもしれない．不活化ワクチン製造の源は強毒株である．つまり，ワクチンの開発，製造，品質管理には一定の危険がともなう．ワクチン史にも栄光の陰に悲劇の記録が残されている．二，三の例をあげてみよう．

1）リューベック BCG 事件　1930 年 2 月から 4 月の間にドイツのリューベック市で，生後 10 日以内の乳児 251 名が BCG の経口投与をうけたのち続々と結核を発病し，72 名が死亡した．ワクチンの製造に馴れていない施設で試験的に製造したために，製造中に有毒人型結核菌が混入したからであった．

2）京都ジフテリア事件　1948 年 11 月 4，5 の両日，京都市で生後数カ月から 13 歳までの幼小児 15,561 名がジフテリア明礬トキソイドの第 2 回目の接種をうけた 1 ～ 2 日後に，606 名が接種局所に浮腫，水泡，壊死などの障害を訴え，150 名が入院し 65 名が死亡した．バイアルの多くに無毒化不十分のものがあり，製品が不均一であることがわかった．

3）Cutter 社ポリオワクチン事件　1955 年 4 月米国の Cutter 社製造不活化ポリオワクチンを接種された約 40 万人の小児のうち 94 名がポリオ患者となり，またその家族から 126 名のポリオ患者が発生した．ウイルス不活化工程に誤りがあったことが判明している．

ワクチンは感染症予防への戦略の中で最も効果的な武器である．しかし，同時に副反応の存在がさけられない劇薬でもある．その評価はコストベネフィット分析の上に成り立っている．　［大谷　明］

文　　献

1）G. ウィリアムズ（永田育也・蜂須賀養悦訳）：ウイルスの狩人，岩波書店，1964
2）大谷　明編：ワクチン学，講談社，1987
3）国立予防衛生研究所学友会編：ワクチンハンドブック，丸善，1994

2

予防接種法の概要

わが国の予防接種は，今から遡ること 150 年余り前の嘉永 2 年（1849）の種痘で始まったが，現在の予防接種法に繋がる立法措置は，明治 43 年の種痘法の施行を待たねばならなかった．さらに，第 2 次世界大戦終戦後は，GHQ 指導による近代公衆衛生によって当時蔓延していた感染症を制圧するため，積極的に予防接種を進めることとなり，予防接種法が昭和 23 年に制定された．この法律は昭和 51 年，平成 6 年，そして平成 13 年に改正されて今日に至っている．本章では，わが国の予防接種事業ならびに予防接種法の歴史的発展，現行法の概要等，ならびに課題と展望について概括する．

2.1 歴史的発展

昭和 23 年制定後，昭和 51 年，平成 6 年および平成 13 年の三次にわたり大きな法改正が行われている．その骨子は，対象とする疾患を国民への流行状況などにより見直したこと，国民の義務規定について罰金をともなう義務接種から漸次緩和したこと，健康被害救済を手厚くしたことの 3 点が，それぞれの改正をマクロでみた場合のトレンドといえよう．法改正を含む主要な感染症関連の事項を経年的にまとめ，表 2.1 に示す．

2.2 現行予防接種法

a. 概　　要

予防接種法（昭和 23 年 6 月 30 日法律第 68 号）は，総則，予防接種の実施，予防接種による健康被害の救済措置，雑則の全 4 章 29 条および附則からなる基本的な衛生法規のひとつである．

まず，第 1 章総則では，第 1 条に目的規定をおき，予防接種による公衆衛生の向上とあわせて予防接種による健康被害の迅速な救済の 2 つを法の目的として掲げ，第 2 条では予防接種法により予防接種を行う疾患を列挙している．平成 13 年改正では，インフルエンザを予防接種対象疾病に加えるとともに，従来から行われてきた「発生及びまん延の防止」を目的として予防接種を行うものを「1 類疾病」とし，「個人の発病または重症化を防止し，併せてこれによりまん延の予防に資するもの」を「2 類

表 2.1　予防接種関連略年表

明治 30 年（1897）5 月	伝染病予防法施行 （対象疾病は，コレラ，赤痢，腸チフス，痘そう，発疹チフス，しょう紅熱，ジフテリア，ペストの 8 疾病）
明治 43 年（1910）1 月	種痘法施行 （昭和 23 年予防接種法施行により廃止）
昭和 23 年（1948）6 月	予防接種法公布 （対象疾病は，痘そう，ジフテリア，腸チフス，パラチフス，百日咳，結核，発疹チフス，ペスト，コレラ，しょう紅熱，インフルエンザ，ワイル病の 12 疾病）
昭和 26 年（1951）3 月	結核予防法の施行にともない，予防接種法より結核の規定削除
昭和 36 年（1961）3 月	法を一部改正し，対象疾病に急性灰白髄炎（ポリオ）を追加
昭和 45 年（1970）6 月	法を一部改正し，対象疾病から腸チフス，パラチフスを定期予防接種の対象から削除
昭和 45 年（1970）7 月	閣議了解をもとに予防接種事故に対する措置開始
昭和 51 年（1976）6 月	法一部改正 （健康被害の法的救済制度の創設．政令により定期の予防接種を行う疾病を痘そう，ジフテリア，百日咳，急性灰白髄炎の 4 疾病と定める．一般臨時接種の法的明確化（この規定を用いインフルエンザや日本脳炎等を接種））
昭和 52 年（1977）7 月	施行令を一部改正し，定期の予防接種対象疾患に風しんを追加
昭和 53 年（1978）7 月	施行令を一部改正し，定期の予防接種対象疾患に麻しんを追加
昭和 55 年（1980）7 月	施行令を一部改正し，定期の予防接種対象疾患から痘そうを削除
平成 6 年（1994）6 月	法一部改正 （対象疾患は，ジフテリア，百日咳，ポリオ，麻しん，風しん，日本脳炎，破傷風の 7 疾患，国民の義務を「努力義務」へ．個別接種化，健康被害救済の充実，情報の提供，臨時の予防接種の限定化等）
平成 11（1999）年 4 月	感染症の予防および感染症の患者に対する医療に関する法律施行
平成 11（1999）年 7 月	公衆衛生審議会感染症部会予防接種問題検討小委員会報告
平成 12（2000）年 1 月	公衆衛生審議会から「予防接種制度の見直しについて（意見）」が厚生大臣に提出
平成 13（2001）年 11 月	法一部改正 （対象疾病にインフルエンザを追加，対象者は高齢者，疾病の類型化，2 類の定期予防接種には努力義務を課さず，2 類の健康被害救済の水準の規定等）

疾病」とするという予防接種の類型化が行われた．その他，結核予防法にもとづく BCG の接種とあわせて，わが国では，都合 9 種類の予防接種が公的に行われており，それらを図 2.1 に示す．なお，予防接種の対象疾病は法律本体で示されているが，対象年齢は法にもとづく政令で定めることとなっている．

次いで第 2 章予防接種の実施では，第 3 条で定期的に行う「定期予防接種」の実施義務を市町村長に課すこととし，国民には第 8 条で「(予防接種を) 受けるよう努めなければならない」といういわゆる「努力義務規定」をおいているが，2 類疾病は，個人の重症化予防というきわめて個人の選択による部分が大きいため，定期予防接種

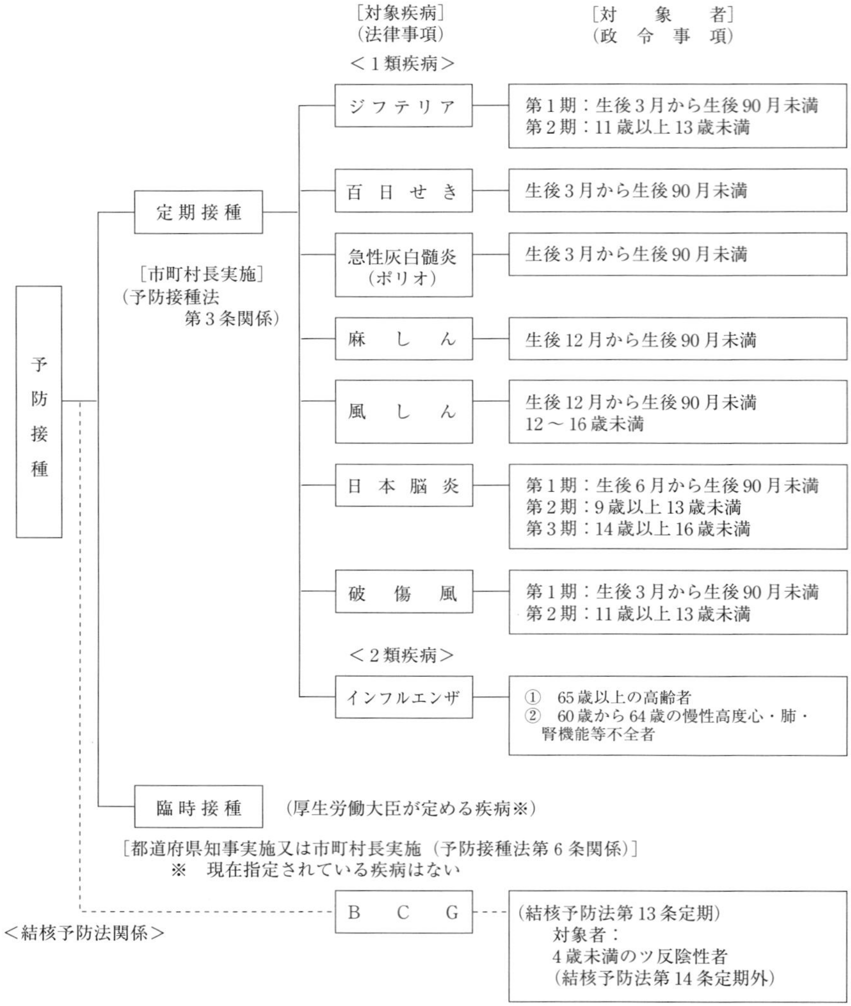

（参考）平成15年の政令改正により，痘そう（天然痘）が1類疾病に定められたが，現時点では接種対象になっていない．

図2.1　法律にもとづく予防接種（平成16年4月1日現在）

については「努力義務」を課さないこととしている．また，法に定められた疾患の蔓延防止上緊急の際は，対象者と接種期間を特定して予防接種を行う臨時予防接種を規定する（第6条）とともに予防接種の禁忌を第7条で示している．

第3章予防接種による健康被害の救済措置では，救済措置（第11条），給付の範囲（第12条）などを定めている．ここで疾病の類型化に対応して，救済措置についても，努力義務を課す1類疾病にかかわる予防接種による健康被害は現行のままとし，努力義務を課さない2類疾病の予防接種は，自らの健康維持のための医療と類似しているので一般の医薬品による副作用の場合と同様の水準とすることとし，予防接種法にもとづく救済という点では変わりはないが，その給付額や支給方法などについては，医薬品副作用被害救済・研究振興調査機構法の定めを参酌したものとなっている．

b. 法　体　系

予防接種体系を規定する基本的な法律は予防接種法であるが，それを根拠法とする政令，省令，局長・課長通知，関連団体が公刊する資料などが相まって現行体制が成り立っている．それらの一覧をインフルエンザを例として表2.2に示す．まず，法律が制度の大枠を定め，接種の対象年齢，健康被害救済の具体的内容などは政令である予防接種施行令によって定められている．この措置は，知見の蓄積や感染症の罹患状況などの変化によって，対象年齢や救済水準の変更などが必要となった場合柔軟に対応できる道を設けたものと理解されている．さらに，予防接種法施行規則ならびに予防接種実施規則の2つの省令によって，接種体制などのシステム上の問題，救済給付の申請手続きや具体的な接種にあたっての技術的注意点などが明示されている．また，予防接種による健康被害を未然に防ぐ観点から，厚生労働省の補助金を得て，(財)予防接種リサーチセンターでは，接種実施者向けの「予防接種ガイドライン」および「予防接種 間違い防止の手引き」と，被接種者向けの啓発資料「予防接種と子どもの健康」を作成して関係方面に配布している．

なお，具体的な法規および通知などは次の文献を参照いただきたい．① 予防接種法研究会監修「予防接種関係法令通知集」（太陽美術社刊），平成15年（毎年更新），② 官報 第3237号（平成13年11月7日）（平成13年改正にともなう法公布，政令，省令が一括掲載されている）．

c. 健康被害の救済

十分に注意しながらワクチンを接種しても健康被害が生じた場合，迅速に救済することは，予防接種に対する被接種者への対応としても，信頼を確保し円滑な接種体制を確保するためにも必要である．そのため，昭和45年以降閣議了解による救済措置がとられてきたが，昭和51年の予防接種法改正で法の中に組み込まれ，平成6年改正では法の目的規定に加えられるとともに救済措置の充実（保健福祉事業の法定化，救済給付金額の改善，介護加算制度の創設など）が図られた．健康被害認定をうけようとする申請者は，必要書類を添えて市町村に訴え出，市町村は自らの「予防接種健康被害調査委員会」の意見を添えて，都道府県を経由して厚生労働大臣の認定を求め

表 2.2　予防接種法関連法規・通知等一覧（インフルエンザの例）

法律	予防接種法 ・インフルエンザを 2 類疾病に規定．被接種者の接種に努める義務はない．2 類疾病に係る定期の予防接種に係る給付を規定．指針の作成を規定（感染症法による予防指針と一体のものとする）．
政令	予防接種法施行令 ・インフルエンザの定期の予防接種対象者を，① 65 歳以上の者，② 60 歳以上 65 歳未満の者であって，心臓，腎臓，呼吸器等の障害を有する者，と規定． ・定期の予防接種に係る健康被害の給付の額等を規定．
省令	予防接種法施行規則 ・予防接種済証の交付．2 類疾病に係る定期の予防接種に係る給付の請求や変更請求． ・インフルエンザの定期予防接種対象者となる心臓，腎臓，呼吸器等の障害の程度を規定． 予防接種実施規則 ・インフルエンザ予防接種の回数，接種量を規定．
通知	インフルエンザに関する特定感染症予防指針（告示）※ ・感染症法によるインフルエンザ予防指針に予防接種に関する事項を追加． インフルエンザ予防接種実施要領（局長通知）⇒市町村に対して ・接種対象者，医療従事者に予防接種に関する十分な知識を周知すること，接種対象者の接種希望意思を尊重すること，接種場所は医療機関または医師の訪問によること，個別接種で行うこと，十分な予診を行うこと．予防接種予診票，副反応報告書． インフルエンザ予防接種後健康状況調査実施要領（結核感染症課長通知） ・目的，実施主体，調査対象，調査期間，実施機関，調査の方法．
その他	インフルエンザ予防接種ガイドライン（結核感染症課監修）⇒医療従事者に対して ・接種希望者にのみ接種を行うこと．接種希望の意思確認を行うこと．十分な予診を行うこと．十分なインフォームド・コンセントをとること． インフルエンザと予防接種（啓発資料）（結核感染症課監修）⇒接種対象者に対して ・インフルエンザについて，予防接種の有効性，予防接種の副反応，希望者が接種を行うこと，接種不適当者，要注意者，副反応が起こった場合．

※厚生科学審議会への法定付議事項

ることとなっている．厚生労働大臣は，大臣の諮問機関である「疾病・障害認定審査会」に諮問し答申を得た上で，認定の可否を決することとなっている．今までの給付区分・ワクチン別認定数を表 2.3 に示した．

ただ，ここで留意したいことは，これらには，ワクチンとの因果関係が，医学的に明確なもの，通常の医学的判断によれば関係を推測するにあたる論拠があるもの，通常の医学的判断によれば関係を推測できないが否定する明確な根拠もないので因果関係論を超えた判断として救済するもの，といったさまざまなレベルの認定例が混在しており，また亡くなった例があるとともに治癒した事例がたくさん含まれていることである．

なお，平成 13 年 4 月以降は，情報公開法の施行にともない，各種行政情報の開示が求められるようになったことから，厚生労働省のホームページ上で審議会の審議概

表 2.3　給付区分・ワクチン別認定状況〈新制度分〉(平成 14 年末現在)

給付区分 / ワクチン	医療費 医療手当	障害児養育年金			障害年金				死亡一時金 葬祭料	合　計
		1 級	2 級	計	1 級	2 級	3 級	計		
痘そう	42				122	54	25	201	31	274
D	1					1		1		2
P					1	1	1	3	1	4
DT	30								1	31
DP	3				16	9	1	26	5	34
DPT	144	3	2	5	15	13	2	30	14	193
ポリオ	25	1	11	12	18	26	39	83	6	126
麻しん	86	5	2	7	10	3		13	12	118
MMR	1,032	1	3	4					3	1,039
風しん	51								2	53
インフルエンザ	93				10	6	5	21	17	131
日本脳炎	106	6	3	9	6	9	3	18	5	138
ワイル病										
腸チフス・パラチフス									1	1
BCG	282					1		1	1	284
コレラ										
合　計	1,895	16	21	37	198	123	76	397	99	2,428

(注) 1. 死亡一時金・葬祭料に係る死亡を認定した者であり，かつ，他の給付区分に係る疾病・障害を認定した者は，死亡一時金・葬祭料欄にのみ計上.
2. 障害年金に係る障害の認定をした生存者であり，かつ，他の給付区分に係る疾病・障害を認定した者は，障害年金欄にのみ計上.
3. 障害児養育年金に係る障害を認定した 18 歳未満の生存者であり，かつ，医療費・医療手当に係る疾病を認定した者は，障害児養育年金欄にのみ計上.
4. 医療費・医療手当の件数については，過去に数字の計上の誤りがあったため，過去の数字との整合性がとれないことがある.

出典：予防接種法研究会監修：予防接種法関係法令通知集，p505，太陽美術社，2003

要の公表が始まり，単なる認定のみならず，認定非認定に関する因果関係の判断についても個人情報に触れない範囲でインターネット上で閲覧できるようになっている.

2.3　予防接種の課題と展望

a. より安全な予防接種を目指して

予防接種により多くの感染症が克服され，わが国の健康指標を世界最高水準のものにするのに大きな貢献をなしたと考えられている．しかしながら，感染症の目前の脅威が減じたために，予防接種はより一層の配慮のもとに進めなければならなくなっている．そのためには，対象疾病ごとに予防接種の効果・デメリットを定期的に見直す努力がなされなければならない．平成 11 年に行った見直し作業[1]が，今般の高齢者に対するインフルエンザ予防接種の法制化に結びついたのはこの例である.

b．予防接種事業の危機管理

健康危機管理の意識が高まるにつれて，まれな健康障害と思われる事例が生じた場合の対応の瑕疵が問題視されるようになっている．平成12年に某県で，ポリオの接種後，2例の健康障害を疑わせる事例が生じた．その際，ワクチン接種が異常な健康問題を生じたかどうかは比較的容易に判断されうる事例でありながら，某県当局は接種を一時見合わせる措置をとったが，法で求められる事業を中止するのに足る十分な科学的根拠があったかなどの検証が行われ，この事例から学び，対応のマニュアル[2, 3]が作成されている．

c．各種ワクチンの活用

予防接種法にもとづいて公的に行われる予防接種は，一般国民に幅広くうけてもらうものを対象としているが，数多くのワクチンのメリットを享受できる特定の人々も多い．例えば，東南アジアに行く青年にはA型肝炎ワクチンが奨められるし，医療従事者にはB型肝炎ワクチンが奨められる．このような特定の受益者を対象としたワクチンは今後も出現してくるものと思われる．これらを積極的に利用する国民啓発が今後は必要となろう．

d．感染症対策とのリンケージの強化

本来，予防接種は感染症対策の一環として進められるもので，進歩しつつある感染症の治療診断レベルとも大きな関係をもつものである．平成13年の予防接種法の改正では，特定の予防接種推進のための指針を大臣告示として作成することとなり，そのことで感染症法による特定感染症予防指針と一体としてつくることも許されるようになり，感染症法と予防接種法の一層の連携が図られることとなった．その第1号として，インフルエンザの指針が改正された[4]．

予防接種法は，大きな感染症対策の中の基軸的事業として，感染症および感染症を取り巻く環境を踏まえて柔軟に発展させられねばならず，実務の面においては，国民の理解を得ながら着実に実施されるべきものである．本章で述べたことが予防接種法への理解を深めていただく上で参考となれば望外の幸せである．　［中谷比呂樹］

文　　献

1) 公衆衛生審議会感染症部会予防接種問題検討小委員会，報告書（平成11年7月5日）．予防接種法研究会監修「予防接種関係法令通知集」，pp451－471，太陽美術社，2003
2) 厚生統計協会：国民衛生の動向2001年，厚生の指標臨時増刊，pp141－142，厚生統計協会，2001
3) 公衆衛生審議会感染症部会ポリオ予防接種検討小委員会，ポリオワクチン接種後の健康障害報告への対応マニュアル（平成12年8月31日）．予防接種法研究会監修「予防接種関係法令通知集」，pp261－289，太陽美術社，2003
4) 厚生省告示 第247号 インフルエンザに関する特定感染症予防指針，平成14年1月6日改正

3

ワクチンの免疫学

3.1 感染防御の免疫機構

生体に侵入してきた微生物は免疫機構によって処理され，生体は微生物から守られるが，その処理機構は微生物の種類によって多少異なっている．

一般細菌（肺炎球菌，ブドウ球菌，大腸菌，緑膿菌など）は多くの場合，好中球の食菌・殺菌作用によって処理される．これらの細菌の増殖速度はかなり著しいが，好中球は急速に多数を動員することができるため，それに対応できるのである．細菌はそのままでは食菌作用をうけにくいが，表面に抗体や活性化補体成分（C3b），特に抗体が結合すると食菌されやすくなる．それは，好中球は表面に IgG の Fc 部に対するレセプター（Fc レセプター）や C3b に対するレセプター（補体レセプター）を有していて，抗体や補体を介して細菌を捕えるからである．補体は細菌表面の物質によっても活性化されるが，細菌に結合した抗体によってより効率的に活性化され，その過程で生じた C3b は細菌表面に結合する．莢膜を有する肺炎球菌やインフルエンザ桿菌は食作用に抵抗性で，抗体の介在なしには食菌作用をうけない．

グラム陰性菌は細菌膜が二重脂質層でできていて活性化補体による溶菌作用をうけやすい．活性化補体 C5b は細菌膜に結合し，それに C6，C7，C8，複数の C9 が逐次結合していって細菌膜でドーナツ状の構造（膜侵襲複合体）を形成し，細菌膜に孔をあけ細菌の溶菌を導く．この補体の活性化は細菌表面物質によっても誘導されうるが，細菌に結合した抗体（主に IgM，IgG）によって強くもたらされる．髄膜炎菌，淋菌などナイセリアの処理にはこの補体の関与する免疫溶菌現象が特に重要なようである．

細菌由来の毒素はそれに対する抗体の結合によって無毒化されるので，毒素が病変形成の主体となっているジフテリア，破傷風の防御には中和抗体が必要である．

細胞内でも生存し続けるような細菌，食菌作用に抵抗力の強い細菌（結核菌，癩菌，サルモネラ，リステリアなど）や真菌（カンジダ，アスペルギルスなど），原虫（カリニ，マラリア，クリプトスポリジウムなど）は寿命の短い好中球では処理しきれない．寿命の長い食細胞であるマクロファージの手にゆだねられる．マクロファージは表面の Toll 様レセプター，CD14 分子などを用いて微生物表面のアラビノマンナン，タイコ酸，マンノース，リポ多糖類（LPS）などの物質に反応し，微生物を捕えて細胞内に取り込む．抗体や補体の結合している相手はFcレセプターや補体レセプターで捕えることもする．ただし，食作用だけではマクロファージは十分の殺物質を産生せず，微生物はマクロファージ内で生存し続け，増殖もする．

マクロファージの殺作用を強く誘導するのはT細胞である．T細胞は$CD4^+$のものと$CD8^+$のものとに大別されるが，この場合，主役になるのは$CD4^+$T細胞である．$CD4^+$T細胞はマクロファージ，樹状細胞などにより処理され，HLAクラスⅡ分子とともに細胞表面に表出されている微生物抗原に反応し，さまざまなサイトカインを放出する．このとき産生・放出するサイトカインの種類によって$CD4^+$T細胞はインターフェロンγ（IFN－γ），インターロイキン（IL）－2，TNF－β（リンホトキシン）をつくるTh1細胞とIL－4，IL－5，IL－6，IL－10，IL－13をつくるTh2細胞とに分けられる．マクロファージの活性化はIFN－γやIL－2によってもたらされるのでTh1細胞の反応が重要ということになる．Th2細胞の産生するIL－4，IL－10はTh1細胞，マクロファージの働きを抑えるので，Th2細胞の反応はこれらの微生物の防御にむしろマイナスに作用する．細菌のDNAで非メチル化CpG配列（シトシン，グアニンの回文配列）の部分はマクロファージ表面のToll様レセプター9に作用し，マクロファージからIL－12を産生させる．IL－12はTh1細胞を誘導するので，この場合の感染防御免疫を強めることになる．$CD8^+$T細胞にもIFN－γをつくるもの（Tc1細胞）が存在し，それもマクロファージの活性化にあずかる可能性があるが，$CD8^+$T細胞はウイルス抗原のように生体の細胞内で合成され，その細胞の表面にHLAクラスⅠ抗原とともに表出された抗原に反応するので，この場合の微生物抗原のような外来性の抗原にはあまり反応しない．すなわち，主役にはならないと考えられる．ただし$CD8^+$T細胞には細胞傷害作用があるので，微生物をかかえている細胞を破壊して微生物の増殖を抑えるという参加の仕方もあると考えられる．

ウイルスは細胞内に侵入し，細胞中でその核酸を複製して増殖する微生物である．そうした細胞からウイルス核酸だけを除去することは不可能であるから，ウイルスを除去するには感染細胞自体を除去する必要がある．多くのウイルスについて感染細胞はウイルスが存在しても直ちに死滅することはなく，その細胞からウイルスが次々と隣接する細胞に感染していくので，ウイルスの拡大を阻止するにも感染細胞の除去は必要である．それを果たす中心になっているのは$CD8^+$T細胞である．このT細胞は感染細胞上にHLAクラスⅠとともに表出されているウイルス由来抗原に反応し，パーホリンやグランザイムを放出して感染細胞を死に至らしめる．またFasリガンド分子を表出し，Fas分子を表出している感染細胞をアポトーシスに導くこともある．$CD8^+$T細胞（キラーT細胞）の発現はTh1細胞によって補助される．Th1細胞はIFN－γやIL－2を産生してそれを$CD8^+$T細胞に作用させ，また抗原提示しているマクロファージや樹状細胞上のCD40分子に刺激を加え（表面のCD154分子を結合させることによる），それらの細胞にIL－12を産生させる．IL－12は$CD8^+$T細胞を活性化する．NK細胞も感染細胞に表出されている糖蛋白などに反応して細胞を破壊するが，HLA クラス I 抗原の表出が少ない細胞ほど傷害しやすい．これは NK 細胞表面に HLA クラス I 分子に結合するレセプターがあり，NK 細胞の活性化を抑えるシグナルを送るからである．

増殖がすむと積極的に宿主細胞を破壊し，一斉に放出されて広がっていくというウイルス（日本脳炎ウイルス，ポリオウイルスなど）がある．キラー T 細胞や NK 細胞が働かなくとも感染細胞は消滅する．したがって，これらのウイルスの増殖は遊離ウイルスを抗体が中和することによって遮断できる．

一般のウイルスであっても，ウイルスが細胞に感染する以前で遊離した状態であれば抗体がそれを中和することができる．したがって，この場合も予防的には抗体のもつ意義が大きい．

微生物の多くは粘膜を経由して侵入してくる．したがって，この部の免疫は感染防御の第 1 の防波堤となる．粘膜には全身の免疫系とはある程度独立して働く粘膜免疫系が存在する．粘膜のリンパ組織では IgA 二量体の抗体が産生され，それは粘膜上皮細胞の重合体 Ig レセプター（分泌成分）によって捕えられ，その結合をうけて粘膜表面に分泌型 IgA として分泌される．そうした抗体が粘膜上に存在すれば，微生物は感染を起こすことなく遮断される．粘膜リンパ組織では IgA クラスの抗体が産生されやすいが，それにはこの部には B 細胞に IgA へのクラススイッチを誘導する TGF－β を産生する T 細胞が多いことが関係している．ある部の粘膜で抗原と反応した B 細胞の一部は抗体産生細胞に分化し，その部で IgA をつくるが，他の B 細胞は記憶 B 細胞となって全身を循環し，好んで粘膜に帰巣する．そして一部はその部で IgA を産生する．したがって，粘膜全体に共通した免疫が成立するのである．粘膜の T 細胞についても同様の性質がある．

3.2　予防に最適な免疫の誘導とワクチン

免疫系には抗原と 1 対 1 の対応で応答する特異免疫系と，そのような特異性のない非特異免疫系とがある．B 細胞・T 細胞・抗体は前者に属し，NK 細胞・好中球・マクロファージ・補体などは後者に属する．感染をうけると当の微生物に対する免疫ができるのは，その微生物抗原に対応する B 細胞，T 細胞が増加し，機能的にも成熟し，次の抗原に対し直ちに対応可能な準備状態ができるからである．当初の抗原侵入に際し抗体がつくられるが，抗体産生細胞に分化しなかった B 細胞は記憶 B 細胞として残存し，少しずつ増殖してその数を維持すると同時にその一部は抗体産生細胞に分化して抗体がつくられる．したがって，相当期間生体に抗体が存在することになり，次の感染防御に備えられる．次の微生物抗原の侵入に際しては，対応 B 細胞の数が増えて，記憶細胞として機能的にも成熟しているので，直ちに大量の抗体を産生できる．記憶 B 細胞のつくる抗体は主として IgG である．

T 細胞の方も抗原と反応すると増殖し数を増すとともに，一部は細胞傷害性を示したり，サイトカインを産生したりして実際に微生物の排除を担当するような効果 T

細胞に分化する．残りのT細胞の多くは過剰反応にならないようアポトーシスを起こして死滅するが，一部は記憶T細胞として残存し，少しずつ増殖しながら数を維持する．記憶T細胞の一部は効果細胞としての機能を備えているので，次回の抗原の侵入に際し直ちに対応できる．

以上のように，免疫ができるということは当の微生物抗原に対する特異免疫が増強されるということ，すなわち対応するB細胞，T細胞の数が増え機能的にも成熟し，抗体がつくられることである．ワクチンはそれを微生物の代わりに誘導することを目的としている．先に述べたように，微生物の種類によってその防御免疫機構に相違があるので，ワクチンとしては上記の特異免疫応答の中で特に重要な応答をよく誘導するようなものであることが望ましい．

ジフテリアや破傷風の病態形成の主体はその産生する外毒素である．したがってワクチンの目的はその外毒素に対する抗体を産生させることにある．トキソイドがワクチンとして使われているゆえんである．百日咳についても百日咳毒素，線維状赤血球凝集素がワクチンとして使われており，抗体による毒素中和を目的としていると考えられる．

先に述べたように肺炎球菌は抗体が存在しないと好中球による食菌が成立しない．そこで細菌表面の多糖体がワクチンとして使われている．それに対する抗体がつくられ，細菌に結合してオプソニン化することを期待している．

結核菌の防御に特異免疫としてはマクロファージを活性化するTh1細胞が重要である．したがってTh1細胞が誘導できるようなワクチンが求められる．Th1細胞とTh2細胞のいずれが誘導されるかにはさまざまな条件が知られているが，完全Freundアジュバントは Th1細胞を，不完全Freundアジュバントは Th2細胞を誘導しやすい．細菌DNAのCpG配列はマクロファージからIL−12を産生させる作用があり，IL−12がTh1細胞を分化させることが一因かもしれない．一般に通常の不活化ワクチンは抗体産生（Th2細胞が関与）をよく導くが，細胞性免疫（Th1細胞が関与）の誘導力は弱い．結核の予防にBCGという生ワクチンが有効なのはその点が関係しているのかもしれない．

通常のウイルス（ヘルペス，麻疹，風疹など）の増殖阻止にはキラーT細胞が重要で，ワクチンとしてはそれが誘導できることが望ましい．キラーT細胞の主体である$CD8^+$T細胞は対応する細胞の細胞内で生成された抗原に反応するので，不活化ワクチンではそれが不可能である．細胞中で増殖する生ワクチンである必要がある．DNAワクチンは抗原遺伝子が導入された細胞にその抗原を生成させることを目的としているので，キラーT細胞の誘導にも適している．キラーT細胞の発現はTh1細胞によって補助されるので，Th1細胞が誘導されやすいワクチンであることも求められる．

これらのウイルスであっても，侵入後血流に入り標的組織に到達してそこで増殖することによって発症するウイルス（肝炎，麻疹，風疹，水痘など）については抗体によってウイルス血症が阻止されるので，発症予防には抗体が有効である．B型肝炎については注射などにより血中に入ったウイルスが肝に到達して初めて感染が成立するので，抗体に一義的な防御効果がある．不活化ワクチンでも十分有効なのはそのためと考えられる．

ポリオや日本脳炎については，ウイルスの増殖過程の遮断にも，ウイルス血症の阻止にも抗体が主役となっている．したがってキラーT細胞の誘導力の低い不活化ワクチンであっても効果をあげうるわけである．ただしポリオの場合，注射による不活化ワクチンで血中抗体をつくらせても腸内でのウイルスの増殖は阻止しえない．

多くの微生物は粘膜を経由して侵入してくる．そのようなものには粘膜免疫を誘導して水際で侵入を阻止させることが理想的である．粘膜免疫系は全身的な免疫系とはある程度独立しているので，粘膜免疫を誘導するには粘膜を経由してワクチンを接種する必要がある．経口投与するポリオ生ワクチンがその目的を達成している．この方法で血中の抗体上昇も得られる．麻疹ワクチンの経鼻あるいは吸入接種も試行され，その有用性が確かめられている．

今後粘膜ワクチンに対する期待は大きい．問題は経口免疫トレランスの発生である．経口的に抗原を投与するとそれに対する免疫トレランスが誘導されるという現象である．栄養として大切な食物に対しては免疫応答が生じないようにするという目的から形成された機構と思われるが，粘膜ワクチンを考える場合，いかにして経口トレランスが発生しないようにするか，アジュバントの選択などの工夫が必要であろう．

［矢田純一］

4

抗体の測定

ワクチン接種に関係して血清抗体を測定する目的として，次のものがある．①ワクチンの免疫賦与能を評価する．②ワクチン予防可能疾患に対する個人の免疫状態を診断する（抗体陰性者にはワクチン接種をするという判断ができる）．③一般住民集団の免疫状況を調査し（血清疫学調査），ワクチン接種政策に役立たせる．

これらの目的で測定する抗体は，ワクチン接種後または自然感染後に長期間持続する高親和性の血中 IgG 抗体である．測定する抗体活性としては，細菌毒素またはウイルスに対する中和抗体（感染防御抗体）が理想であるが，中和試験法が技術的に難しいことから，それを代用する種々の測定法が考案されている．

本章では，各抗体測定法の特徴と，国が実施している血清疫学調査について述べる．

4.1　IgG 抗体測定法の種類

各方法で測定するのは抗体の活性であって，得られた抗体濃度（抗体価）は相対的なものであり，抗体の絶対量ではない．血清中の抗体は，1 つの抗原エピトープに対するものでも，多数の B 細胞クローンから産生された，親和性の異なる抗体の集合である．さらに，1 つの抗原蛋白には多数のエピトープがある．したがって，1 つの抗原蛋白に対する特異抗体であっても，抗体分子は不均一な分子の集合であり，絶対量がわかった特異抗体の標準品を調製することはできない．また，異なった測定法間，異なったキット間で得られた抗体価を比較することはできない．同じ測定法で，かつ共通の参照血清を使ったときにのみ，抗体価を比較できるのである．

抗体濃度の個人差は非常に大きい．血清疫学調査では年齢群別の平均抗体価を調べることがあるが，幅広い抗体濃度をカバーして測定する必要がある．このためには，血清を等比数列希釈して反応終末点を求めるやり方が使われる．求める平均は幾何平均値である．

a.　中和反応（neutralization；NT）

細菌毒素の中和，および補体の働きを借りないでウイルスの中和に関与する抗体は，高親和性の IgG 抗体である．

中和抗体の測定のためには，動物または培養細胞が必要である．細菌毒素に対する中和抗体の測定に昔は動物を使ったが，現在ジフテリア毒素の抗体は培養細胞を使って測定するようになっている[1]．

ウイルスの中和抗体は培養細胞を使って測定できる．しかし培養細胞は一般の検査室では扱いにくいことから，中和抗体活性を近似できる他の検査法が使われている．その場合，抗体測定のための抗原はウイルス粒子表面の蛋白でなくてはならない．

b. 赤血球凝集抑制反応（hemagglutination inhibition；HI）

HI 試験法では，赤血球凝集活性をもつウイルス粒子に対する IgG だけでなく，IgA・IgM クラスの抗体をも測定する．風疹，インフルエンザの抗体測定の標準法になっている．HI の術式はウイルスごとに異なるが，詳細は成書[2]を参照されたい．HI 活性は高親和性抗体だけでなく低親和性抗体によっても効率よく出現するので，そのような抗体が大量に存在する感染後早期の血清の HI 価は高い．

c. 免疫粘着赤血球凝集反応（immune adherence hemagglutination；IAHA）

IAHA 試験法は，ウイルス粒子抗原に対する高親和性 IgG 抗体を感度よく測定できる．1つの術式ですべての種類のウイルスに応用できるという利点がある．術式は文献[3]を参照されたい．この試験法のコツは，凝集像がきれいに出る O 型赤血球をもつ人を探しておいて，その赤血球をいつも使うことである．現在，水痘抗体の測定に使われているが，他のウイルスにも使える．

d. 粒子凝集反応（particle agglutination；PA）

ゼラチンでつくった球形粒子などの表面に抗原蛋白を結合させたものが市販されている（麻疹，破傷風，B 型肝炎）．この粒子と抗体とが反応するとマクロプレートの底に粒子の凝集像が生ずる．

この反応を起こす抗体は，結合部位 10 個をもつ IgM 抗体および高親和性結合部位 2 個をもつ IgG 抗体である．後者のみを測定したいときには，血清を 2-メルカプトエタノール（2ME）処理し，IgM をバラバラにして IgM 抗体活性を消失させる．低親和性 IgG 抗体は結合力が弱いため，粒子の凝集が起こらないと考えられる[4]．

e. 酵素免疫吸着法（enzyme-linked immunosorbent assay；ELISA）

プラスチック表面に固定化した抗原に反応した IgG 抗体を，酵素結合抗ヒト IgG 抗体によって検出するのが IgG-ELISA である．多種類のウイルスに対し市販キットがつくられている．固相化抗原には低親和性抗体も結合するので，IgG-ELISA では低親和性および高親和性 IgG 抗体を検出することになる．

抗体濃度が高いと酵素反応による着色（吸光度）も強くなる．しかし吸光度は抗体濃度に正比例するわけではない．また，抗体の絶対量がわかった標準品が存在しないことから，異なった会社でつくられたキットの結果を比較することもできない．さらに単価が高いことから，多数検体を調べる血清疫学調査にはあまり用いられない．

IgG-ELISA キットが使われるのは，①個人の免疫状況，②ペア血清における IgG 抗体濃度の上昇の有無，を調べるときである．

4.2　IgG 抗体の親和性

a．免疫応答における IgG 抗体親和性の変化

ヒトがウイルス感染や不活化ワクチン接種などの免疫刺激をうけたとき，血清中にまず IgM 抗体，次に IgG 抗体が出現する．IgM 抗体は短期間で消失するが，IgG 抗体は長期間持続する．IgG 抗体の質をさらにくわしく見ると，早期には抗原に対する親和性（avidity）が低い抗体が大量に出現し，のち徐々に親和性が高い抗体に変わっていくが，その量は減っていく．この親和性の変化は avidity maturation（親和性の成熟）と呼ばれる[5]．この IgG 抗体の質的な違いが，各抗体測定法での抗体活性の違いとなる．

図 4.1 に，ウイルス感染後の各測定法での IgG 抗体活性の推移を模式的にあらわす．IgG－ELISA では，大量の低親和性抗体および少量の高親和性抗体を高感度に検出する．一方，NT では高親和性抗体でないと活性が生じないので，NT 抗体価がピークになる時期は IgG－ELISA より後にずれる．血清の 2ME 処理によって IgM 抗体の活性を消失させて測定する PA（2ME－PA）では，高親和性 IgG 抗体活性のみを検出するので，その抗体価のピークは NT 同様に後にずれる．一方 HI では，IgM 抗体も低親和性 IgG 抗体も効率よく検出されるので，その抗体価のピークは最も早くあらわれる．

ウイルス粒子を抗原とする補体結合反応（complement fixation；CF）では，大量の低親和性 IgG 抗体も粒子表面に 2 個の結合部位を使って Y 字状に結合し，効率よく補体を消費するので，抗体価のピークは IgG－ELISA と同じ時期にある．しかし CF の感度は ELISA より低いので，CF 活性は IgG 抗体の量が少なくなると通常検出されなくなる（ただし自然麻疹感染では，免疫刺激が強く大量の IgG 抗体が長期持

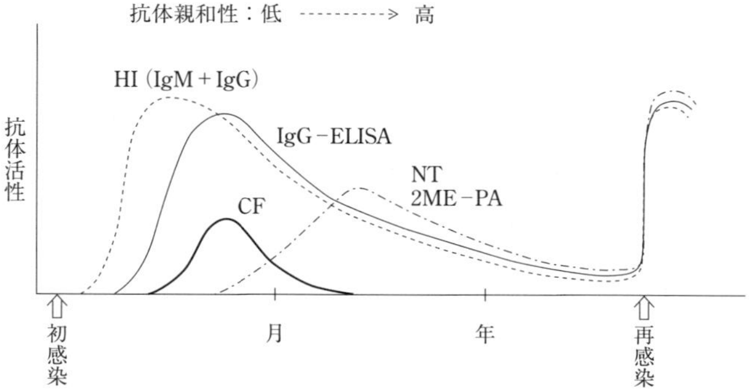

図 4.1　ウイルス感染後の測定法別 IgG 抗体活性の推移（模式図）

IgG 抗体活性は，活性の効率（親和性）×濃度に依存する．初感染後の測定法別抗体活性ピークは異なる時期にあることに注意されたい．HI 活性は IgM 抗体によっても生ずるので，そのピークの時期は最も早い．再感染時に急速につくられる抗体は高親和性である．

続するので，CF 活性も長期間検出されることが多い）．

以上のことを理解しておくと，目的に応じた抗体測定法および血清採取時期が選べる．①弱毒生ワクチンの免疫賦与能を NT 抗体価で評価するとき，血清はワクチン接種直後のものでなく，IgG 抗体の親和性が高まる 1 〜 2 月経過後のものを使う必要がある．②ウイルス感染症に対する個人の免疫状態を診断するときは，短期間で抗体活性が消失する CF ではなく，長期間検出できる IgG－ELISA，PA，HI などを使うのがよい．

b. 再罹患の診断

麻疹ワクチンの接種率が高く維持されると，野生株ウイルスが排除されて，野性株の再感染（不顕性）による免疫ブースターがなくなり，年長児になるにつれて抗体価は低下する[6]．そのような集団に野性株ウイルスが持ち込まれると，ワクチン接種後長期間が経過して特異免疫が落ちた人に症状をともなった再感染（secondary vaccine failure；SVF）が起こる．

ある症例が，初感染なのか，再罹患なのか，SVF なのか，診断したい場合がある．このようなとき，再感染時に産生される IgG 抗体は高親和性であるという性質を利用する．ひとつのやり方は，HI 価と 2ME－PA 価とを比較して，前者が高く後者が低いと初感染，両者ともに高ければ再感染と推定する[4]．もう 1 つの方法は，IgG－ELISA の抗原抗体反応に蛋白変性剤を加えて（低親和性抗体のみの反応を抑える），加えない対照（低親和性および高親和性抗体が反応）と吸光度を比較し，差があれば初感染，差がなければ再感染と推定する[7]．この変法として，抗原抗体反応後に固相を 8M 尿素で洗って，解離しにくい高親和性抗体を検出する，というやり方[8]が現在使われている．

4.3 厚生労働省感染症流行予測調査事業

厚生労働省感染症流行予測調査事業（旧称は伝染病流行予測調査事業）では，予防接種法に定められた疾患に対する国民の免疫状態を把握するために，国立感染症研究所（感染研）と地方衛生研究所（地研）とが共同で血清疫学調査を行っている．1 つの疾患に関し約 10 の地研が参加して，各地研が採集した地域住民（非患者）血清の抗体測定を行う．インフルエンザのみに関しては，1999 年から 30 以上の地研が参加して，毎年秋に採取した血清の抗体価を測定し，次シーズンの流行の予測に役立てるようになった．

この事業を継続して実施していくためには，核となる部署が必要である．その部署の名称は，1972 年国立予防衛生研究所ウイルス中央検査部血清情報管理室→ 1992 年同感染症疫学部血清疫学室→ 1997 年感染研感染症情報センター予防接種室と変遷したが，業務内容は一貫している．ここが中心となって調査の年次計画を立て，全国の地研からのデータの集計を行い，その結果を年報として印刷物・インターネット（http://idsc.nih.go.jp/index-j.html）で公表している．流行予測調査事業の経緯に関

表 4.1　IgG 抗体測定法（太字は流行予測調査事業で使われている試験法）

ワクチン	免疫原	IgG 抗体測定法
ジフテリア	不活化毒素	**NT**
百日咳	不活化毒素　FHA	**ELISA**（武田薬品）
破傷風	不活化毒素	**PA**（化血研）
ポリオ 1～3 型	弱毒ウイルス	**NT**
麻疹	弱毒ウイルス	ELISA　HI　**PA**（富士レビオ）
風疹	弱毒ウイルス	ELISA　**HI**
日本脳炎	不活化ウイルス	HI　**NT**
インフルエンザ	不活化ウイルス	**HI**
ムンプス	弱毒ウイルス	HI　ELISA
水痘	弱毒ウイルス	ELISA　IAHA
A 型肝炎	不活化ウイルス	ELISA
B 型肝炎	HBs 抗原	ELISA　PA

しては文献[9]を参照されたい．

全国集計可能なデータをつくるためには，共通の標準抗体測定法と参照血清とが必要である．標準測定法は感染研・地研が共同で検討して決定し，場合によっては感染研で技術講習会が開かれる．参照血清は感染研の各病原体専門部室が作成している．

疫学調査のための抗体測定法は，ポリオ，日本脳炎，ジフテリアでは NT が使われている（表 4.1 参照）．麻疹には HI が使われていたが，測定感度およびミドリザル赤血球の供給に難があり，メーカーに依頼して PA キットを製作してもらい，HI と比較ののち[9]，1996 年からこの方法に切り替えた．

欧米諸国で研究者が個人として実施する血清疫学調査はあるが，このような調査を感染症サーベイランスの一環として国レベルで行っているのは，日本だけである．日本国内で個人の研究者が血清疫学調査を行い，その結果を国の調査結果と比較するためには，上記標準法を使わなくてはならない．

4.4　血　清　銀　行

国内血清銀行は 1973 年に設立され，感染研感染症情報センターがその管理運営の責を担っている．現在 10 万本以上の血清が保管されているが，その大半は地研が流行予測調査事業で使った残余の血清である．現在血清は良好な状態で保存されているが，銀行設立当時の超低温冷凍庫の頻繁な故障，1992 年血清銀行の武蔵村山→新宿移転時の苦労，1995 年の血清管理のコンピューター化などの話が，設立 25 周年記念誌[11]に載っている．

この保管血清を使って，急性出血性結膜炎，A 型肝炎，腎症候性出血熱，成人 T 細胞白血病，ヒトパルボウイルス（B19），アデノウイルス 7 型，スギ花粉症（IgE 抗体）などの血清疫学研究が行われてきた[11]．

この血清は国民の共通の財産である．過去の血清を再採取することはできないという点で，貴重なものである．血清は使うために保管されているのだが，無駄に使うわけにはいかない．保管血清の提供に関しては，「血清を活用する研究であって，その結果を公表する予定のもの」という基準で，感染症情報センターが審査することになっている．

現在，健康人血清の採集は難しくなってきている．血清銀行の意義を国民，学者，行政に理解してもらい，協力してもらう必要性がますます高まっている．

現在ムンプス，水痘ワクチンは任意接種であるが，この感染症の国民の免疫状況を調べておくことが必要である．細菌莢膜ワクチン（肺炎球菌，Hib）接種に関し，その抗体を測定する簡便な方法の開発が望まれる．　　　　　　　　　　　［井上　栄］

文　　献

1）Miyamura K, Nishio S, Ito A, Murata R, Kono R：Micro cell culture method for determination of diphtheria toxin and antitoxin titers using VERO cells. *J Biol Stand* **2**：189－201, 1974

2）厚生省監修：微生物検査必携　ウイルス・クラミジア・リケッチア検査　第3版，日本公衆衛生協会，1987

3）井上　栄：IAHA．臨床検査 **25**：959－965，1981

4）Inouye S, Satoh K, Tajima T：Single－serum diagnosis of rubella by combined use of the hemagglutination inhibition and passive hemagglutination tests. *J Clin Microbiol* **23**：388－391, 1986

5）Eisen HN, Siskind GW：Variations in affinities of antibodies during the immune response. *Biochem* **3**：996－1008, 1964

6）Whittle HC, Aaby P, Samb B, Jensen H, Bennett J, Simondon F：Effect of subclinical infection on maintaining immunity against measles in vaccinated children in West Africa. *Lancet* **353**：98－102, 1999

7）Inouye S, Hasegawa A, Matsuno S, Katow S：Changes in antibody avidity after virus infections：detection by an immunosorbent assay in which a mild protein－denaturing agent is employed. *J Clin Microbiol* **20**：525－529, 1984

8）Hedman K, Rousseau SA：Measurement of avidity of specific IgG for verification of recent primary rubella. *J Med Virol* **27**：288－292, 1989

9）宮村紀久子，井上　栄：感染症の血清疫学—予研の立場から．小児科診療 **56**：2056－2066，1993

10）Miyamura K, Sato TA, Sakae K, Kato N, Ogino T, Yashima T, Sasagawa A, *et al*：Comparison of gelatin particle agglutination and hemagglutination inhibition tests for measles seroepidemiology studies. *Arch Virol* **142**：1963－1970, 1997

11）国立感染症研究所血清銀行：WHO および国内血清銀行（国内血清銀行設立25周年記念），1998年3月

5

ワクチンの製造と品質保証

5.1 ワクチンの製造

ワクチンは一般の医薬品と同様に，薬事法にもとづく省令や規則[1]にしたがい製造される．製造所は原料などの保管，製造工程の管理などを記載した製造管理基準書や構造設備および作業員の衛生管理基準書を作成し，これらにもとづき製造される．

ワクチンは病原微生物やその産生する毒素などを原材料とするため，品質の均質性を確保することが容易でない．このため，原材料から最終製品に至る各段階の製造方法や品質基準値が生物学的製剤基準[2]により定められている．また，最終製品には国家検定が実施される．

a. ワクチンの製造用材料

1）ワクチン製造株　ワクチンの製造株は薬事法にもとづき厚生労働大臣の認可をうけたものが使用される．株の継代による抗原性や病原性の変異をさけるため，通常，シードロット・システムがとられている．シードロットとは，単一培養で得られたウイルスや細菌，細胞などの均質な浮遊液を遺伝的性質が安定な条件下で保存した同一仕込みの病原微生物や培養細胞のことである．

これらの管理された株の使用により均質なワクチンの製造が図られる．ことに生ワクチンの製造には有効性や安全性を確保するため製造株が厳しく管理されている．

2）ワクチン製造の原材料　ワクチン材料となるウイルスや細菌などの増殖のために用いられる動物，培養細胞，培養液などの原材料や安定剤，免疫増強剤（adjuvant)，保存剤などの添加物は，人体への安全性が確保されていることが条件となる．近年，アレルゲンとなりやすいゼラチンや水銀製剤の保存剤であるチメロサールの不使用，プリオンなどの感染粒子の混入防止策が厳しく求められている．

増殖用培地は，細菌の培養では主として合成培地が用いられる．このため培地から混入する感染粒子（迷入因子）を比較的防ぎやすい．ウイルスは生きた細胞でのみ増殖するため，宿主や培養液から感染粒子が混入する機会が多い．ことに生ワクチンの場合は不活化の工程がないため，感染粒子が直接ワクチンに混入する危険性が高い．このため，生ワクチンの製造では感染粒子の混入をさけるため特定の微生物以外には感染していない動物（specific pathogen free；SPF）の臓器や発育卵などから作製した細胞やヒト二倍体細胞を使用することが原則となっている．生ポリオワクチンのようにサルなどのSPFでない動物が使われる場合は，厳しい迷入因子否定試験が実施される．また，細胞の培養にウシ血清など動物に由来する材料が使われる場合は，プリオンなどの感染粒子の混入防止策が求められる．

b. ワクチンの製造工程（図5.1，5.2）

1）病原微生物の培養　細菌は，無菌性の管理が比較的容易な合成培地を主として用い培養される．ウイルスの培養には主として培養細胞が用いられるが，発育鶏卵（インフルエンザワクチン）やマウスの脳（日本脳炎ワクチン）がウイルスの培養に用いられるものもある．B型肝炎ワクチンなど，酵母や培養細胞に抗原蛋白発現遺伝子を挿入し抗原蛋白を作製するものもある．

2）精　製　細菌製剤では，菌体の増殖にともない産生されるエンドトキシンなど抗原以外の物質や菌体の不用部分などの除去が精製の主体となる．ウイルス製剤では，宿主細胞や，その成分と培養精製工程で添加される異種蛋白質や安定剤，不活化剤が主として除去の対象となる．生ウイルスワクチンの場合，宿主細胞の除去および細胞培養に用いられるウシ血清や蛋白分解酵素（トリプシン）などの除去が主となる．

精製の方法としては，一般に低速，高速，超高速，分画，密度勾配遠心による分離，濾過膜による分離，塩析，吸着剤への着脱，エタノールなどによる沈殿分離などの方法が用いられている．

3）不活化および無毒化　不活化はワクチン抗原として使用される病原微生物の感染性を消失させることであり，無毒化はトキシンの毒性を消失させることである．不活化あるいは無毒化の方法としては，ホルマリンやβプロピオラクトンなど化学薬品を用いる方法と紫外線照射や加熱など物理的な方法によるものがある．

4）原液・ウイルス浮遊液　精製，不活化あるいは無毒化された抗原液が原液となる．ウイルス生ワクチンの場合は精製ウイルスの浮遊液が原液となる．

5）最終バルクの構成　最終バルクの構成原液に安定剤，保存剤，免疫増強剤（アジュバント）などが加えられ，規定の抗原量が含まれるように緩衝液（buffer solution）で希釈され，浸透圧や水素イオン濃度（pH）が調整されたものが最終バルクとなる．

6）小分および凍結乾燥　最終バルクはバイアルやアンプル，シリンジなどの容器に充填され，ゴム栓などで密閉され，小分製品となる．

生ワクチンなど熱に対する安定性を確保する目的や防腐剤の添加をさける目的で，充填後に凍結乾燥される場合もある．

一連の作業単位で充填された均一な製品をロット（lot）という．仕込み量が多い場合は最終バルクがあらかじめ数個の容器に分けられ，それぞれが別々に充填されたものをサブロット（sublot）といい，同一ロットと見なされる．

7）検　定　生物学的製剤基準にもとづく自社試験に適合した最終製品は，検定基準にもとづいた国家検定をうけ，合格したものが市販されるワクチンとなる．ワク

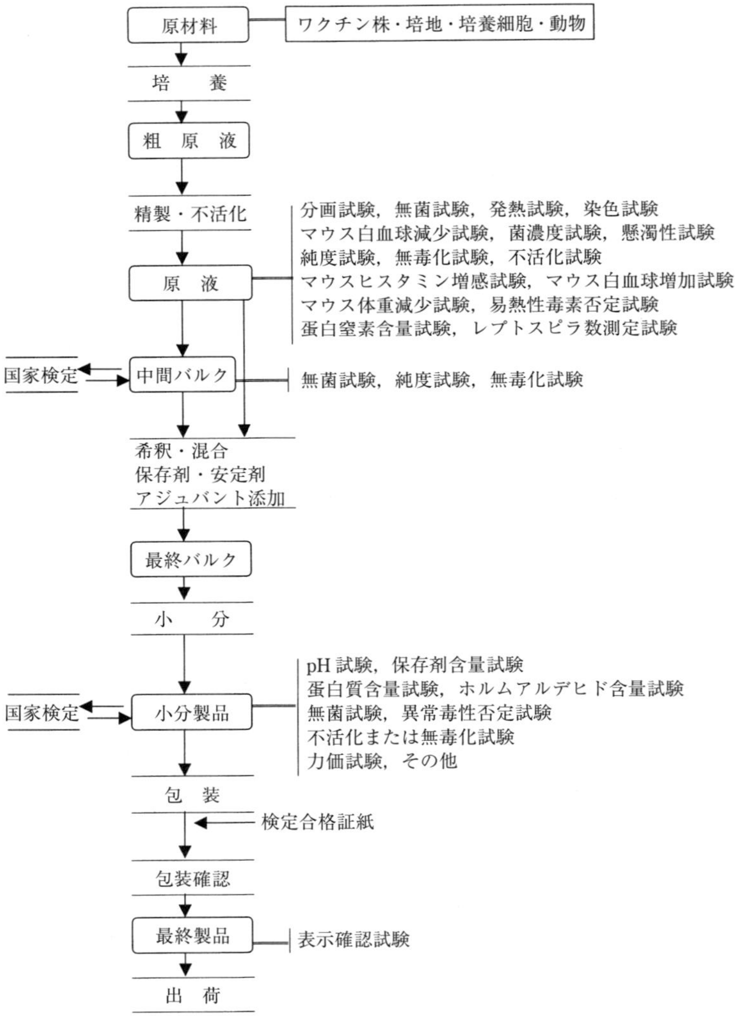
原材料
ワクチン株・培地・培養細胞・動物
培　養
粗　原　液
精製・不活化
分画試験，無菌試験，発熱試験，染色試験
マウス白血球減少試験，菌濃度試験，懸濁性試験
純度試験，無毒化試験，不活化試験
マウスヒスタミン増感試験，マウス白血球増加試験
マウス体重減少試験，易熱性毒素否定試験
蛋白窒素含量試験，レプトスピラ数測定試験
原　液
国家検定
中間バルク
無菌試験，純度試験，無毒化試験
希釈・混合
保存剤・安定剤
アジュバント添加
最終バルク
小　分
pH 試験，保存剤含量試験
蛋白質含量試験，ホルムアルデヒド含量試験
無菌試験，異常毒性否定試験
不活化または無毒化試験
力価試験，その他
国家検定
小分製品
包　装
検定合格証紙
包装確認
最終製品
表示確認試験
出　荷

図 5.1　不活化ワクチン・トキソイド類の製造工程と品質試験

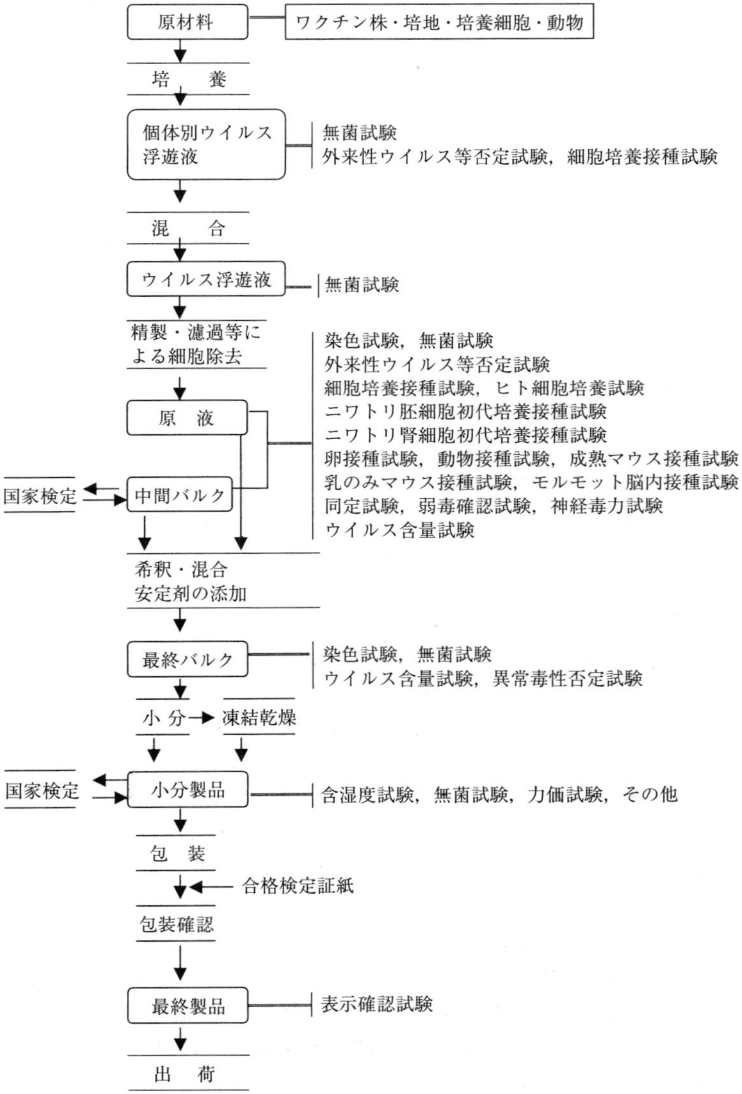
原材料
ワクチン株・培地・培養細胞・動物
培　養
個体別ウイルス浮遊液
無菌試験
外来性ウイルス等否定試験，細胞培養接種試験
混　合
ウイルス浮遊液
無菌試験
精製・濾過等による細胞除去
染色試験，無菌試験
外来性ウイルス等否定試験
細胞培養接種試験，ヒト細胞培養試験
ニワトリ胚細胞初代培養接種試験
ニワトリ腎細胞初代培養接種試験
卵接種試験，動物接種試験，成熟マウス接種試験
乳のみマウス接種試験，モルモット脳内接種試験
同定試験，弱毒確認試験，神経毒力試験
ウイルス含量試験
原　液
国家検定
中間バルク
希釈・混合
安定剤の添加
最終バルク
染色試験，無菌試験
ウイルス含量試験，異常毒性否定試験
小 分
凍結乾燥
国家検定
小分製品
含湿度試験，無菌試験，力価試験，その他
包　装
合格検定証紙
包装確認
最終製品
表示確認試験
出　荷

図 5.2　生ウイルスワクチンの製造工程と品質試験

チンによっては製造過程の中間段階で国家検定が行われる.

8) 包　装　ワクチンの充填された容器にラベルが貼布され，箱詰めされ，添付文書が添付され，国家検定の合格証紙が貼られて市販される製品となる.

5.2 品 質 保 証

a. 安全性（safety）および有効性（efficacy）の保証

ワクチンの安全性および有効性は製品開発時に行われる製造承認申請の段階における非臨床試験（動物での試験：非臨床試験における医薬品の安全試験の実施に関する基準〈good laboratory practice；GLP〉にもとづき実施される）および臨床試験（ヒトでの試験：医療機関，研究者，企業などの遵守すべき事項を定めた基準〈good clinical practice；GCP〉にもとづき実施される）の成績の審査により最初に確認される．製造承認を得たワクチンの有効性と安全性は，製造工程の管理，品質管理の規制や製造所の構造設備に関する GMP（good manufacturing practice）による規制および生物学的製剤基準に定められた最終製品の試験などにより保証される.

安全性に関しては，製造承認時の臨床試験例数が少ないため，製品を販売した後，製品の全数につき副反応例を把握，評価，報告すること[3]（市販後調査．good post marketing surveilance practice；GPMSP）が義務づけられ，再審査，再評価が行われる．製品に問題が生じた場合は製品の回収を含む行政処分（命令）などの安全措置がとられる.

b. 品 質 管 理

ワクチンの品質管理は，検体の採取方法や試験結果の判定方法など必要事項を記載した品質管理基準書にもとづき実施される.

ワクチンを含む生物学的製剤は，品質の一定でない生物あるいは生物の産生物を原材料とするため，有効性や安全性など品質の変動幅（ばらつき）が大きい．また，有効性の測定に生物学的手法（bioassay）が主体的に用いられるため測定値のばらつきも大きく，製剤品質の見かけ上の変動幅がさらに大きくなる原因となっている．したがって，品質保証には品質管理（quality control）と呼ばれる手法が用いられる.

ワクチンの品質管理には，製剤の製造過程で行う工程管理（in-process control）と最終製品の管理（product control）が行われる．工程管理は製造の各段階における品質試験とハード面（製造施設の構造設備，製造環境など）およびソフト面（製造手順など）での GMP の規程にもとづく査察により行われる．最終製品の管理は生物学的製剤基準にもとづき実施される自社内品質規格試験（自家試験）および検定基準にもとづく国家検定により実施される.

ワクチンの品質管理は，最終製品あるいは製造工程での中間製品が生物学的製剤基準に定められた各種試験の基準値に適合することをもって，過去に製造され使用され，既に有効性と安全性が確認された同種製品との品質的同等性を確認する方法がとられている.

1）ワクチンの有効性の管理　ワクチンは一般の医薬品とは異なり，投与により生体の免疫系を刺激し，抗体産生や細胞免疫などを賦与して感染発症を防ぐものである．このため，宿主のレスポンスによる差異が大きく，有効性の判定には統計的な解析が行われる．実際には，主として実験動物にワクチンを投与し，血中抗体の産生や病原体で攻撃した後の生残率を測定する方法がとられている．測定値の変動幅を補正するため参照品（standard preparation）がおかれる．またインフルエンザワクチンなど，ワクチンに含まれる抗原量をもって有効性を示す場合もある．

2）ワクチンの安全性の管理　製造工程の各段階および最終製品の試験項目，試験方法，適合値が生物学的製剤基準に示されている．製剤によっては製造工程の中間で構成するバルク（中間バルク）の品質管理が重視される製剤もある．ことに弱毒生ウイルスワクチンには神経毒力試験が実施され，試験にはサルを使うので小分製品での実施が困難なため中間バルクでの試験が行われる．

3）無菌性の保証[4]　ワクチンは通常，熱に不安定な高分子物質が有効成分であることから，無菌製造，無菌充填が行われる．無菌性は無菌試験とバリデーション[5]により保証される．バリデーションとは，製造所の構造設備および手順，工程などの製造管理，品質管理が期待される結果を与えることを検証し，文書化することをいう．また，ワクチン材料や製品上に生育可能な微生物の集団（バイオバーデン，bioburden）[6]を調べ，微生物による汚染を最小限にし，ワクチンの安全性の確保が図られる．

c. 品質保証（quality assurance）

品質管理が適正に行われているか否かの検証が行われる．品質管理部署から独立した信頼性保証業務に携わる部署により行われる．

d. 生物由来製品の感染リスクに対する安全対策

生物由来製品に起因する感染症を防ぐため，改正薬事法[7]（平成15年）により，ワクチンなど生物に由来するものを原材料として製造される医薬品のうち，保健衛生上特別の注意を要するものを「生物由来製品」として位置づけ，原材料の採取および製造，市販後に至る段階に，一般の医薬品における各種基準に加え付加的な基準などが定められた．

原材料の採取方法，製造所の構造設備，製造管理や品質管理の方法などに新たな基準が加えられ，適正に使用されるための措置として，容器，被包，添付文書などに生物由来製品である旨の「生物」の表示が義務づけられた．また，感染症定期報告制度が導入され，生物由来製品の製造販売業者は原材料の感染症にかかわる情報収集，分析および評価を行い，その結果を厚生労働大臣に定期的に報告することが義務づけられた．ワクチンの製造，保管，出納ならびに製造衛生管理に関する記録は，作成の日からその有効期限に10年を加えた期間の保存が義務づけられている．［相澤主税］

文 献

1) 医薬品の製造管理及び品質管理規則（平成 6 年厚生省令第 3 号）
2) 厚生省薬務局監修：生物学的製剤基準，細菌製剤協会，1993
3) 厚生省薬務局監修：医薬品副作用モニター報告の概要，薬務広報社，1982－1990
4) 佐々木次雄，川村邦夫，水田泰一監修：無菌医薬品の製造管理と品質保証，日本規格協会，2000
5) 川村邦夫：バリデーション総論，薬業時報社，1984
6) 日本公定書協会編集：第 14 改正日本薬局方，じほう
7) 薬事法（平成 15 年改正）

Ⅱ. 各　　　　論

6

麻疹ワクチン

麻疹（measles）はパラミクソウイルス（*Paramyxoviridae*）科モルビリウイルス（*Morbillvirus*）属に分類される一本鎖 negative sense RNA ウイルスを病原とする急性伝染性疾患である．特有の症状と臨床経過をとるため診断が比較的容易であるから，古くから疫病としてその存在が知られていた．強い感染力と発病率の高さおよび感染後に終生免疫を残す特徴により，麻疹ウイルスが 1954 年に Enders と Peebles[1] により分離同定される以前に，既に臨床診断学や疫学が確立されていた．ウイルス分離が成功した後は，他のウイルス病と同様に診断精度が向上し，病態や疫学がさらに詳細に解明されるようになり，ワクチン開発の道が開かれた．

しかし，麻疹 生(live)ワクチンは患者分離株を材料とするだけに，臨床反応が軽く同時に免疫原性が良いワクチンを短期間で作成することは困難であった．そこで常套的手段として不活化(killed)ワクチンを開発し，弱毒の進まない L ワクチンと組み合わせる KL 方式が考案された．この方法により史上初めて麻疹の予防対策が功を奏するかにみえたが，K ワクチンの免疫が L ワクチンの take を妨げて発病する，さらに K ワクチンを複数回接種されたケースが罹患した場合に「異型麻疹」という予期せぬ病態が惹起されることがわかった．特に不活化ワクチンの接種回数が多いほど異型性の強い麻疹が発病することが明らかになった．この手痛い経験により，麻疹の予防は高度弱毒生（further attenuated live；FL）ワクチンを使うほかにないことがわかり，FL ワクチンの開発が精力的に進められ今日に至った．その結果，欧米で 4 株，わが国で 4 株の FL ワクチンが開発された．

なお，紙面の制約上，麻疹の臨床に関する知見は成書を参考にされたい．

6.1 開発の歴史

麻疹はヒト固有の疾患で，媒介動物も存在しない．感染すれば終生免疫が得られ，抗原性が単一の麻疹ウイルスにより発病するために，ワクチンの効果が最も期待される疾患とされてきた．1960 年 Katz，Enders ら[2] により，患者分離株 Edmonston 株をニワトリ胎児線維芽細胞（CE）で 20 代以上継代する方法で弱毒化した生ワクチンが初めて開発された．臨床試験では明らかに自然麻疹よりも症状が軽減していたが，発熱，発疹などの症状はワクチンといえるレベルではなく，単独で使用するには安全面から問題があった．しかし本株はEdmonston Bレベルワクチンと称され，それ以後に開発される超弱毒生ワクチンの親株として重宝されることになった．Edmonston Bレベルを越えるワクチンの開発研究は，麻疹ウイルスをヒトやサル以外の動物細胞に継代して弱毒する方法で，Enders以外にSmorodintsev[3]，わが国では奥野[4]，松本[5]によりなされたが，いずれも臨床試験においてEdmonston Bワクチンを凌駕する生ワクチンはできなかった．

これらのワクチン株は単独で接種することは不適当であったが，1962年にWarren, Gallianらにより麻疹不活化ワクチン（killed vaccine：Kワクチン）が開発され，米国においていち早く接種が開始された．わが国においても任意でKワクチンが使用されはじめたが，安全性に問題はなかったものの麻疹予防に有効な免疫を得るための接種回数や接種間隔が明確にされぬまま，K，KK，KKK法などが用いられていた．当時わが国では急速に都市化が進み，麻疹は中規模以上の都市では常在するようになり，予防対策が社会的ニーズとして強く求められた．厚生省は麻疹ワクチン研究協議会を設立し，ワクチンによる麻疹対策の検討を始めた．

FLワクチンが未開発であった当時は，KワクチンとLワクチンを組み合わせるKL法が検討された．実際にはKを1回接種後にLを1回，Kを2回後Lを1回接種する方法が試験された．つまり，Kワクチンによる抗体でLワクチンのウイルス増殖を抑制し，発熱や発疹などの臨床反応を軽減しながらLワクチンの本来の効果を期待したのである．しかしワクチンをうけた者のうち，KKL法ではおよそ33％が抗体反応を示さぬnon-take例が発生し，KL法ではその比率が6％であることが判明したので，1966年からKL法による予防接種が始まった．KL法により麻疹対策は順調に進むと考えられていたが，Kワクチン接種で感作された個体がLワクチンの接種により，主に注射局所にArthus型のアレルギー反応を発生することが米国で報告[6]され，Kワクチンの使用が問題になる兆しがあらわれた．わが国ではこの反応の発生率および全身に及ぼす影響は少ないと判断しKL法を続行していた．これとは別に米国において，Kワクチンを複数回うけた人が数年後に自然麻疹に罹患した場合，通常

表6.1 わが国における麻疹ワクチン被接種者の自然麻疹感染例の調査成績（麻疹ワクチン研究協議会副作用調査委員会）

接種法	麻疹罹患例数	主治医が非定型と診断した例数				Fulginitirなどの異型麻疹と思われる症例
		軽症	中等	重症	計	
KL	28	11	5	0	16	3
KKL	3	0	2	0	2	2
K	47	21	9	0	30	0
KK	3	2	1	0	3	1
KKK	38	12	10	0	22	10
非接種	1,330	3	1	1	5	0
計	1,449	49	28	1	78	16

の麻疹と異なる臨床経過をたどる症例が多発していることがRauh[7]，Fulginiti[8]により報告された．特に1963年から麻疹の大流行が始まった米国では本症が深刻な問題としてとらえられ，本症を麻疹Kワクチンが関与する独立した病態として異型麻疹（atypical measles）の名称で認定し，1968年にKワクチンの接種を中止した．

わが国では麻疹ワクチン研究協議会の調査により，表6.1に示すようにKワクチンの被接種者に米国と同様の現象が発生していることを把握していたが，異型麻疹の臨床症状が比較的軽微であったことからKワクチンを中止する方策はとらなかった．ただし，Kワクチンを2回以上接種することを禁止し，麻疹の予防方法をKL方式のみに限定し，Kワクチンの事前接種を必要としないFLワクチンの開発研究を推進することになった[9]．

6.2　高度弱毒麻疹生ワクチンの開発と品質管理

1968年から始められた麻疹FLワクチンの開発研究は，KL方式で使用されたLワクチンを改良する方法で進められた．国内4メーカーは独自にFLワクチンの開発に携わり，阪大微研，千葉血清研は東京の患者から分離された田辺株を，北里研はEdmonston株を用いて開発が始められた．武田薬品は当時既に欧米で使用されていたSchwarzワクチンを導入し，さらに弱毒する研究を始めた．各メーカーのFLワクチン開発の方法を図6.1に示した．

1970年に武田薬品のSchwarzおよび阪大微研のCAMワクチンの製造が相次いで

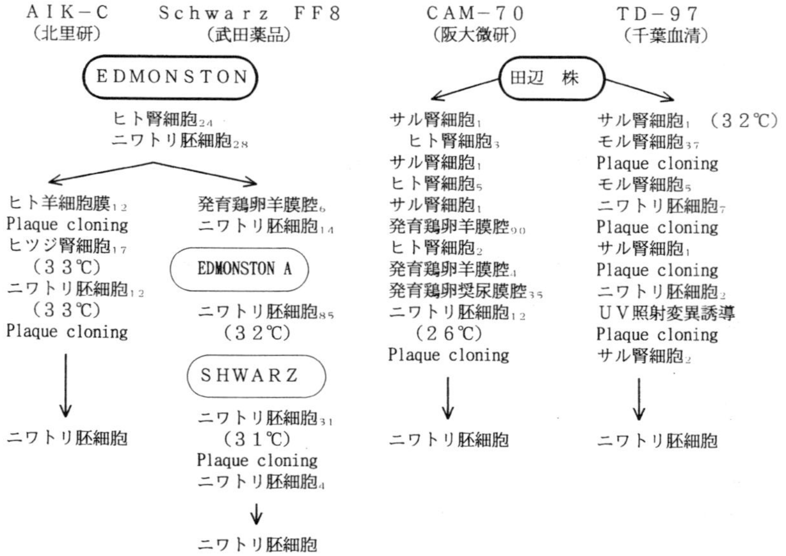

図6.1　日本で製造されている麻疹FLワクチン

承認され，1974 年に北里研の AIK－C 株が，1991 年に千葉血清研の TD－97 株が認可され，わが国は 4 種の FL ワクチンをもつことになった．これらはすべて厚生省麻疹ワクチン研究協議会のもとで行われた臨床試験成績を，欧米の FL ワクチンの臨床試験成績と比較した上で承認された．弱毒を進める方法は，いずれのメーカーも，基本的には親株をヒト以外の哺乳動物の臓器細胞で継代を進める古典的な手段が用いられた．当時のウイルス学のレベルでは弱毒のマーカーは生物・物理学的な現象，つまり Vero や CE 細胞で培養したウイルスが形成するプラークサイズが親株に比較して小型化することや，サルの脳内接種の際にみられる神経細胞の病理学的変化が少ないことなどが根拠とされていた．そしてこれらの前臨床試験の成績から，候補株をヒトの臨床試験において安全性と免疫原性を確認し，最終的に大規模な臨床試験によりワクチン株として承認された．特に親株を低温培養して得られたウイルスのクローニングを繰り返し，温度感受性変異株（TS 株）を作成してワクチン株とした AIK－C および TD－97 は臨床反応が軽微であることが知られている．これら 2 株は 39 ℃の培養でウイルスの増殖は完全に停止するが，この性状はウイルスの弱毒マーカーとして重要な変異とされている．しかし，各ワクチン株の原株（master seed）から製造株（working seed）を作成するには 5 代以内の継代に制限し，遺伝子の変異が発生することをさけている．

その後遺伝子工学技術の発展により，RNA ウイルスを cDNA に変換して各種の制限酵素による DNA の切断パターンが解析できるようになり，麻疹ウイルス遺伝子の全塩基配列が解明された．さらに制限酵素の切断部位の違いと切断面の電気泳動像が示すアミノ酸配列を比較することにより，麻疹ウイルスの分子疫学的な検討が可能になった．この手法は PCR 法の発展とともに，麻疹ウイルスの野外株は無論のこと，各メーカーのワクチン株を識別することを可能にした．1998 年以降わが国の麻疹ワクチンは，国立感染症研究所ウイルス製剤部において，それぞれのメーカーが登録したワクチン株の H，F 遺伝子の塩基配列をもとに，原液のシードロット管理を行っている[10]．わが国は規模の違いはあれ，常時どこかで麻疹が流行している状況にある．この条件下でワクチン接種を推進すると，接種前後に自然麻疹が紛れ込み，症状の重いケース（自然麻疹）が発生することもまれではない．こうした症例を鑑別診断できることは，ワクチンの品質管理の観点とともにワクチンによる健康被害の認定上重大なポイントになる．

図 6.2 は実際にワクチン接種後に麻疹様疾患を発病した患者の咽頭拭い液から Direct－PCR 法で捕捉されたウイルスゲノムを制限酵素で消化し，H－1 および H－2 領域の電気泳導パターンがワクチン株（TD－97）のものではなく野外株であることを示したデータである．

＊ TD－97 株（千葉血清研）は 2002 年 9 月をもって販売を中止した．

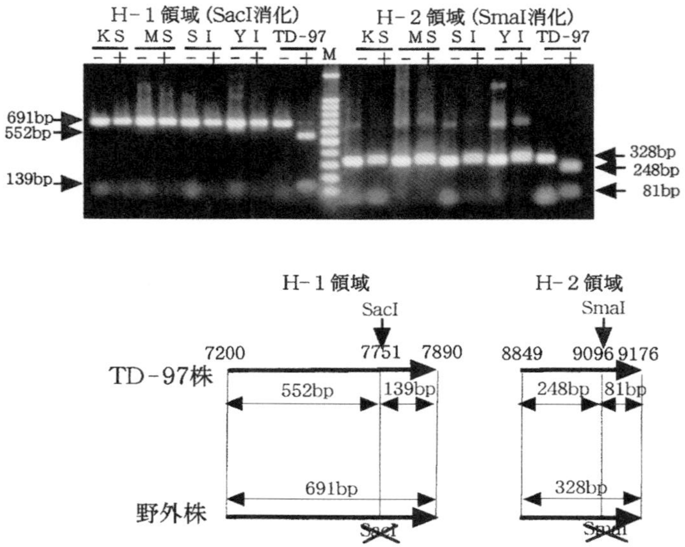

図 6.2　麻疹ワクチン株および流行株の遺伝子解析による鑑別法（千葉県血清研究所：研究開発部）

KS：	由来 cDNA	TD－97：	ワクチン株由来 cDNA
MS：	由来 cDNA	M：	分子量マーカー
SI：	由来 cDNA	－：	未処理
YI：	由来 cDNA	＋：	制限酵素消化

6.3　ワクチンの製造工程

図 6.1 に示した製造承認を得た各メーカーの原株（master seed）から 5 代以内の継代株で得られた製造用株（working seed）は，無菌飼育家鶏の孵化卵から得られる初代胎児線維芽細胞（CE）を使用して大量に製造し，国家検定合格を経て製造用原液として 2 ～ 3 L のステンレス製容器に分注し，－80 ℃で厳重に保管されている．製造原液のウイルス力価はおよそ $10^{6\sim7}$ $TCID_{50}/ml$ の濃度である．ワクチンは製造原液を溶解し，定められた倍率（最終製品として $10^{4.2}/0.5\ ml$ 以上）に希釈し，安定剤と凍結乾燥に必要な添加物を加え，ワクチン用バイアルに分注後凍結し真空下で乾燥させる．ワクチン用のバイアルは本工程に耐える特殊な硬質ガラスを用い，最終的に窒素充填し大気圧と等圧にしてゴム打栓し，アルミで巻き締めを行い，さらにプラスチック製キャップで補強してある．この段階の製品からランダムで抜き取った 200 ～ 300 本が最終製品として国家検定に提出される．1 ロット（通常 5 ～ 6 万本）は冷蔵保管され，薬事法にしたがい保管庫は封印される．製品は 2 ℃の暗所に保存され，国家検定に合格すると製造申請した本数の合格証紙が交付される．保管庫の封印が解除され，以後の工程は自動化されたラインにより，ワクチンバイアルにラベルを添付

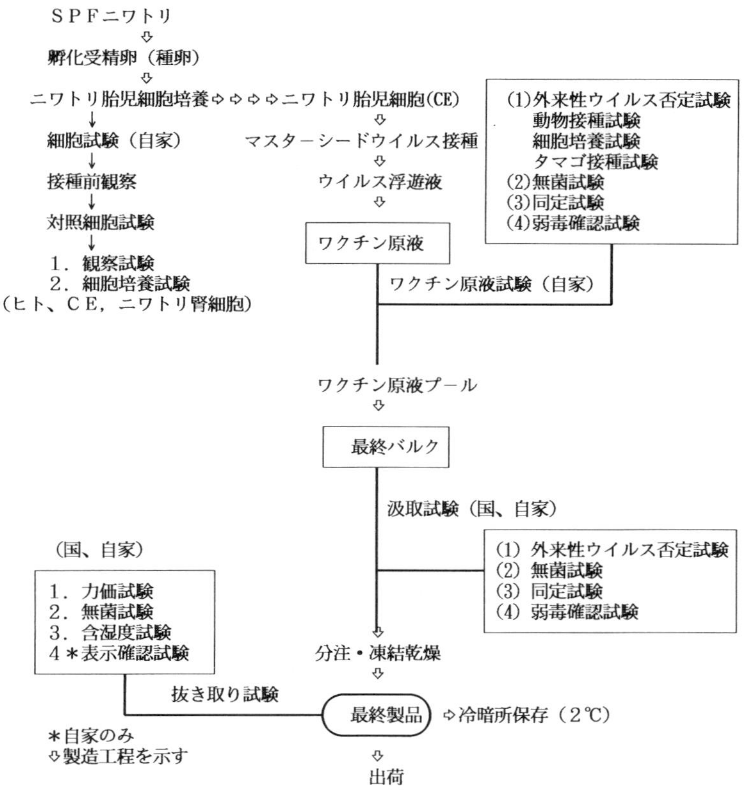

図 6.3 麻疹ワクチンの製造工程および行程試験

し，付属の溶解液（注射用蒸留水 0.7 m*l*）のバイアルとともに発泡スチロールの小箱に入れ，添付文書を挿入し，製造番号，年月日が印字された小箱に収納した後に国家検定合格証紙で封印し，初めて医薬品として出荷することができる．1ロットのワクチンは，原液の調整から最終製品の検定合格通知を得るまで早くておよそ5カ月を要する．現行の麻疹ワクチンの製造工程ならびに生物製剤基準にもとづく工程試験の概要を図 6.3 で示した．

6.4 ワクチンの保存および使用方法

麻疹ウイルスは温度および紫外線の影響をうけ失活されやすい．製造工程において，規定の力価を維持するためにさまざまな工夫がなされてきた．特に凍結乾燥工程でウイルスの失活を防ぐために，種々の物質が添加されていた．2000 年以前の麻疹ワクチンの成分は表 6.2 に示すようにすべての製品にゼラチンが添加されていた．当時，

表 6.2 麻疹ワクチンの添加物

	北里 (AIK－C)	北里 (AIK－C 耐熱)	阪大 (微研 CAM)	武田 (Schwarz)	千葉 (TD－97)
培地				199	イーグル
ゼラチン（安定剤）	**0.2 w/v％**		**0.5 w/v％**	**0.3 w/v％**	**0.2 w/v％**
精製ゼラチン（安定剤）		2.0 w/v％			
ブドウ糖（安定剤）			2.5 w/v％		
乳糖（安定剤）	5 w/v％	5 w/v％	2.5 w/v％	5 w/v％	5 w/v％
グルタミン酸ナトリウム(安定剤)	0.1 w/v％	0.1 w/v％			0.1 w/v％
グルタミン酸カリウム（安定剤）				0.048 w/v％	
D－ソルビトール（安定剤）		1.8 w/v％		1.5 w/v％	1 w/v％
デキストラン 70（安定剤）				0.3 w/v％	
ヒト血清アルブミン（安定剤）			**0.2 w/v％**	**0.25 w/v％**	
精製白糖（安定剤）		5 w/v％			
リン酸二ナトリウム（安定剤）				0.0625 w/v％	
リン酸一カリウム（安定剤）				0.026 w/v％	
L－アルギニン（安定剤）					
硫酸カナマイシン（抗生物質）	50 μg	50 μg	100 μg	10 μg	100 μg
エリスロマイシン（抗生物質）	50 μg	50 μg	30 μg		25 μg
フェノールレッド（指示薬）	0.001 w/v％	0.002 w/v％	0.002 w/v％	0.002 w/v％	0.001 w/v％

複数回接種を必要とする DPT ワクチンにもゼラチンが添加されており，アルミ化合物粒子に DPT 抗原を吸着した沈降ワクチンは，ゼラチン過敏症を誘発するケースがあった．現行の予防接種実施規則では乳児期に DPT ワクチンが 3 回接種され，1 歳以後に麻疹ワクチンの接種をうける方法が推奨されており，DPT ワクチンのゼラチンに感作されたケースが麻疹ワクチン接種によりアナフィラキシーショック，蕁麻疹などを起こす事例が少なからず存在していた．幸い重篤なケースはなかったが，当局の指導により 2000 ～ 2001 年の間に DPT，麻疹ワクチン（1 社を除く）からゼラチンが削除された．その結果，2001 年以降の麻疹ワクチンによるアナフィラキシー反応の発生が大幅に減少した[11]．

ワクチンの添加物の変更は保存安定試験において安定性が実証されなければ承認を得られない．ゼラチン，ヒト血清アルブミン除去によるワクチンの有効期限は以前と変わらない 1 年間を保持しているが，温度管理が品質保証に強く影響する麻疹ワクチンの保管は，添加物の削除後は一層厳格に守られる必要がある．特にワクチンを溶解した後はウイルス力価が急速に低下する特性を熟知し，素早く接種することを心掛けたい．筆者らのデータでは，溶解したワクチンは気温 30 ℃，28 W 蛍光灯直下 35 cm において 15 分で 0.5 log の力価が低下した．試験品はゼラチン添加ワクチンであり，現行のゼラチン無添加ワクチンの場合は一層の注意が必要であろう．一般にウイルス量が 1 log 低下した場合，take 率は 80 %以下となる．接種現場における溶解後のワクチンの取扱い如何によって，麻疹の流行時にワクチン無効例（PVF）が多発する可

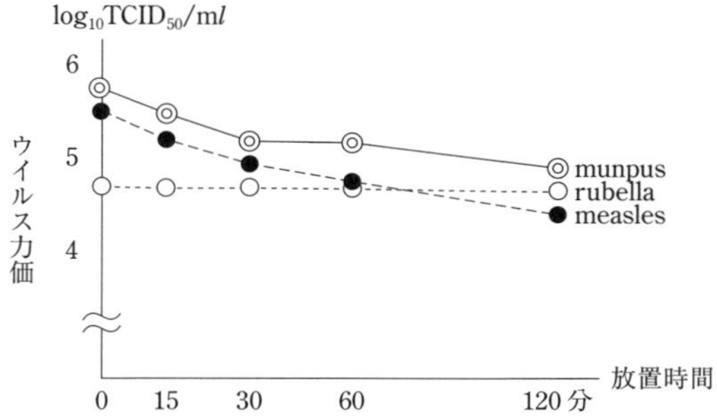

図 6.4 生ウイルスワクチン融解後の力価の変化（千葉県血清研究所：研究開発部）

バイアル内に 0.7 ml に溶解，気温 30 ℃，28 W 蛍光灯直下 35 cm

麻疹ワクチン（ロット 1−5） 培養細胞 Vero

ムンプスワクチン（ロット 1−3） 培養細胞 Vero

風疹ワクチン（ロット 4−30） 培養細胞 RK13

能性があり，二次的なワクチン無効例（SVF）以前の問題として注意を喚起しておきたい（図 6.4）.

ワクチンは 5 ℃以下での暗所保存が指定されているが，可能な限り冷凍保存が望まれる．−20 ℃での暗所保存した場合のウイルス力価は長期間維持される．ただし溶解液用のバイアルは通常のガラス製であるため，−20 ℃以下で保存した場合に破損することがある．したがって，超低温で保存する場合はワクチン本体と溶解液を分別し，溶解液は冷温保存すると破損が防げ，かつ接種準備を容易にする．ワクチンは使用直前に溶解液 0.7 ml を注射筒に吸い上げ，ワクチンバイアルに注入し，均等に溶解した液を 0.5 ml 吸い上げ，可及的すみやかに所定の部位に皮下接種する．接種部位は揉まずに軽く圧迫し，液漏れや出血の有無を確認し，接種後 30 分の経過観察を行う.

6.5 高度弱毒麻疹生ワクチンの安全性と有効性

a. 安 全 性

麻疹の免疫をもたない健康者に現行の麻疹ワクチンを接種すると，8 日後をピークに 5 〜 14 日以内に発熱および発疹を主徴とする一定の臨床反応があらわれる．その程度はワクチンにより若干の相違はあるが，37.5 〜 38.5 ℃の発熱が接種後 5 〜 10 日以内におよそ 20 %近くにみられ，2 〜 3 日持続するが，経過は一過性である．また，およそ 20 %以下に自然麻疹の発疹とは異なる色調の薄い発疹が散発性にあらわれるが，皮膚に色素沈着を残さずに自然消退する．まれに感冒様症状がみられるが，自然麻疹に必発する Koplik 斑など口腔粘膜の変化があらわれることはない.

現行のワクチンが使われおよそ 30 年が経過したが，ワクチンによる中枢神経系への合併症の報告はきわめて少ない．当初懸念されたFLワクチンに起因するとされる亜急性硬化性全脳炎（SSPE）は4例で，米国の調査によると自然麻疹罹患者でおよそ5～10/100万の発生率であるが，ワクチンに起因するとされる本症の発生率は0.5～1/100万で，自然麻疹の1/10以下であり，ワクチンはSSPEの発症予防にも貢献しているといえる．

一方アフリカにおいて乳児に高力価ワクチンSchwartzおよびZagreb株を接種したところ，被接種者の5年後の生存率が統計上有意に低下したとする報告があり[12)]，その死因に関する解析はされていないが，FLワクチンにおいても自然麻疹にみられる感染後の免疫低下（特にリンパ系細胞の減少と機能障害）が超過死亡現象の要因になることが示唆されている．弱毒株といえど基準を越える高力価のワクチンは，母子免疫による抗体のバリアを越えtake率を上げるメリットはあるが，そのことが免疫力を低下させ，日和見感染を惹起するデメリットが発生するのであろう．この結果を踏まえ，以後WHOは高力価ワクチンを乳児に接種することを禁止した．

b. 予 防 効 果

生物製剤基準ではワクチンの抗原量は$10^{4.2}$ $TCID_{50}/ml$（1,000 $TCID_{50}/0.5\ ml$）以上あることを定めている．現行ワクチンはいずれも接種後4～8週における血中の抗体獲得率は98％以上である．麻疹ウイルスに対する抗体は，血清中に中和（NT）抗体，赤血球凝集抑制（HI）抗体，補体結合（CF）抗体が産生される．一般に検査精度と簡便性からHI抗体が測定されている．ワクチンにより若干の差はあるが，国産ワクチンの4～8週での平均HI抗体価は$2^{5\sim6}$倍であり，欧米のワクチンと抗体産生において遜色はない．

抗体の持続は長期に及ぶとする報告があるが，麻疹の非常在地における流行時にみられる被接種者の発症例の存在は，ワクチンの免疫が長期に及ぶとする考え方からすると疑問がある．最近でも多い年には20万人以上の患者が発生しているわが国で試みられるワクチンの抗体疫学調査成績は，感染の介在によるブースターの影響をうけていると考えなければならない．正確なワクチン免疫の持続期間を知るには，麻疹の流行が侵入しない僻地か離島における調査が必要である．Brownら[13)]が太平洋上の孤島においてEdmonston B株ワクチンを用いた接種試験を行い，抗体の持続を調査した成績では，5年を経過した時点でHI抗体価は1/2以下に低下していたと報告している．また安芸市における1990年の麻疹流行を解析した尾木ら[14)]は10年の経過でワクチン被接種者の50％以上が発病していると報告している（表6.3）．ワクチン被接種者で麻疹を発症した症例の多くは症状が軽微な修飾麻疹（modefied measles）であったという．中には自然麻疹と変わらない症例が含まれていたが，発病者のほとんどがSVF（secondary vaccine failure）例であったとしており，この報告からも麻疹ワクチンの発病阻止効果は5～6年にあることを示唆している．現在麻疹ワクチンは主に12～24カ月で1回接種されているが，接種率を98％以上に維持すれば，この年齢層における患者の発生を抑える効果は期待できる．しかし，接種漏れによる麻疹

表 6.3 安芸市に起きた麻疹の流行における年齢別患者数（1991 年 1 ～ 4 月）

年齢層	0 ～ 1	2 ～ 4	5 ～ 9	10 ～ 15	16 ≦	合計
患者数 (%)	65 (18.0)	90 (24.9)	118 (32.7)	81 (22.4)	7 (1.9)	361 (100)
予防接種歴のある患者数	0 (0)	13 (14.4)	53 (45.0)	25 (31.0)	0 (0)	91 (25.19)

の感受性者は広い年齢層に累積しているから，地域の単年度のワクチン接種率が 95 %以上に達した前橋市[15] においても流行が起きている．つまり現行の 1 回接種における麻疹ワクチンの有効性を論ずる場合，接種対象年齢，接種率，接種後年数，遭遇する流行の規模などを総合的に考慮した上で判断しなければならず，1 回接種の予防効果を単純な抗体調査成績で評価することは危険である．

麻疹ワクチンの免疫が，抗体を主とした液性免疫と K リンパ球からなる細胞性免疫の両者の補足的作用にあることは既に教科書的な知識である．しかしワクチンによる免疫は自然麻疹で得られる免疫とは「質」「量」ともに異なっていると考えるべきである．つまり皮下接種で行われるワクチンは野外株ウイルスの侵入部位である上気道の粘膜免疫を誘導することができない．したがって全身の免疫が減弱した状態では，ウイルスが上気道のバリアを通過し，抗体に補足されないウイルスにより発症する．ただし，症状は残存する免疫の程度に応じて軽重が決定される．皮下接種で誘導される麻疹免疫は，複数回の接種により常時有効な中和抗体を維持させておくと同時に，免疫の立上がりを鋭敏にしておく必要があると考えなければならない．わが国から麻疹を根絶させるには早急に複数回接種を行うとともに，接種漏れ者と高齢者に適宜追加接種を行う機会を与える必要がある．

最近，竜尾，柳ら[16] は，麻疹ウイルス H 蛋白のレセプターがリンパ球表面に存在する SLAM（signaling lymphocytic activation molecule）であることを明らかにした．これにより麻疹ウイルス感染により発生する一過性の免疫不全のメカニズムが明らかになるとともに，野外株とワクチン株の臨床反応および免疫低下の程度の違いの説明がされた．すなわち，ワクチン株は動物臓器細胞で順化させたウイルスであるから，SLAM を認識する能力が低下しており，ワクチンウイルスが感染するリンパ球の数も少ない．したがって末梢血リンパ球の減少も軽微で，細胞性免疫に及ぼす影響も少ないし，ウイルスのリンパ球感染により放出されるケモカインの量も少ないので，全身性副反応も軽減されている．特に温度感受性（TS）株ワクチンは，39 ℃でウイルス増殖が抑制されるので，臨床反応が少ないとともに免疫抑制作用も少ないと考えられる．TS 株の弱毒に働く遺伝子が明らかになれば，transgenetics 技法を応用することでさらに安全な生ワクチンの開発が可能になるだろう．こうした見地から複数回接種法が施行され，初回接種を乳児に行う場合は，TS 株などさらに弱毒の進んだワクチンが使われることが望まれる．

c. ワクチンの経済効果

麻疹の予防効果は医学的な見地からだけではなく，経済的効果についても検討されなければならない．神谷ら[17]は麻疹ワクチン1回接種による経済効果を1990年代の医療費水準で算定している．それによると，ワクチンがまったく使われない状況と，年間に国民の90％がワクチンをうけた場合の患者数を比較し，両者に要する医療費とワクチン接種に要する経費を差し引くと，その差額はおよそ400億円になるとしている．この数値はワクチンの接種費用が1回，5,000～6,000円として100万人が接種をうけた場合50～60億円にとどまるが，100万人の麻疹患者に要する医療費は，外来・入院および保護者の諸経費などを合算した場合におよそ500億円を要すると算定されている．仮に2回接種を行い，麻疹がコントロールされるとすれば，ワクチンに要する費用はおよそ120億円になるが，患者の発生が0となれば治療費も不要になり，それでも年間の差額は300億円以上となり，大きな経済効果を発生することになる．

6.6 現行ワクチンが抱える問題点

現行の麻疹ワクチンはFLワクチンと呼称される弱毒株であるが，軽微であるとはいえ発熱や発疹などの副反応があり，中枢神経系の合併症も皆無ではない．しかも現行の単回接種法では予防効果に限界があり，麻疹の根絶を目標にするのであれば，複数回接種の実施方法を検討しなければならない．

さらに近年注目されている現象として，ワクチン免疫の影響で野外株に生物・物理学的な変異があらわれはじめていることである．振り返れば，現行ワクチンの親株は，半世紀前の1950年代，わが国では1960年代に分離された野外株ウイルスが使われているのである．麻疹ウイルスは血清学的に単一の抗原性を示すゆえに，現行のワクチンは全世界の麻疹に対し有効である．しかし，一部であるがワクチンによる免疫からエスケープするウイルスが分離されている[18, 19]．特に最近の流行を詳細に観察すると，明らかにSVFによる発病例が増加する傾向がみられ，ワクチン接種者の成人の罹患の増加が単純に免疫の低下により発生しているとは考え難い．こうした現象は流行株の抗原変異によって起きている可能性を否定できない．わが国では1978年から現行の麻疹ワクチンが定期接種に使われ，およそ80％の子供がワクチンの接種をうけている．この数値は麻疹の流行を阻止するには不十分であるが，麻疹の非感受性者を増やしたことは事実であり，このことが野外株に抗原変異を起こす要因になっていると推測されている．世界の人々との交流が容易に行われている今日，世界各地から麻疹ウイルスが頻繁に移入され，またわが国からも他国に移出されている．麻疹ウイルスはヒト–ヒト感染で維持されてきたので，A型インフルエンザウイルスにみられる激しい抗原変異は起きえないと考えられているが，ワクチンの抗体価が高ければさまざまな時代のさまざまなフェノタイプのウイルスが中和されるが，低い抗体価では中和反応からエスケープするウイルスが存在することがわかってきた[20]．

最近の麻疹の流行が常在型から疫病型に変わったことで，野外株によるブースター効果が期待できない．こうした状況下でワクチンの1回接種を続けることは，SVFの問題にとどまらず変異株を出現させる新たなリスクを負わなければならない．最も安価にかつ短期間で麻疹を根絶させるには，原価償却が進んでいる現行ワクチンを複数回接種することであり[21]，最も費用対効果が優れた方法であることは米国が実証している．なぜならば新ワクチンを開発するためには膨大な費用と時間を必要とするからで，麻疹を短期間で効率良く根絶することを目標にするならば，現実的には早急に接種プログラムの検討を始めるべきである．

遺伝子操作技術の進歩にともない，麻疹ウイルス粒子の表面構造の解析が進み，麻疹ウイルスにも株間に若干の相違があることがわかってきた．特に感染成立の機序に必須のH（hemagglutinin）とF（fusion）蛋白の機能の解明が進み，特にF蛋白とH蛋白の塩基配列により麻疹ウイルスは8群21の亜型に分類され[22]ウイルスの分子疫学と呼ばれる新たな分野が開拓されている．さらに最近の流行株の中には強毒な温度耐性株が出現しているなど，生物物理学的な変異が発生しており[20]，こうした野外株の出現を阻止するためのワクチンプログラムも考慮する必要がある．

世界レベルで麻疹根絶キャンペーンが進行しつつあり，近い将来麻疹ウイルスが地上から消滅するであろう．ウイルス学が果たしておくべき課題は，感染・免疫のメカニズムを解き明かし，病原性や弱毒にかかわるゲノムを特定することであり，そして必要が生じた場合に備えて新手法を用いたワクチンの開発研究をしておくことである．

［堀内　清］

文　　献

1）Enders JF, *et al*：*Proc Soc Exp Biol Med* **86**：277, 1954
2）Enders JF, *et al*：*New Engl J Med* **263**：153, 1960
3）Somorodintsev AA, *et al*：*Anch Virusforsh* **16**：284, 1965
4）Okuno Y, *et al*：*Biken J* **3**：115, 1960
5）Matsumoto M, *et al*：*Jpn J Exp Med* **32**：433, 1962
6）Buser F：*New Engl J Med* **277**：250, 1967
7）Rauh LW, *et al*：*Am J Dis Child* **109**：232, 1965
8）Fulginiti VA, *et al*：*Am J Dis Child* **106**：450－461, 1963
9）Japa Measles Vaccine Research Commission：*Jpn J Med Sci Biol* **22**：191－200, 1969
10）田代真人ほか：19970391 厚生科学研究費補助金研究報告書，1997
11）厚生労働省予防接種後健康状況調査報告書 1998 ～ 2000 年
12）Garenne M, *et al*：*Lancet* **338**：903－907, 1991
13）Brown P, *et al*：*Am J Epidemiol* **90**：514－518, 1969
14）尾木文之助ほか：臨床と研究 **69**：1535－1540，1992
15）戸所正雄ほか：小児科診療 **43**：53－61，1990
16）Tatsuo H, *et al*：*Nature* **406**：893－896, 2000
17）神谷　斉：臨床とウイルス **20**(4)：233－237，1992
18）Sakata H, *et al*：*Microbio Immunol* **37**(3)：233－237, 1993

19）中山哲夫ほか：ウイルス　**47**：5－13，1997
20）中山哲夫ほか：臨床とウイルス **30**：1，9－15，2002
21）堀内　清：小児科 **37**(9)：1047－1053，1996
22）*WHO Weekly Epidemiol Rec* **76**：242－247, 249－251, 2001

7

ポリオワクチン

7.1 病　　態

a. 病原体と発病機序

ポリオ（polio）の病原体であるポリオウイルスは約 30 nm の正 20 面体の粒子で，核酸は一本鎖の約 7,500 塩基対の RNA をもち，インフルエンザのような被膜をもたない，いわば裸のウイルスである．コックサッキーウイルス・エコーウイルス・エンテロウイルスなどが含まれる *Enterovirus*（腸内ウイルス）属に分類され，血清型には 1 型，2 型，3 型の 3 種類がある．

自然の宿主はヒトだけである．ウイルスは経口感染し，咽頭あるいは腸管粘膜から侵入増殖し，血中に入り，血行を介し，時には末梢神経を介し中枢神経に到達し，脊髄前角や脳幹の運動神経細胞に感染し増殖すれば，これらの細胞を破壊し，典型的急性弛緩性麻痺（acute flaccid paralysis；AFP）症状をあらわすことになる．

腸管での増殖は弱毒経口生ポリオワクチンの投与をうけた子供でも 4 ～ 6 週間続き，糞便中に大量のワクチン由来のウイルスを排泄する．

b. 臨 床 経 過[1, 2]

感染者の 90 ～ 95 %は無症状の不顕性感染で，約 5 %（4 ～ 8 %）では発熱，頭痛，咽頭痛，悪心，嘔吐などの感冒様症状で終わり（不全型），1 ～ 2 %は上記症状に引き続き無菌性髄膜炎を起こす（非麻痺型）．

定型的麻痺型ポリオは感染者の 1 %以下である．潜伏期は 4 ～ 35 日（多くは 1 ～ 2 週）で，前駆症状として軽度の発熱，頭痛，不快感などの症状が数日続いた後，1 ～ 3 日ほどいったん症状が消え，これに引き続いて突然に弛緩性麻痺があらわれる．麻痺は通常偏側性で罹患部の腱反射は消失する．思春期以降の成人では前駆症状をともなわない例が多く，罹患部位の強い疼痛を示すことがある．この疾患はウイルス感染による運動神経の破壊により起こるので，脊髄，あるいは脳幹などの感染部位の解剖学的位置により，それに対応した筋肉に麻痺を生ずる．

c. 治　　療

特異的治療法はなく，ワクチンによる予防が最も重要である．

d. 予　　後

発病から 6 カ月を過ぎても麻痺あるいは筋力低下が残る例では，終生後遺症として残る可能性が高い．また罹患後 15 〜 40 年たってから 1/3 以上の患者に筋力低下，筋肉痛などの症状のポリオ後症候群（postpolio syndrome；PPS）[3, 4] が見られるという．

死亡率は約 4 %であるが，流行時高年齢者群では 10 %に達することもあるといわれる．

7.2 疫　　学

この病気は昔からあったが，病気として最初の記載は 1789 年であったという．それまで散発的に発生していたこの病気が 19 世紀末頃からスウェーデン（1887），ノルウェー（1905）の流行をはじめとして，欧米先進国で次第に流行病の様相を呈するようになってきた．ポリオウイルスが Landsteiner らにより分離されたのは 1908 年であった[5]．分離当初よりワクチン開発が強く待望されたが，これが実現するのは約半世紀後のこととなった．

a. わが国の状況

わが国では 1950 年代には毎年 1,500 〜 3,000 例の患者発生がみられ，1960 年には北海道を中心とし 5,600 名を越す大流行が起こり，翌 1961 年には年初頭より九州地区（福岡，熊本，大分）で前年を上回る患者発生があり，全国的にも 6 月までの患者発生数として過去最多を記録し，大流行の兆しがみえてきた．ちょうどこの年から国産の不活化ポリオワクチンが市販されるようになったが，不活化ワクチンでは流行を阻止できないとの判断から，急遽超法規的措置で約 1,300 万人分の生ワクチンの緊急輸入に踏み切り，1961 年 6 月末の厚生大臣の決断により，7 月から生ワクチンの全国一斉集団投与を開始した．同年 7 月下旬から 8 月にかけ生後 3 カ月から 5 歳までの乳幼児に，また流行地では 9 歳までの小児に緊急投与を実施した．1962 年には 3 カ月から 12 歳までの約 1,700 万人の小児に一斉投与を行い，さらに 1963 年春期に所定の 2 回投与未完了の約 1,300 万人の小児を対象に緊急投与を行った．その成果はすばらしく，1962 年は前年の 1/10 の 289 例に，1963 年は 131 例と劇的に減少し，1964 年には 100 例をきり，1970 年以降は 10 例以下となり，野生ポリオウイルスは 1971 年（3 型）と 1980 年（1 型）にそれぞれ 1 例ずつ分離されたのみで 1981 年以降は検出されていない．

b. 世界の状況[6]

世界的には，痘瘡撲滅の目途がついた 1977 年，WHO は新たにポリオ，麻疹，DPT，結核に対する予防接種率を高める EPI（Expanded Program on Immunization）計画を打ち出し，1988 年の総会で 2000 年までにポリオを全世界から撲滅しようという宣言が出された．2000 年にはこの目標は達成できなかったが，この目標に向かって 1900 年代にこの計画は著しい進展をみた．1988 年には推定患者数 35 万例，ポリオ常在地 125 カ国であったが，1998 年には 50 カ国に，2003 年には 6 カ国，682 例の報告数まで減少している．この間 1994 年には南北アメリカを含むアメリカ地区，また 2000 年には日本，中国，オーストラリアを含む西太平洋地区がポリオフリーの宣言をした．2002 年には旧ソ連地区も含めたヨーロッパ地区もフリー宣言が出された．

7.3　ワクチンの種類と性状

a.　種類と特性

このワクチンには不活化ポリオワクチン（inactivated polio vaccine；IPV）と経口弱毒生ポリオワクチン（oral attenuated polio vaccine；OPV）の 2 種類がある．

IPV は，抗体産生能は良いが，腸管あるいは咽頭粘膜の局所免疫能は弱く，発病防御には役立つが感染防御能は弱いこと，注射による経皮接種であること，ワクチンの値段が OPV に比べ高いことなどの理由から，経済的に余裕があり，住民の高い予防接種率が期待でき，しかも人口の少ない北欧諸国では早くから IPV 単独で用いられてきた．しかし，WHO のポリオ撲滅計画が進展するにともない，野生ポリオウイルスが根絶された地域の先進諸国で OPV 使用を IPV に変更する国が多くなってきている．

他方 OPV は抗体産生だけでなく，局所免疫もでき，感染防御に役立つこと，投与をうけた子供から多量のウイルスが長期間排泄されるため投与をうけなかった周囲の子供に感染し免疫を与えられること，ワクチン代が安く経口投与のため手軽に投与できること，同一地域で一斉投与をすればその地域で蔓延している野生ポリオウイルスの感受性者をなくすことができること，つまり野生ポリオウイルスをワクチン由来ウイルス（vaccine derived polio virus；VDPV）に置き換えることができることから，地域に蔓延している野生ポリオウイルスを急速に駆逐することができ，流行時には流行を阻止できることなどの理由から，WHO もこのワクチンを用いて世界からのポリオ撲滅を計画した．

一方 200 ～ 300 万人に 1 例程度ではあるが，ワクチンを飲んだ子供が発病するワクチン関連ポリオ麻痺患者（vaccine associated polio paralysis；VAPP）の発生はさけられず，また環境に排泄されたウイルスから感受性者が感染し発病することも起こりうる．予防接種率が低く感受性者が多い地域では VDPV がヒトからヒトへの伝播を起こし，ドミニカ，ハイチ[7]，エジプト[8]のように時に VAPP 患者が多発することもある欠点をもっている．

b.　弱毒経口生ポリオワクチン（oral attenuated polio vaccine；OPV）

1）ウイルス株と含まれるウイルス量　1956 年に Sabin により開発された弱毒株（1 型 LS−c，2ab/KP_2；Mahoney 由来株，2 型 P712，Ch，2ab/KP_2；P712 由来株，3 型 Leon 12ab/KP_3；Leon 由来株）を用い製造された OPV が世界中で用いられている．このワクチンはセービン・ワクチンと呼ばれる．このワクチンは 1 型，2 型，3 型の 3 価混合ワクチンである．このワクチンが開発された当初は各型 10^5 のウイルスを含む単価ワクチンが使用された．その後，各型等量含む 3 価混合ワクチンが用いられた時代があるが，これだと 1 型，3 型の感染率が悪いため，1961 年にカナダで行われた大規模の野外試験の成績にもとづき[9]，WHO 基準では 1 型 $10^{6.0 \pm 0.5}$，2 型 $10^{5.0 \pm 0.5}$，3 型 $10^{5.5 \pm 0.5}$ を含む組成となっている．なお 1988 年に出されたブラジルの報告[10] で，3 型が $10^{5.5}$ では陽性率が悪く，特に熱帯地域で著しいとの成績にもとづき，WHO は 1991 年から 3 型を $10^{5.8}$ にするよう勧告するようになった．3 型は不安定で問題が多く，日本は Sabin 株からクローニングした株を種ウイルスとして使用しているが，欧米の製品は Pfizer 社で作成された Sabin 株の RNA 由来株からクローニングされたウイルスを種ウイルスに使用しているところが多い．

2）抗生物質と安定剤　ワクチン原液を作成する細胞培養，およびウイルス培養時に培養液に抗生物質を添加する．このため日本の製品には硫酸ストレプトマイシン 200 μg/ml とラクトビオン酸エリスロマイシン 20 μg/ml が含まれているが，外国製品の多くはネオマイシンとストレプトマイシンが添加されている．

培養液は日本では Sabin の指示にしたがい 0.5 %ラクトアルブミン含有 BSS（平衡塩類溶液）を使用しているが，外国では Eagle 液を使用しているところが多い．

安定剤として日本製品は白糖 35 w/v %を使用しているが，外国製品では 1M の $MgCl_2$ とソルビトールを添加しているものが多い．

3）製造方法　大多数の製造所は初代～3 代までのサル腎細胞（ミドリサル，カニクイサル，アカゲサル）をウイルス培養器質として使用しているが，Aventis Pasteur のみ継代細胞の Vero 細胞を器質に用いている．使用サルはサル由来ウイルス感染が少ない自家繁殖サルの腎臓が用いられている．

ウイルス培養にあたっては，厳重な温度管理とウイルス採取時間を規制している．サル腎細胞を用いる系では，1 頭のサル腎から得られる細胞の 25 %はウイルス接種を行わず対照細胞として観察し，サル由来の迷入微生物がいないことを確認する．ウイルスは個体別に採取し，各種の細胞を用いた迷入微生物の否定試験，温度感受性試験などで弱毒であることを示すマーカー試験を施行し，個体別ウイルス液がつくられる．

これらの個体別ウイルス液をプールし，バルクを作成する．バルク液は各種細胞，小動物（マウス，モルモット）を用い，迷入微生物の否定試験，遺伝的指標となる各種マーカー試験を行うほか，サルを用いた神経毒力試験を行う．

このようにしてつくられた 1 型，2 型，3 型の各バルクを各型所定の濃度になるよう安定剤を含む希釈液で希釈し，混合して最終製品（lot）として分注される．

4）安定性　このワクチンは −20 ℃以下で保存する．安定剤に $MgCl_2$ を使用しているワクチンは，この温度での半減期は計算上 92 年になるという．1M の $MgCl_2$ 添加は 50 ℃加熱時にウイルス感染価の低下が少ないという報告から，ヨーロッパの製品には安定剤としてこれが用いられているが，常温以下の温度では $MgCl_2$ 添加ワクチンと 35 %の白糖添加したワクチンの安定性に差がみられないことと，$MgCl_2$ 添加ワクチンは苦味というよりひどい刺激があることから，日本では白糖添加ワクチンが用いられている．

WHO では 10 ℃以下の冷蔵保存では 1 カ月を越したものは使ってはならないことになっているが，日本では安全を期し，通常の家庭用冷蔵庫の場合は溶解してから 1 週間以内，0 ～ 4 ℃に保てる冷蔵庫の場合は 1 カ月としている．

5）接種方法と効果　日本の製品は添付されたピペットで印のついたところまでワクチンを吸い上げ（0.05 m*l*），経口投与する．外国製品は，目薬のようにビンから直接 1 滴または 2 滴（0.1 m*l*）投与するものが多い．

このワクチンは 1 型，2 型，3 型の 3 価混合ワクチンのため，1 回の投与で 3 つの型すべてのウイルスが腸管で増殖するとは限らず，2 型はほぼ 100 %増殖し，抗体上昇が認められるが，1 型，3 型のいずれかが増殖できないことがある．このため初回投与時のウイルスの増殖が停止するのを待ち，6 週間以上の間隔をあけ 2 回投与し，3 つの型に対する免疫を与えるようにする．

日本の予防接種法では 2 回投与で済ませているが，WHO の勧告をはじめ，諸外国ではいずれも 3 ～ 5 回の投与を行っている．米国では 3 回の投与を行っていないと学校への入学を許可されないので，渡航前に追加の投与が必要となる．

効果については，既に疫学の項で触れたように野生ポリオの根絶に絶大な威力を発揮し，特に流行地あるいは常在国では NIDs 方式（全国一斉投与方式）による投与はすばらしい効果を示している．

6）免疫の持続　厚生省の流行予測事業の 1 つとして行われているポリオの抗体保有調査の成績では，2 回投与後の 2 歳児の抗体保有率は 1 型，2 型では 90 ～ 100 %であるが，3 型はやや低く，80 ～ 90 %となっている．3 型は年齢が進むにつれ抗体保有率が低下し，20 歳代になると約 50 %まで低下しているので[11]，OPV のみで免疫を与えるには諸外国で行われているような 3 回以上の投与が望ましい．

7）副反応　重大な副反応として，頻度はきわめて低いものの，VAPP が問題である．AFP の発生頻度は供給ワクチン量から推定すると，日本では 1977 ～ 1996 年の 20 年間で健康な被投与児で 100 万人当り約 0.22 例，接触感染例は約 0.17 例となっている．米国の 1980 ～ 1994 年の推計では全体で 100 万人当り 0.41 例，このうち初回投与児では 1.33 例の発生があるという[12]．WHO の報告では，接触感染例も含めて 0.3 例となっている．世界各国ほぼ似た値になっているが，ルーマニアだけは 2.7 と異常に高い値になっている．この原因を究明したところ，OPV 投与後 1 カ月以内にほかの疾患で治療のため用いられた筋肉注射による麻痺の誘発ということが明らかにされている[13]ので，OPV 投与後の筋肉注射はさけた方がよい．

8）禁　忌　このワクチンは生ワクチンであるので，下記の症状のあるものは接種不適当者とされている．

①免疫機能に異常がある疾患を有する者，および免疫抑制をきたす治療をうけている者

②このワクチンの成分によってアナフィラキシーを呈した者

③重篤な急性疾患に罹患している者

④明らかに発熱している者

⑤重度の下痢症患者

⑥妊娠していることが明らかな者

なお米国では家族に免疫不全者がいる場合，本人も免疫不全あるいは免疫不全の可能性が高い危険性があると考え禁忌にしているが，家族の病気の性質などを考慮し，慎重に決める必要があろう．

HIV 感染者は米国では禁忌に，WHO は発病していない場合は禁忌とはしていない．

妊婦も流行など緊急に予防が必要な場合は米国では IPV または OPV の使用を認めているし，WHO は禁忌としていない．実際フィンランドで 3 型の流行が起こったとき，妊婦も含め全員に OPV の投与を行ったが，その後の調査で母子ともに異常者は発生していないことが報告されている．

c. 不活化ポリオワクチン（inactivated polio vaccine；IPV）

IPV は 1960 年代初期わが国でも第 1 世代の濃縮・精製を行わないで製造された Salk type の IPV が使用されていたが，ポリオの大流行の発生により IPV の使用は中止され，以後日本ではもっぱら OPV が用いられてきた．しかし，野生ポリオの根絶も近づき，既に 20 年以上野生ポリオが検出されない日本でいつまでも OPV による VAPP の発生を許すわけにもいかず，また将来 VDPV を含めたポリオウイルスの根絶を願うならば，どうしても IPV を導入しなければならない．

現在世界で使用されている IPV は第 2 世代の IPV（enhanced-potency IPV）で，かつての Salk type のワクチンよりはるかに免疫原性の良い濃縮・精製された製品である．幸い日本で開発された IPV が既に治験も終了し，現在製造承認申請が出されており，近い将来，日本でも IPV が市販されるようになると予想されるので，その製品を含め IPV について紹介しておく．

1）ウイルス株と製剤に含まれる抗原量　諸外国で製造されている IPV はいずれも強毒株（1 型 Mahoney 株，2 型 MEF1 株，3 型 Saukett 株）を用いて製造されているが，日本で製造される IPV は弱毒株で，1, 2, 3 型とも OPV を製造している Sabin 株が用いられているのが特徴で，世界で初めての製品である．

日本の製品は，1 接種量当り 1 型 20 ～ 40 D 単位，2 型 30 ～ 60 D 単位，3 型 30 ～ 60 D 単位の抗原量を含んでいるが，欧米の強毒株でつくられた製品に含まれる抗原量は 1 型 40 D 単位，2 型 8 D 単位，3 型 32 D 単位となっている．この抗原量は免疫原性のある D 抗原量（自然のポリオウイルスは D 抗原をもっているが，加熱したりすると C 抗原に変性し，抗原性がなくなる）を ELISA 法で測定した値である．ウイルス株により免疫原性がそれぞれ異なり，日本ではこれまで使用されてきた強毒株ワクチンの実績を踏まえて，ラットを用いた免疫試験により，WHO が出している参照強毒株ワクチンと比較し，同等の免疫原性を有するように D 抗原量を設定している．

2）添加物　日本の製品にはドース当り，ホルムアルデヒド 50 μg 以下，エチレンジアミン4酢酸1.75 μgのほか，保存剤として2-フェノキシエタノール2.5 mgを含んでいる．

欧米の製品の残存ホルムアルデヒド量,保存剤の種類と使用量は日本と同じである．なお，カナダのConnaught社製品にはヒトアルブミン（0.5％）Tween 80（20 ppm）を含むといわれる．

3）製造方法　ウイルス培養に用いられる細胞器質は日本で安村が樹立したVero細胞が用いられている．Vero細胞をマイクロビーズに付着させタンクで大量に培養し，これにウイルスを接種し，ウイルス原液を製造する．この方法はフランスのメリュー研究所（Pasteur－Mériux）で確立された方法で[14]，この研究所はこれまで大量のIPVを製造し，欧米各国に製品を供給している．

この培養ウイルス液を0.2 μmの濾過膜で濾過した後，限外濾過膜で濃縮し，細胞由来のDNAや蛋白，細胞培養時に使用するウシ血清成分を除去するためDEAE Sepharose CL－6Bのカラムによりゲル濾過して精製する．

この精製ウイルス液を199液で希釈し，0.2 μmの濾過膜で濾過後，これに4,000倍のホルマリンを添加し37℃で不活化する．生残ウイルス量を経時的に測定し，認められなくなった時点でさらに1回濾過し，12日間不活化する．

このようにしてつくられた1型，2型，3型の各不活化ワクチン原液を所定の濃度に希釈液で希釈混合して最終製品がつくられる．

4）安定性　外国製品では4℃で4年間，25℃で1カ月は安定であるという．わが国の製品はまだ4年という長期の保存試験は行っていないので，不明であるが，4℃で3年，25℃で1カ月は安定している．

ほかの不活化ワクチンと同様，凍結は抗原性が低下するのでさけるようにする．

5）接種方法と効果　乳幼児でも大人でも1回0.5 m*l*を皮下注射する．IPVのみ使用の場合は米国では生後2カ月，4カ月，12～18カ月と4～6歳の4回の接種が勧められている．IPVを接種した後OPVを接種する方法では，IPVを生後2カ月と4カ月に1回ずつ接種し，OPVは12～18カ月1回，4～6歳でさらに1回の投与が勧められている[12]．

わが国のIPVの投与法はDPTに準ずることになっている．世界中から野生ポリオウイルスが完全に駆逐されるまでの間は，米国の予防接種に関する委員会（the Advisory Committee on Immunization Practices）の勧告により1997年から1999年まで行われていたIPVを2回（DPTの接種にあわせるのが良いのではないか）と翌年OPVを接種する方式が採用されていたが，2000年よりIPV 4回の接種となった．野生ポリオウイルスが世界から駆逐された後はOPVを中止し，IPVのみの予防接種になると予想され，この場合できればDPTとIPVの混合ワクチンが使われるようになることが望ましく，接種間隔もDPTと同様になると予想される．

生後3カ月から12カ月の乳幼児で接種前抗体価陰性の子供に国産IPVを2回接種した2週後の成績は右表のように1型，2型，3型に対して全例陽性で，しかもその

型	検査数	中和抗体陽転率（%）	中和抗体平均抗体価（GMT）
1	80	100	$2^{11.08}$
2	60	100	$2^{7.52}$
3	97	100	$2^{8.72}$

平均抗体価はきわめて高い．

諸外国の Faden ら，Blatter ら，Halsey らが 7 カ所で行った野外試験成績をまとめてみると，IPV 2 回接種後の抗体陽転率は 1 型 94 ～ 100 %，2 型 92 ～ 100 %，3 型 78 ～ 100 %で，平均抗体価は 1 型で $2^{6.23 \sim 7.51}$ 倍，2 型で $2^{6.36 \sim 9.30}$ 倍，3 型が $2^{5.98 \sim 10.14}$ 倍となっており，日本の成績は諸外国の成績に比べ 1 型の中和抗体が著しく高いことが注目される．

6）免疫の持続性　IPV は不活化ワクチンであるので，DPT や日本脳炎ワクチンと同じく初年度 2 回の後翌年の追加接種が必要となる．

Faden ら[15] は IPV を 2, 4, 12 カ月の 3 回接種したのち 5 年まで毎年抗体調査をしているが，その成績によると 3 回目接種後 1 年目の平均抗体価は最終接種 1 カ月後の約 1/10 に低下するが，以後 4 年までほとんど変わらず抗体維持する．なお同時に OPV－OPV－OPV，IPV－OPV－OPV，IPV－IPV－OPV の組合せもみているが，IPV－IPV－OPV の接種がほかの組合せに比べ最も高い抗体価が維持できたと報告している．

7）副反応　注射局所の軽度の発赤が約 10 %にみられるが，1 ～ 2 日で消退する．発熱などの全身反応はみられない．

外国の成績で筋肉内注射した場合，発赤が 0.5 ～ 1.5 %，硬結が 3 ～ 11 %となっている[16]．諸外国では DPT と同時に IPV を接種している例が多く，IPV の反応というより DPT の反応ではないかと考えられる報告が多い．

8）禁　忌　一般のほかの不活化ワクチンの接種不適当者と同じである．

①明らかに発熱している者

②重篤な急性疾患に罹っている者

③ワクチンの成分にアナフィラキシーを呈したことのある者

があげられる．

［橋爪　壮］

文　　献

1）岡部信彦：ポリオ．小児内科 **33**：322－323，2001

2）Sutter RW, Cochi SL, Melnick JL：Live attenuated poliovirus vaccine. In：Vaccines 3rd ed（eds. Plotkin SA, Orenstein WA）, WB Saunders, Philadelphia, 1999

3）Ramlow J, Alexander M, LaPorte R, *et al*：Epidemiology of postpoliio syndrome. *Am J Epidemiol* **136**：769－786, 1992

4）Dalakas MC, Sever JL, Madden DL, *et al*：Late post－poliomyelitis muscular atrophy：Clinical, virological and immunological studies. *Rev Infect Dis* **6**：S562－S567, 1984

5）Landsteiner K, Popper E：Microskopische Preparate von einem menschlichen und zwei Affenruckenmarken. *Wien Klin Woschenschr* **21**：1830, 1908

6）WHO/Pollio/00.05, Global Polio Eradication Initiative Strategic Plan 2001－2005

7) Outbreak of poliomyelitis Dominican Republic and Haiti 2000. *MMWR* **49**：1094, 1103, 2000
8) Circulation of a type 2 Vaccine-derived poliovirus — Egypt. 1982-1993. *MMWR* **50**：41-42, 2001
9) Robertson HE, Acker MS, Dillenberg HO, *et al*：Community wide use of a "balanced" trivalent oral poliovirus vaccine（Sabin）：A report of the 1961 trial at Prince Albert, Saskatchewan. *Can J Public Health* **53**：179-191, 1962
10) Patriarca PA, Laender F, Palmerira G, *et al*：Randmised trial of alternative formulations of oral poliovaccine in Brazil. *Lancet* **1**：429-433, 1988
11) 厚生省保健医療局エイズ結核感染症課：平成6年度伝染病流行予測調査報告書，国立予防衛生研究所感染症疫学部，1996
12) CDC.Poliomyelitis prevention in the United States：Introduction of a sequential vaccination schedule of inactivated poliovirus vaccine followed by oral poliomyelitis vaccine. Recommendation of the Advisory Committee on Immunization Practices. *MMWR* **46**（RR3）：1-25, 1997
13) Strebel PM, Ion-Nedeleu N, Baughman AL, *et al*：Intramuscular injection within 30 days of immunization with oral poliomyelitis vaccine — a risk factor for vaccine-associated paralytic poliomyelitis. *N Engl J Med* **332**：500-506, 1995
14) Montagnon B, Fanget B, Vincent-Falquet J：Industrial-scale production of inactivated poliovirus vaccine produced by culture of Vero cells on microcarrier. *Rev Infect Dis* **6**：S341-S344, 1984
15) Faden H, Duffy L, Sun M：Long-term immunity to poliovirus in children immunized with live attenuated and enhanced-potency inactivated trivant poliovirus vaccine. *J Infect Dis* **168**：452-454, 1993
16) Plotkin SA, Murdin A, Vidor E：Inactivated polio vaccine. In：Vaccines 3rd ed（eds. Plotkin SA, Orenstein WA）, WB Saunders, Philadelphia, 1999

8

風疹ワクチン

風疹（rubella）は，発熱，発疹，リンパ節腫脹を主徴とする急性ウイルス性発疹症である．国内における発生は近年減少傾向にあったが，2004 年は各地で風疹の流行が認められており，先天性風疹症候群（congenital rubella syndrome；CRS）予防のために，ワクチン対策が重要な疾患である．

8.1 疫　　学

a. 風疹ワクチン導入の経緯[1～3]

1964 年の米国，1965 年の沖縄での風疹大流行に引き続き CRS が多発したことから，米国では 1969 年から風疹ワクチンの接種を開始した．

わが国においても 1976 年から風疹ワクチン接種が開始され，1977 年 8 月から女子中学生への風疹ワクチン定期接種が始まった．1989 年 4 月からは女子中学生のみならず生後 12 ～ 72 カ月児への麻疹ワクチン定期接種時に，希望があった場合は麻疹おたふくかぜ風疹混合（measles mumps rubella；MMR）ワクチンを選択することが可能となった．ところが，MMR ワクチンに含まれるおたふくかぜワクチン株による無菌性髄膜炎の多発により，1993 年 4 月に MMR ワクチンは中止となった．

1994 年の予防接種法改正にともない，1995 年 4 月からは乳幼児期，学童期における流行防止を目的として風疹ワクチンが生後 12 ～ 90 カ月未満の小児（標準として生後 12 カ月以上 36 カ月以下）に接種されることとなった．また経過措置として，2003（平成 15）年 9 月 30 日までは 1979（昭和 54）年 4 月 2 日から 1987（昭和 62）年 10 月 1 日までに生まれた者（12 歳以上 16 歳未満の男女：すべての対象者が満 16 歳に達する前日）も接種の対象となった．

ところが，2000 年の総務庁統計による風疹ワクチン定期分の接種率（12 ～ 90 カ月未満）は 97.2 %であったのに対し，経過措置分（中学生）の接種率は 38.6 %と低率であった[4]．厚生省予防接種副反応研究班磯村らの報告によると，2000 年度の風疹ワクチン接種率は 12 ～ 90 カ月未満の小児が 71.2 %であるのに対して 12 ～ 16 歳未満の接種率が 55.8 %と低く，特に個別接種で実施している市町村の接種率が約 37 %と集団接種の約 63 %に比してきわめて低い状況が持続し，そのまま中学生が成人したときの妊婦感染による「CRS」の発症が危惧されていた[5]．

これをうけて2001（平成13）年11月7日，予防接種法一部改正にともなって高齢者に対するインフルエンザワクチンが2類疾病として定期接種に導入されたが，同時に風疹ワクチンの経過措置対象者に関しても一部改正となった[6]．内容は，1979（昭和54）年4月2日～1987（昭和62）年10月1日までに生まれた者で14歳以上の者（昭和62年10月1日生まれの人は，平成13年10月1日には満14歳になっている）

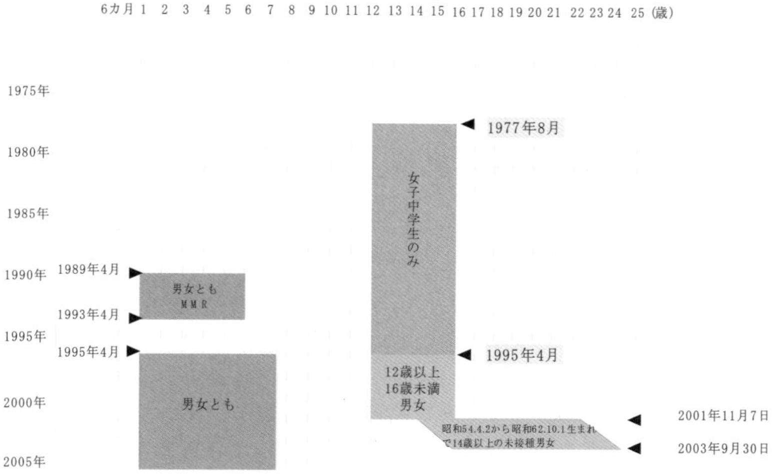

図8.1　風疹ワクチン定期接種の経緯

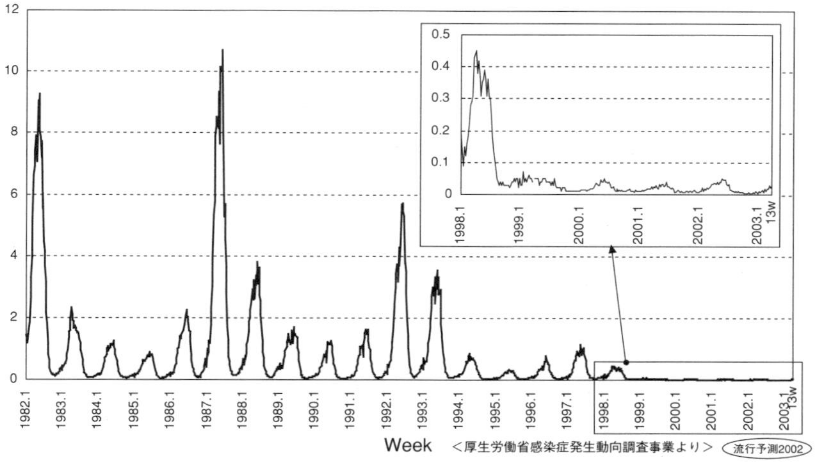

図8.2　週別定点当り風疹患者報告数（1982年1週～2003年13週）

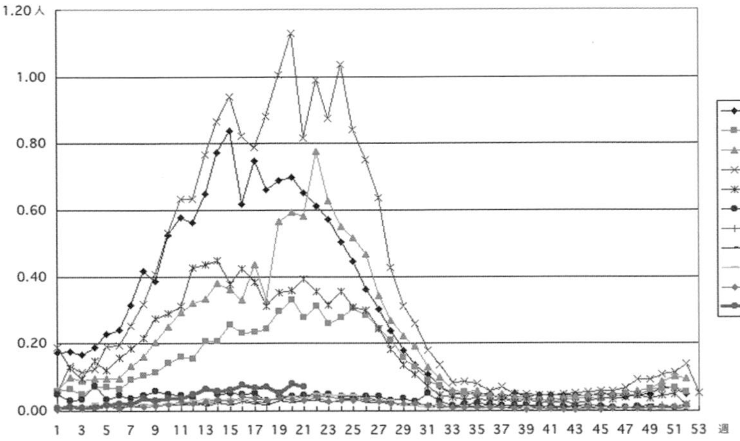

図 8.3　週別定点当り風疹患者報告数（感染症発生動向調査：IDWR より）
http://idsc.nih.go.jp/kanja/weeklygraph/rubella.html

が経過措置の対象となり，2003（平成 15）年 9 月 30 日まで施行されることとなった（図 8.1）．国，市区町村，医療機関，学校関係者はこの期間に必ず接種をうけるよう，未接種者に対する啓発活動がなされたが，十分な接種率には至らなかった．

b. 感染症発生動向調査によるわが国の風疹発生状況

わが国の風疹流行は 2 〜 3 年の周期を有し，しかも 10 年毎に大流行が見られていた．1976，1982，1987，1992 年に大きい流行が見られているが，1993 年以降次第にその発生数は少なくなり，流行の規模も縮小しつつあった．しかし，2004 年は全国流行には至ってはいないものの，各地で流行が始まっている（図 8.2）[7, 8]．季節的には春から初夏にかけて最も多く発生するが，冬にも少なからず発生があり，次第に季節性が薄れてきている（図 8.3）[8]．

風疹は 2003 年 11 月の感染症法の改正により，5 類感染症定点把握疾患に変更となり，全国約 3,000 の小児科定点より毎週患者報告がなされている[8]．2002 年 1 年間でみると，累積患者報告数は 2,971 人であった．2003 年の報告数（概数）は 2,794 人であり，麻疹（成人麻疹を除く）の 8,286 人（概数），流行性耳下腺炎の 84,671 人（概数），水痘の 250,067 人に比べてきわめて少なかった．しかし，2004 年は第 20 週時点で既に 2,524 人と多く，群馬，大分，鹿児島県では特に多く報告されている．その他，栃木，沖縄，福岡，埼玉，宮城，秋田県などでも報告数が多くなっており，地域的な流行が始まっていることが推察される．

一方，CRS は 5 類感染症全数報告疾患であり，診断した医師は 7 日以内に最寄りの保健所に届け出ることになっている．CRS の発生数は，1999 年第 14 〜 52 週累積報告数 0 人，2000 年，2001 年，2002 年，2003 年各 1 人であったが，2004 年は第 25 週時点で既に 5 人が報告されている[8]．

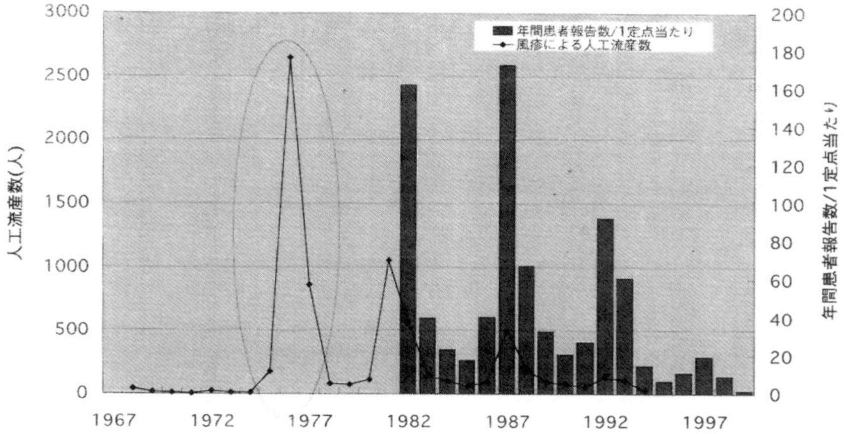

図 8.4 日本における風疹関連人口流産数と定点当り風疹患者報告数の推移
円内の 1975 ～ 1977 年には全国的な風疹大流行があった．そのために CRS 患児の出産を恐れて多くの人が人口妊娠中絶を行った．1981 年以前は，患者数が調べられていないため定点当り患者報告数不明．厚生省人口動態統計より作図．

図 8.4 にわが国における風疹関連人工妊娠中絶数と定点当り風疹患者報告数の推移を示した．円内の 1975 ～ 1977 年には全国的な風疹の大流行があり，CRS 患児の出産を恐れて多くの人が人工中絶を行ったことが推察される．その後も風疹の流行にともなって人工流産数が増加しており，このような流産を減少させるためにも妊娠前のワクチン接種が望まれる[9]．

[感染症発生動向調査報告の基準][10～13]

(1) 風疹[10, 11]：診断した医師の判断により，症状や所見から風疹が疑われ，かつ，以下の 3 つの基準のすべてを満たす者．

a) 突然の全身性の斑状丘疹状の発疹（maculopapular rash）の出現

b) 37.5 ℃以上の体温

c) リンパ節腫脹

上記の基準は必ずしも満たさないが，診断した医師の判断により，症状や所見から風疹が疑われ，かつ，病原体診断や血清学的診断によって風疹と診断された者．

(2) CRS[12, 13]：診断した医師の判断により，症状や所見から CRS が疑われ，かつ，以下のｉ）とⅱ）の基準を両方とも満たす者．

i) 臨床症状による基準　「A から 2 項目以上」または「A から 1 つと，B から 2 つ以上」もしくは「A の②または③と，B ①」

A. ①先天性白内障，または緑内障

②先天性心疾患（動脈管開存，肺動脈狭窄，心室中隔欠損，心房中隔欠損

など）

③感音性難聴

B．①網膜症

②骨端発育障害（X 線診断によるもの）

③低出生時体重

④血小板減少性紫斑病（新生児期のもの）

⑤肝脾腫

ⅱ）病原体診断などによる基準　以下のいずれかの 1 つを満たし，出生後の風疹感染を除外できるもの

①風疹ウイルスの分離陽性，またはウイルス遺伝子の検出（例：逆転写 PCR（reverse transcriptase－polymerase chain reaction；RT－PCR）法など）

②血清中に風疹特異的 IgM 抗体の存在

③血清中の風疹赤血球凝集抑制（hemagglutination inhibition；HI）価が移行抗体の推移から予想される値を高く越えて持続（出生児の風疹 HI 価が月当り 1/2 の低下率で低下していない）

c．感染症流行予測調査によるわが国の風疹血清疫学調査[7)]

この調査事業による風疹血清疫学（感受性）調査は 1971 年に開始され，1984，1985，1998 年を除いて毎年実施されている．全国規模で健常者の風疹 HI 抗体価を測定することによって，わが国における風疹の発生状況の把握と，流行予測とを行っている．

2002 年度感染症流行予測調査事業（調査県：宮城，埼玉，新潟，長野，三重，島根，山口，徳島，福岡，沖縄の 10 県）では，0 ～ 4，5 ～ 9，10 ～ 14，15 ～ 19，20 ～ 24，25 ～ 29，30 ～ 34，35 ～ 39，40 歳以上の 9 年齢群の男女各 40 名，女性 1,600 名，男性 1,536 名，合計 3,136 名の血清疫学調査が行われた．

風疹 HI 抗体保有率（抗体価 1：8 以上）は（図 8.5），13 ～ 15 歳群以外は女性より男性の抗体保有率が低く，20 ～ 30 代の男性においては 22 ～ 28 %が抗体陰性（感受性）者であり，流行の維持，助長に関与していると推測された．一方，女性においても 20 ～ 30 代の 4 ～ 5 %が感受性者であり，妊娠初期に風疹に罹患すると CRS の患児を出産する可能性があり，妊娠前にはワクチンにより免疫を獲得しておくことが強く望まれる．

2002 年 10 月 1 日現在，総務省統計局発表の推計人口から計算すると，1 ～ 39 歳までの女性の感受性人口は 270 万人を越えており，このうち 20 ～ 39 歳女性の感受性人口は約 80 万人であった．一方，20 ～ 39 歳男性の感受性人口は 440 万人を越えていた（図 8.6）．

d．学校保健法における取扱い[10)]

風疹は第 2 種のいわゆる学校伝染病に定められており，登校基準としては，紅斑性の発疹が消失するまで出席停止とする．なお，まれに色素沈着を残すことがあるが，

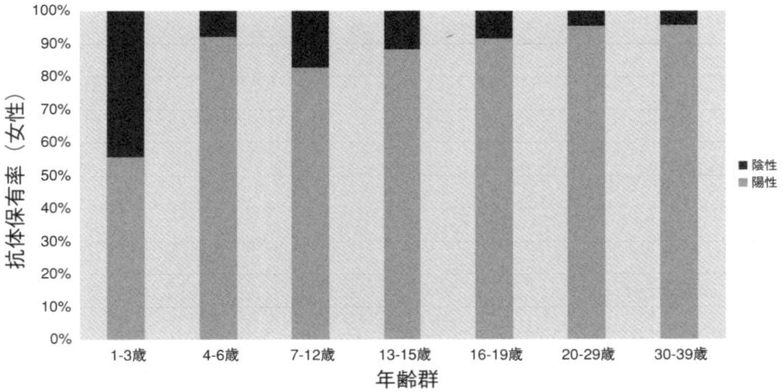

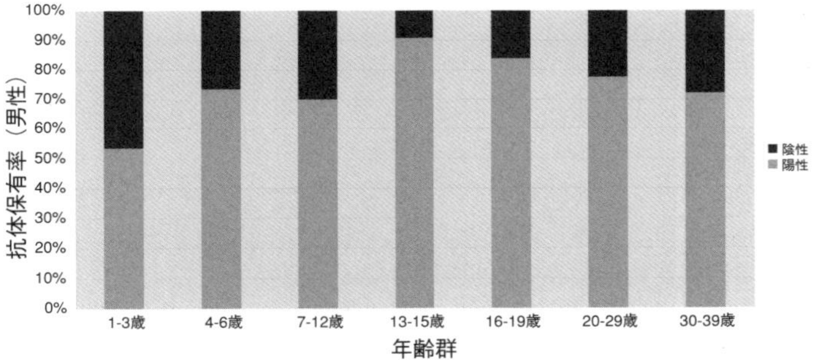

図 8.5 男女別年齢群別風疹 HI 抗体保有率（2002 年度感染症流行予測調査）

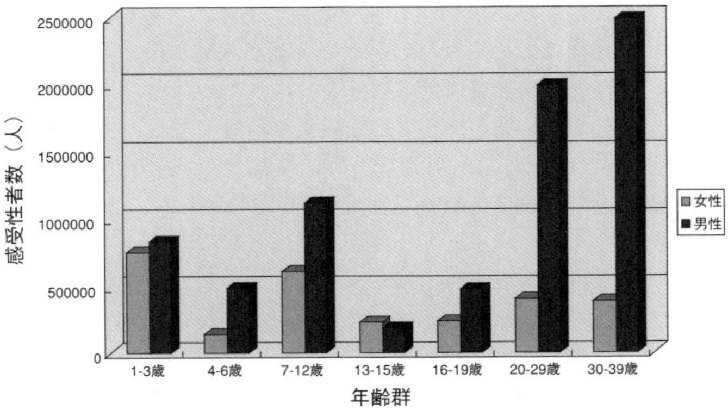

図 8.6 風疹感受性人口（2002 年推計人口から感受性人口を推定）
（2002 年度感染症流行予測調査）

その段階で出席停止とする必要はない．

8.2 病　　態

a. 病　　因[10, 14)]

風疹ウイルスの感染による急性ウイルス性感染症である．風疹ウイルスは *Togavirus* 科 *Rubivirus* 属に属する直径 60 ～ 70 nm の一本鎖 RNA ウイルスで，エンベロープを有する．血清学的には亜型のない単一のウイルスである．上気道粘膜より排泄されるウイルスが飛沫を介して伝播されるが，その伝染力は麻疹，水痘よりは弱い．風疹患者は症状発症 5 ～ 7 日前から発症後 7 日ぐらいまでウイルスを鼻咽腔に排泄しているため感染源となる．ただし，CRS の患児においては生後 1 年以上ウイルスを排泄するものが存在し，感染源となることがある．

b. 臨床経過[1, 2, 10)]

感染から 14 ～ 21 日（平均 16 ～ 18 日）の潜伏期間の後，発熱，発疹，リンパ節腫脹（ことに耳介後部，後頭部，頸部）が出現するが，発熱は風疹患者の約半数にみられる程度である．発熱はまれに 40 ℃を越える場合があるものの，一般に微熱程度にとどまる．発熱，発疹，リンパ節腫脹がそろわない者についての臨床診断は困難である．溶血性レンサ球菌による発疹，典型的ではない場合の伝染性紅斑などとの鑑別が必要になり，確定診断のために検査室診断を要することが少なくない．主に飛沫によって感染した風疹ウイルスは，上気道粘膜あるいは鼻咽頭のリンパ組織にまず感染し，そこで増殖する．リンパ向性にウイルスがひろがり，一過性のウイルス血症の後所属リンパ節で増殖する．これらは発疹出現前 5 ～ 10 日頃に起こる．小児では突然の全身性の斑状丘疹状の発疹をもって発症することが多い．発疹の出現は顔から始まり，急速に首，腕，躯幹，上下肢へと広がる．多くの場合，発疹は紅く，小さく，皮膚面よりやや隆起している．発疹は麻疹より淡く軽度であり，一般に融合しない．また，猩紅熱のように口囲蒼白は認められない．その後顔から順に消えはじめ，3 日程度で消失する．麻疹のような色素沈着は通常残さない．また，全身のリンパ節が腫脹するが，特に耳介後部，後頭部，頸部のリンパ節腫脹が特徴である．リンパ節は発疹の出現する数日前より腫れはじめ，3 ～ 6 週間くらい持続する．発疹出現 1 日目のリンパ節腫脹，疼痛が最も著明である．疼痛は 1，2 日で消失するが，腫脹は数週間程度持続することがある．カタル症状をともなうが，これも麻疹に比して軽症である．ウイルスの排泄期間は発疹出現の前後約 1 週間とされているが，解熱すると排泄されるウイルス量は激減し，急速に感染力は消失する．Krugman ら[15)]，Green ら[16)] の研究により，不顕性感染率（発疹のない風疹）は約 25 %と報告されている．思春期以降の成人の風疹は，微熱，全身倦怠感，頭痛，食欲不振，軽度の結膜炎，咳，鼻水，咽頭痛，リンパ節腫脹などの症状が 1 ～ 5 日続いた後，発疹が出現するのが特徴である．

c. 合　併　症[1, 2, 10)]

基本的には予後良好な疾患であり，合併症をみることもあるが，これらの予後もほとんど良好である．

1）関節炎　成人では，手指のこわばりや痛みを訴えることも多く，関節炎をともなうこともある（5～30％）が，そのほとんどは一過性である．Cherry らによると[1)]，30 歳以上では 73％と，思春期以降の成人では一般に頻度が高く，男性より女性の頻度が高い．発疹出現日の 1 週間以内に始まり，3～28 日（平均 9 日）で改善する．関節の腫脹をともなわず関節痛のみのこともあるが，1 つあるいはそれ以上の大関節，小関節が侵される．

2）脳　炎　発生頻度は 4,000～6,000 人に 1 人程度．発疹出現後 1～6 日頃に発症する．髄液細胞増多はリンパ球優位で 20～100 個/mm^3 と軽度である．症状はほかの原因によるものと同様であるが，ほかの原因に比して一般に予後は良好であり，80％は数日以内に後遺症なく回復する．ただし，脳波異常は比較的多く認められ，持続するといわれている．

3）血小板減少性紫斑病　無症状で一過性の血小板減少は風疹の経過中よく認められるが，3,000～5,000 人に 1 人の割合で血小板減少性紫斑病を発症する．成人より小児に頻度が高く，男児より女児の方が多い．発症は発疹出現後平均 4 日で発症し，通常 2 週間程度で回復し，血小板数も正常に戻ることが多い．

4）ほかの合併症　まれであるが，心筋炎，心膜炎，進行性全脳炎，頸動脈血栓，脊髄炎，視神経炎，ギラン-バレー症候群，末梢神経炎，溶血性貧血，甲状腺炎，肝機能異常が報告されている．

d. 病原診断[10, 12)]

ウイルスの分離が基本であるが，結果が出るまでに時間を要すること，健康保険の適応ではないことから行われることは少ない．最近では，風疹ウイルス遺伝子 RNA を RT-PCR 法で増幅して検出する方法も用いられている．最も一般的に用いられているのは血清診断である．HI 法，補体結合（complement fixation；CF）法，酵素抗体（enzyme immunoassay；EIA）法などの方法があり，HI 法が主流である．その場合，急性期と回復期の抗体価で 4 倍以上の上昇により診断する．最近では EIA 法が多く利用されるようになり，急性期で特異的 IgM 抗体が検出されれば，単一血清での診断も可能である．CF 法は感染後比較的早期に陰性化するので，抗体保有の有無をみるための検査としては不適当である．

e. 治　療[10)]

ウイルス特異的な治療法はなく，合併症を併発しない限り対症療法のみで軽快する．

［先天性風疹症候群］（congenital rubella syndrome；CRS）[9, 12)]

妊娠初期に妊婦が風疹に罹患すると，風疹ウイルスが胎盤を介して胎児に感染し，出生児に CRS を発生することがある．妊娠中の感染時期により重症度，症状の発現時期が異なっている．加藤は，母親が顕性感染した妊娠月別の CRS の発生頻度は，妊娠 1 カ月 50％以上，2 カ月 35％，3 カ月 18％，4 カ月 8％程度であると報告している[12]．また，不顕性感染があるので，母親が無症状であってもCRSは発生しうること，きわめてまれではあるが，低い抗体価を保有していても，再感染によってCRSを発生した例があることを報告している[12]．

主な症状は前述「感染症発生動向調査報告」の基準に記載した通りであり，三徴は難聴，白内障，動脈管開存症であるが，そのほか知能障害，小頭症，角膜混濁，脈絡網膜炎，小眼球，斜視などをきたしうる．

加藤によると[12]，CRS患児からのウイルス遺伝子の検出は生後6カ月くらいまで高頻度であり，検体としては，検出率の高い順から，白内障手術により摘出された水晶体，脳脊髄液，咽頭拭い液，末梢血，尿などで，胎児が感染したか否かは胎盤絨毛，臍帯血や羊水などの胎児由来組織中の風疹ウイルス遺伝子の検出で診断できると報告されている．母親に発疹を認めても，胎児に感染が及ぶのは約1/3であり，またその感染胎児の約1/3がCRSとなる[12]．

CRSに対するウイルス特異的な治療法はなく，心疾患に関しては，軽度であれば自然治癒することもあるが，手術が必要になることもある[12]．白内障についても，手術可能になった時点で混濁部分を摘出して視力を回復させたり，摘出後，人工水晶体を使用する治療も試みられているが，遠近調節に困難がともなうようである[12]．難聴については聴覚障害児教育が行われている[12]．

8.3　ワクチンの種類と性状：簡単な製造方法

a.　ワクチンの種類

風疹単味ワクチン，MMRワクチン，麻疹風疹混合（measles－rubella；MR）ワクチンの3種類がある．

現在わが国で定期接種として用いられているのは風疹単味ワクチンのみであり，4社（武田薬品，阪大微研，北里研究所，化血研）が製造している．（社）細菌製剤協会発表による乾燥弱毒生風疹ワクチンの1995～2002年8年間の生産実績は[17]，それぞれ2,737,000人分，2,638,000人分，2,539,000人分，2,411,000人分，2,364,000人分，1,945,000人分，1,682,000人分，1,642,000人分である．ワクチンのラベルはWHOが推奨するワクチンのラベル色と統一し，風疹は桃色が用いられている．MMRワクチンは1993年4月に中止されて以降わが国では製造されていないが，Merck社MMRワクチン（M－M－R™Ⅱ．開発コード：KM－248）のわが国における第Ⅲ相臨床試験が2000年7月から始まり，2001年8月に終了した[18]．また，MRワクチンが国内で開発されており，現在，承認申請が進行中である[19]．

b.　性　　状

1人分1バイアルの凍結乾燥品で，添付の溶解液（局方蒸留水）で溶解すると，帯赤色から帯黄色になる．

c.　製 造 方 法[3]

使用されているウイルスは，それぞれ武田薬品（TO－336株），阪大微研（松浦株），北里研究所（高橋株），化血研（松葉株）であり，培養に用いる細胞は阪大微研のみウズラ胚初代培養細胞で，他社はウサギ腎初代培養細胞を用いて製造している．感染価はすべて $TCID_{50}$/dose 1,000 以上と規定されている．

安定剤としてゼラチン，ヒト血清アルブミンが添加されていたが，ゼラチンはアレルギー反応の原因として問題となり，現在わが国で用いられている風疹ワクチンはすべてゼラチン無添加である．武田薬品と化血研は発売時より無添加，阪大微研は1997年10月 lot. RU－01から無添加，北里研究所は1999年6月 lot. 987－1から無添加となっている．ヒト血清アルブミンに関しては，武田薬品が2000年4月 lot. H101から無添加，阪大微研は2001年4月 lot. RU018から無添加，北里研究所は発売時より無添加，化血研は0.5 w/v％で添加されている．その他，乳糖，リン酸水素ナトリウム，リン酸二水素ナトリウム二水和物，リン酸二水素カリウム，L－グルタミン酸ナトリウム，グルタミン酸カリウム，塩酸アルギニン，硫酸カナマイシン，ラクトビオン酸エリスロマイシン，エリスロマイシン，フェノールレッドが含まれている場合があるが，含まれている場合の濃度は各社でさまざまである．

8.4 接種方法と効果

a. 接 種 方 法

接種部位（上腕伸側）をアルコールで消毒後，添付の局方蒸留水0.7 mlで溶解して0.5 mlを注射針の先端が血管に入っていないことを確認してから皮下注射する．橈骨神経，皮膚表面の静脈，動脈，皮膚神経をさけて接種する[3]．上腕外側下半は橈骨神経にぶつかるため危険である．適切な部位としては，①三角筋部で肩より外側の部位[20]（三角筋部のほぼ中央の高さでは腋窩神経の筋枝が分離しており時に麻痺をみるため，筋注にならないように気をつけるよう記載されている[21]），②上腕伸側（上腕後側）で下1/3の部位[20]，③上腕伸側上1/3の部位[3]があげられている．

b. 効　　果

一般に，抗体獲得率は95％以上といわれている．2002年度感染症流行予測調査によると，ワクチン接種歴の記載がある男女1,291名（女性744名，男性547名）中，接種歴ありは女性563名（75.7％），男性365名（66.7％）であった（図8.7）．20～24歳群の女性の接種率が低く，接種率を上昇させることが強く望まれる．抗体測定成績を予防接種歴別にみると[7]，ワクチン接種群の平均抗体保有率（HI抗体価1：8以上）は93％であり，非接種群の54％より高く，接種効果が確認された．しかし，ワクチン接種群における10～14歳群で抗体価の減衰が認められた（図8.8）．図8.9に2002年度の男女別年齢別抗体保有率を示す．成人男性の保有率はすべての年齢層で成人女性に比し低く，20歳以上の男性は約20～30％が免疫を保有していなかった．抗体価別では1：32以上と1：8以上はほぼ同レベルの陽性率であった．今後は年少児における抗体価獲得の程度と免疫の持続期間が問題となると考えられ，監視を続けることが必要である．また，大流行がなくなったために免疫のブースター効果がなくなり，抗体価の持続について新たな問題が起こってくる可能性も否定できない．しかし現時点ですぐに行うべきことは，ワクチン未接種，風疹未罹患の者はワクチン接種を受けることである．

8.5 副　反　応

厚生労働省健康局結核感染症課が，都道府県，市町村，日本医師会，各地域の医師会および予防接種実施医療機関などの協力を得て予防接種後健康状況調査を実施している．接種後28日間に認められた発熱，接種部位の異常，痙攣，蕁麻疹，リンパ節腫脹，関節痛，その他に分けて問診が実施されており，1997（平成9）年4月1日以降2003（平成15）年3月31日までに報告されたワクチン後健康状況調査によると，主な副反応は発熱，発疹であるが，頻度はそれぞれ約10％，2～3％と低い[22]．また，成人においては関節痛，リンパ節腫脹がみられることがあるが，通常一過性で数日以内に改善する．

1998年6月11日，厚生省医薬品等安全性情報148号によると，ワクチン接種による急性血小板減少性紫斑病の報告は，乾燥弱毒生風疹ワクチンで8例，乾燥弱毒生麻疹ワクチンで3例，乾燥弱毒生おたふくかぜワクチンで1例，沈降精製百日咳ジフテ

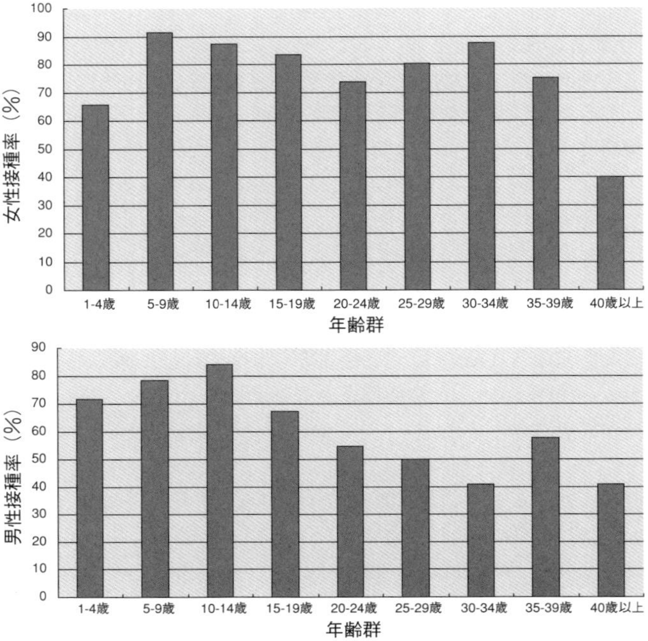

図8.7　男女別年齢群別風疹ワクチン接種率（2002年度感染症流行予測調査）

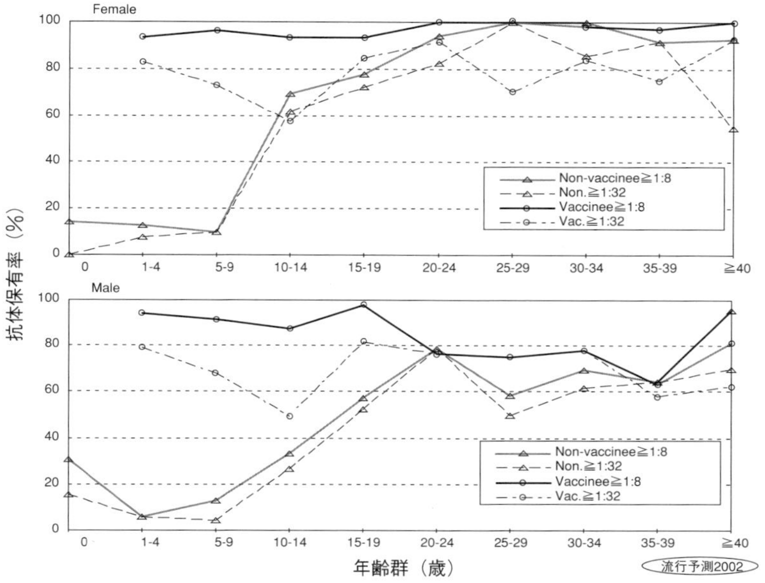

図 8.8 ワクチン接種歴別抗体価別風疹 HI 抗体保有率(男女)(2002 年度感染症流行予測調査)

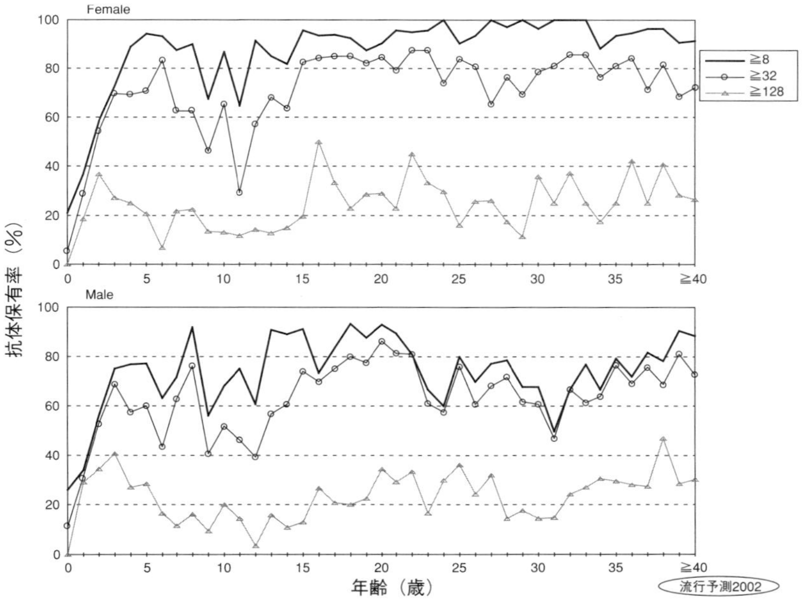

図 8.9 男女別年齢別抗体価別風疹 HI 抗体保有率（2002 年度感染症流行予測調査）

リア破傷風ワクチンで1例であり，転帰は全例回復または軽快と報告されている．風疹ワクチンによる急性血小板減少性紫斑病の頻度は100万人接種当り1人程度ときわめてまれであるが，通常，接種後数日から3週頃に紫斑，鼻出血，口腔粘膜出血などがあらわれることがあるため，本症が疑われる場合には血液検査などの観察を十分に行い，適切な処置を行うことと規定されている．

8.6　接種不適当者，要注意者

ワクチン全般における接種不適当者，要注意者と同じである．風疹の場合，妊婦は不適当者であり，成人女性に接種した場合は接種後2（～3）カ月間の避妊を行うよう指導すべきである．

ただし，万が一ワクチン接種後妊娠が判明した場合においては，出生時，児の風疹IgM抗体が陽性であった報告は認められるものの風疹ウイルスの先天感染によると思われる徴候を認めた児についてこれまでに報告はなく，妊娠を中絶する理由にはならない[23, 24]．わが国でのワクチン株について，このような研究報告はこれまでに行われていない．

［多屋馨子・新井　智］

文　献

1) James DC：Rubella virus. In：Textbook of Pediatric Infectious Diseases（ed by Ralph DF, James DC）, pp1922－1949, WB Saunders, USA, 1998
2) Samuel LK, Anne AG, Peter JH：Rubella（german measles）. In：Krugman's Infectious Diseases of Children 10th ed（ed by Samuel LK, Anne AG, Peter JH）, pp402－414, Mosby-Year Book, USA, 1998
3) 木村三生夫，平山宗宏，堺　春美：風疹．In：予防接種の手びき　第9版（木村三生夫，平山宗宏，堺　春美編集），pp188－197，近代出版，2003
4) 社団法人細菌製剤協会：ワクチンの基礎ワクチン類の製造から流通まで，p80，2003
5) 磯村思旡，角田　行，宮津光伸：予防接種の効果的な実施方式に関する研究（中間集計）．予防接種の効果的実施と副反応に関する総合的研究　研究班総会資料．厚生省予防接種副反応研究班，予防接種リサーチセンター，平成13年3月：243－252，2001
6) 厚生労働省健康局長：予防接種法の一部を改正する法律等の施行について．健発第1058号
7) 厚生省保健医療局（現　厚生労働省健康局）結核感染症課，国立感染症研究所ウイルス製剤部加藤茂孝・感染症情報センター予防接種室：伝染病（現 感染症）流行予測調査報告書，平成9年度，11年度，12年度，13年度，14年度
8) 国立感染症研究所：感染症週報（IDWR）http://idsc.nih.go.jp/index-j.html
9) 加藤茂孝：わが国の風疹流行の変遷と根絶への課題．産婦人科の実際　**50**(3)：337－343，2001
10) 国立感染症研究所感染症情報センター：感染症の話　風疹．感染症週報（IDWR）第29週号：9－11，2001
11) 厚生省保健医療局結核感染症課 監修：感染症の予防及び感染症の患者に対する医療に関する法律一法令・通知・関係資料，pp261－262，中央法規出版，1999
12) 加藤茂孝：感染症の話　先天性風疹症候群．感染症週報（IDWR）第7週号：10－12，2000
13) 厚生省保健医療局結核感染症課 監修：感染症の予防及び感染症の患者に対する医療に関する法律一法令・通知・関係資料，pp242－243，中央法規出版，1999

14）Chantler J, Wolinsky JS, Tingle A：Rubella virus. In：Fields Virology 4th ed（ed by Knipe DM, Howley PM）, pp963－990, Lippincott Williams & Wilkins, USA, 2001
15）Krugman S, Ward R：The rubella problem. *J Pediatr* **44**：489, 1954
16）Green RH, *et al*：Studies on the natural history and prevention of rubella. *Am J Dis Child* **110**：348, 1965
17）社団法人細菌製剤協会：ワクチンの基礎ワクチン類の製造から流通まで，p61，2003
18）神谷　齊（KM－248 治験調整医師）：MMR ワクチンの第Ⅲ相臨床試験成績．第 5 回日本ワクチン学会学術集会プログラム・抄録集
19）神谷　齊，中野貴司，加藤達夫，白木和夫，岡崎富男，堂本憲司：弱毒生麻しん風しん混合ワクチンの臨床第Ⅰ，Ⅱ相試験．第 5 回日本ワクチン学会学術集会プログラム・抄録集
20）武谷　茂：予防接種 Q&A 接種部位．小児内科　**32**（10）：1486－1487，2000
21）上杉茂暢ほか編：臨床医の注射と処方　第 7 版，pp26－30，医歯薬出版，1997
22）予防接種後副反応・健康状況調査検討会：予防接種後健康状況調査集計報告書，平成 9 年度，平成 10 年度，平成 11 年度，平成 12 年度，平成 13 年度，平成 14 年度
23）MMWR weekly report Vol. 50, No.RR－12, 2001. Control and prevention of rubella：evaluation and management of suspected outbreaks, rubella in pregbnant women, and surveillance for congenital rubella syndrome
24）Tookey P：Pregnancy is contraindication for rubella vaccination still. *BMJ* **322** ： 1489, 2001

9

日本脳炎ワクチン

日本脳炎は蚊（コガタアカイエカ：*Culex tritaeniorhynchus*）が媒介する日本脳炎ウイルスによって起こるウイルス性脳炎である．不顕性感染の率は高いが，発症した場合は致死率が高く，また重篤な後遺症が残る率が高い．日本脳炎は日本のみならず韓国，中国，タイ，ベトナム，インド，ネパール，スリランカなどの東アジアから南アジア，最近ではオーストラリア北部でもみられ，広い地域で流行している[1～3]．

病原体の日本脳炎ウイルス（中山株）は日本で，1935 年患者脳より分離された．本ウイルスはフラビウイルスに属し，黄熱ウイルス，ウエストナイルウイルス，デングウイルスなどと同じグループに属している．これらのウイルスはすべて節足動物によって媒介されるので，アルボウイルス（Arthropod−born viruses）と呼ばれ，約 70 種が知られている．このうち約 30 種はヒトに病原性がある．本ウイルスは，直径約 50 nm の球形でエンベロープと呼ばれる外被膜と内部のヌクレオカプシドと呼ばれる蛋白と核酸からなっている．ウイルスの構造蛋白としては外被膜の分子量 51 ～ 59 kDa の糖蛋白（E），分子量 7 ～ 9 kDa の膜蛋白（M）と分子量 14 ～ 16 kDa のヌクレオカプシドを構成するコア蛋白（C）の 3 種がある．ウイルスの核酸は一本鎖（+）極性 RNA で 10,976 塩基よりなっている[4, 5]．

感染をうけ発症した場合の臨床症状は発熱，頭痛，脳炎症状が起こり，重篤な場合は死亡，治癒しても運動機能などに後遺症が残るので，感染予防対策がきわめて重要な疾病である．

予防には，不活化ワクチンが使用されているが，中国では弱毒生ワクチンも用いられている．しかし，ウイルスを媒介する蚊の駆除や蚊に刺されない対策も必要である．

9.1 病　　態

a. 疫　　学

日本国内における日本脳炎年次別患者発生数と死亡数を表 9.1 に示した．1950 ～ 1960 年代では毎年数千人の患者発生が報告されていたが，1970 ～ 1980 年代になると数十人に，1992 年以降は毎年数例程度の発生数に減少した．1989 ～ 1998 年の 10 年間の地方別患者数は北海道 0，東北 0，関東 12，北陸 3，中部東海 5，近畿 22，中国

表 9.1 日本脳炎年次別患者数（厚生省「伝染病統計」）と死亡数（厚生省「人口動態統計」）

年　次	患者数	死亡数	備　考	年　次	患者数	死亡数	備　考
1947	263	228		1973	71	64	
48	4,757	2,620		74	11	28	
49	1,284	1,177		75	21	25	
50	5,194	2,430		76	7	19	
51	2,188	956		77	4	9	
52	3,545	1,437		78	75	49	
53	1,729	720		79	61	42	
54	1,758	732	製造開始	80	28	20	
55	3,699	1,373	（中山株）	81	21	10	
56	4,538	1,600		82	25	8	
57	1,793	744		83	26	9	
58	3,900	1,349		84	32	6	
59	1,979	723		85	40	8	
60	1,607	650		86	28	6	
61	2,053	825		87	44	7	
62	1,363	568		88	31	5	
63	1,205	566		89	32	7	北京株に変更
64	2,683	1,365		90	55	10	
65	1,179	658	高度精製品	91	14	3	
66	2,301	1,500		92	4	1	
67	1,028	696		93	8	0	
68	292	248		94	6	1	
69	230	227		95	4	2	
70	145	167		96	6	0	
71	138	119		97	6	1	
72	37	36		98	4	0	

9，四国 22，九州 66 例で，圧倒的に西日本に多く発生している．また，1989 ～ 1998 年の 10 年間の患者数を年齢別にみると，0 ～ 9 歳が 7.9 %，40 ～ 59 歳が 31.7 %であり，60 歳以上が 53.2 %と多く，10 ～ 39 歳は 7.2 %と少ない．前述のように日本脳炎ウイルスは水田などに発生したコガタアカイエカによって媒介されるが，コガタアカイエカはブタの血を吸血する際にウイルスをブタに感染させる．ウイルスはブタの体内でよく増殖し，血液中に入ったウイルス（ウイルス血症の状態）は蚊の吸血によって別のブタやヒトに感染する．ヒトやウマの場合は脳炎を起こすが，ブタの場合は妊娠で死流産を起こす．蚊によってヒトからヒトにウイルスが感染することはないとされているので，ブタの日本脳炎ウイルスによる汚染状況を知ることは流行予測に重要であり，毎年ブタの血中の 2ME 感受性特異 IgM 抗体調査が伝染病流行予測調査として実施されている．ブタの抗体保有率が 50 %を越えると汚染地域に指定される．最近の養豚の実体は飼育頭数の増加にかかわらず，飼育施設は減少・局在化が進んでい

る．このことと最近の患者数の減少との関連の指摘もある．日本脳炎ウイルスは夏季にはブタと蚊の間のサイクルで維持されているが，冬季における越冬方法についてはよくわかっていない．

日本脳炎ウイルスに感染し不顕性感染で終わった場合，抗体ができるが，ワクチンのⅠ期初回の定期接種をうけていない小児でも抗体陽性者がみられ，日常的にウイルス感染の機会に曝されていることを示している．しかし，実際の発症数が最近は数例であることからも，野外分離ウイルス株の病原性，免疫原性，養豚の実体，コガタアカイエカのウイルス保有率などの基礎的な面での研究がいまだ必要である．

b. 臨 床 経 過

日本脳炎は高熱，頭痛，意識障害を主徴候とした急性脳炎で，ウイルスに感染して6～16日の潜伏期の後，突然高熱を発し，頭痛，嘔吐，痙攣などの中枢神経症状，あるいは下痢などの消化器症状を呈する．しかし，発熱，頭痛，嘔吐，食欲不振，不機嫌などの軽度な症状が先行することもある．前駆症状が2～3日続いた後，頸部硬直，筋硬直などの髄膜刺激症状が明らかとなり，意識障害が起こる．極期は数日間続き，高熱，昏睡状態，痙攣，不随意運動，硬直，うわごとなどがあらわれ，この頃に

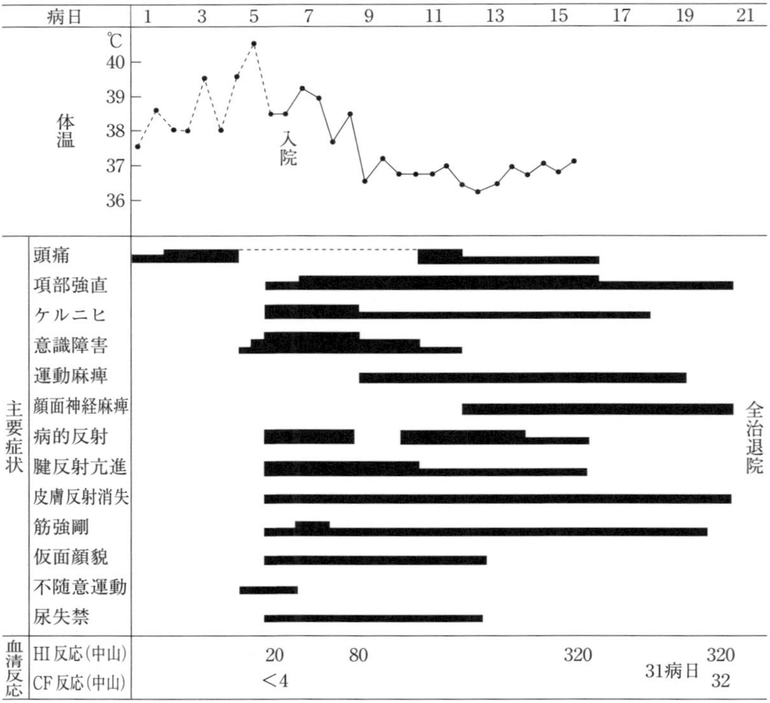

図 9.1　日本脳炎（定型例）の臨床経過[8)]

死亡する例が多い[6, 7]．回復期になると熱は下降するが，意識障害や筋硬直はなお見られ，予後の良くない場合がある．致命率は発症者の約 25 ～ 30 %，治癒しても約 50 %には痙攣，永続する麻痺，運動失調，知能障害，行動異常などの精神神経障害をともなう後遺症を残す．図 9.1 に日本脳炎（定型例）の臨床経過を示す[8]．

検査所見としては，髄液は圧の上昇・リンパ球数の増加・蛋白はやや増加し，グロブリン反応陽性で糖の減少はみられない．末梢白血球数は増加する．診断は臨床症状，臨床検査所見，ウイルス学的診断により行われる．ウイルス学的診断はウイルス分離と血清学的診断によるが，ウイルス分離は死亡した患者の脳材料をマウス脳内あるいはウイルス感受性細胞培養に接種・継代して行う．また，PCR 法により材料から直接ウイルス RNA を検出することも可能である．血清学的診断はフラビウイルスとの交差反応があることを考慮して，髄液中の特異 IgM 抗体を検出することによってなされる[9]．

9.2　ワクチンの種類と性状

a.　ワクチンの種類

日本脳炎の予防は，ウイルスを媒介するコガタアカイエカの駆除，ウイルス増幅動物であるブタの対策，そして最も重要で有効な手段がワクチンによる予防対策である．ウイルス媒介蚊は稲作の水田が発生源となり，近くで飼育されているブタで増幅されヒトに感染していく．日本を含むアジアではウイルスに都合の良いようにこのパターンが機能し，結果的に文化・慣習のもととなる農業がこれを支えている．このパターンを変えるのは困難であるゆえに，ワクチンの重要性はきわめて高い．

日本では不活化ワクチンが用いられているが，中国では不活化ワクチンと生ワクチンの両者が用いられている．

b.　不活化ワクチン

1）マウス脳由来ワクチン

（i）開発の経緯：日本脳炎ウイルス株としてよく知られている中山株は 1935 年にヒトから，また北京株は中国で 1949 年にヒトから分離され，両者ともワクチンの製造用株として用いられている．

1954 年にワクチンの生物学的製剤基準が告示され，製造・販売が始まった．このワクチンは種ウイルスとしての中山・予研株をマウス脳内に接種し，ウイルスが増殖しマウスに脳炎の症状が出現した時期に脳を採取し，5 %脳乳剤の遠心上清を調製後，これにホルマリンを加えてウイルスを不活化しただけのものが初期のワクチンであった．純度も総固形分 20 mg/m*l* 以下と規定されただけであり，マウス脳を用いることから副反応として脱髄現象（アレルギー性脳炎）の起こることが危惧された．それゆえ，ワクチンの初期改良の目標は脳由来物質（特にミエリン塩基性蛋白）を除去し，純度を高めることにあった．1957 年，基準の改正が行われ，マウス脳乳剤濃度は 2 %に，総窒素含量は 0.40 mg/m*l* 以下に制限された．1962 年に再度，基準改正があり，脳乳剤を硫酸プロタミンおよび酸性白土または活性炭処理して不純物の除去を行い，ワクチンの総窒素は0.20 mg/ml以下とそれまでの半分以下に規定された．1965年に現在使用されているワクチンのレベルに近づき，超遠心法あるいはアルコール沈殿法による高度精製ワクチンが開発され，蛋白窒素含量は0.02 mg/ml以下に規定された．また，この年に日本脳炎ワクチン研究会が国立予防衛生研究所，(社) 細菌製剤協会，臨床研究者により結成され，製造・検定基準，アレルギー性脳炎の病理学的研究，臨床試験，さらに組織培養ワクチンに関する研究を目的として，ワクチンの改良，研究開発がなされた．

1971年に蛋白窒素含量を0.01 mg/ml以下にする基準改正があり，1973年にはワクチンの力価試験法がマウスの脳内攻撃法からニワトリ胎児胚細胞培養によるプラーク減少法に改正された．1985年，ワクチンのTCA–蛋白窒素を80 μg/ml以下とする現在の基準に改正された．

1988年に製造用株を定めた基準が「中山・予研株又は別に定める株を用いる」という表現に改正され，国内の製造用株はそれまでの中山・予研株から北京株へと変更

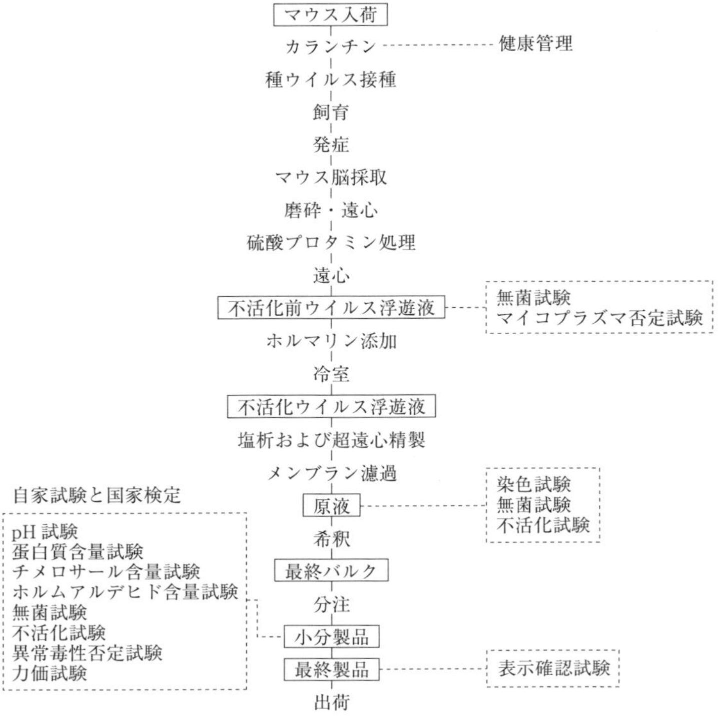

図9.2 日本脳炎ワクチンの製造工程と生物学的製剤基準に定められた品質管理試験

された．これは北京株の抗原性が野外分離株に近いこと，免疫原性が高いこと，また生産性が高いことなどによるものである．しかし，中山・予研株の凍結乾燥ワクチンは（財）阪大微生物病研究会がFDAのDrug Master Fileに登録，1992年12月に承認され，米国，タイなどで使用されている．

1995年頃からワクチンに添加剤として加えてあるゼラチンが小児に予防接種後アレルギー反応を起こすことが問題となり[10]，現在ゼラチンフリーのワクチンが製造されている．また，防腐剤として添加してあるチメロサールも1/10量の0.001％に減量され，さらにチメロサールフリーのワクチンも開発されている．

（ii）ワクチンの製法：日本国内で使用される液状ワクチンの製造工程と各工程での品質管理試験を図9.2に示す[11]．製造には生後3～4週齢のカランチンによって健康が確認されたマウスと北京株を適当に希釈した種ウイルス液が用いられる．脳内に種ウイルス液を0.03 mlずつ接種し，3～4日後に脳炎症状を示したマウスから脳を採取し磨砕後，遠心分離して上清を分離する．これに硫酸プロタミンを加え，吸着した脳由来不純物を遠心操作で除去し，ウイルスを不活化するためにホルマリンを加えて冷室に保存する．このときに容器の上部などに付着したウイルスがホルマリンで不活化されずに残存することがないよう十分に注意することが重要である．不活化を完了した不活化ウイルス浮遊液は硫酸アンモニウムによる塩析，超遠心分離操作で高度精製後，防腐剤のチメロサールおよびTween80を添加し（チメロサールフリー製品では添加しない），メンブランフィルターで除菌濾過したものを原液として保存する．

ワクチンの純度を定量免疫沈降反応により測定した結果は，中山・予研株ワクチンで98.1 ± 1.2％，北京株ワクチンで97.7 ± 0.99％であった．また，ミエリン塩基性蛋白含量は2 ng/ml以下で，モルモットでアレルギー性脳脊髄炎を引き起こす量の1/500以下であった（阪大微研会 所内資料）．

最終バルクは，力価が参照品と同等以上になるように原液をTCM-199あるいはリン酸緩衝液などで希釈し，必要ならばチメロサール，糖類，Tween 80などを添加し

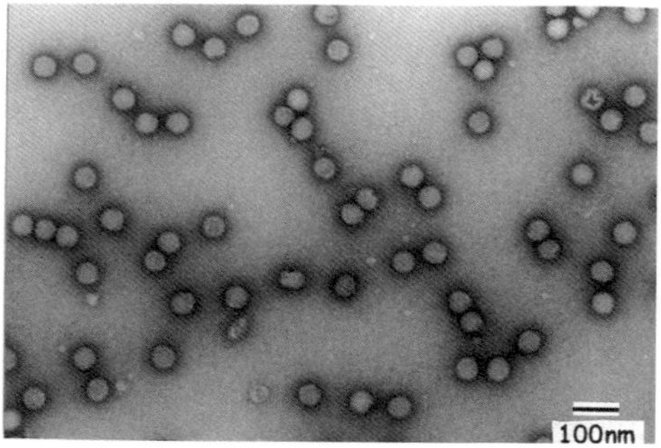

図9.3　日本脳炎ワクチンの精製ウイルス粒子（中山株　×50,000）

て調製する．最終バルクを各容器に1ドースずつ分注し，小分製品とする．小分製品の全ロットは自家試験と国家検定に合格後，最終製品として出荷される（図9.3）．

輸出用の凍結乾燥製剤は，最終バルク調製時に安定剤を加えてバイアルに分注後，凍結乾燥する．

ワクチンは遮光して，10℃以下に凍結をさけて保存する．有効期間は国家検定合格日から1年である．輸出用凍結乾燥ワクチンは5年の有効期間がある．

2）ハムスター腎細胞由来ワクチン　中国で使用されている初代ハムスター腎細胞由来不活化ワクチンは，年間数千万ドースが使われている．ハムスター細胞培養でウイルスを培養し，培養上清に0.05％ホルマリンを加えてウイルスを不活化する．安定剤として0.1％のヒトアルブミンを加えた液状ワクチンである．製造用の種ウイルスとして，1949年に中国で分離された日本脳炎ウイルスP3株が使用されている[12)]．

c. 生ワクチン

現在，日本脳炎の生ワクチンとして中国や韓国で使用されているものは，弱毒株SA14-14-2を種ウイルスとして，初代ハムスター腎細胞培養で製造されるワクチンである．弱毒株SA14-14-2は1954年，中国で蚊（*Culex pipiens*）から分離されたSA14株を継代とプラーク純化を繰り返し，親株からクローニングされた株である[13)]．

SA14株をマウス脳11代，初代ハムスター腎細胞培養100代継代して得たSA14A株を，さらにハムスター腎細胞あるいはニワトリ胚細胞培養にて14代プラーク純化継代を行い，クローンSA14-5-3が分離された．さらに，SA14-5-3株は乳のみマウス皮下にて5代，ハムスター腎細胞で2回クローニングされ，最終的に弱毒株としてSA14-14-2株がクローニングされた．この株は3週齢のマウス脳内，または皮下接種でマウスを死亡させることはない．

ワクチンはSA14-14-2株をハムスター腎細胞培養に接種し，36℃にて培養して製造される．

本ワクチンは1歳と2歳で0.5 m*l*ずつ2回接種するが，6歳でさらに追加接種をうける場合もある．また，本ワクチンの改良研究が米国Walter Reed Army Instituteでも行われている．

なお，日本ではブタ用として弱毒生ワクチンが開発され使用されている．

9.3　接種方法と効果

a. 不活化ワクチンの免疫原性

生物学的製剤基準では「初回免疫には，通常，0.5 m*l*ずつを1～2週間の間隔で2回，更におおむね1年を経過した後に0.5 m*l*を1回皮下に注射する．ただし，3歳未満の者には，0.25 m*l*ずつを同様の用法で注射する．追加免疫には，通常，0.5 m*l*を1回皮下に注射する．ただし，3歳未満の者には，0.25 m*l*を同様の用法で注射する」と，添付文書等記載事項として規定している．また，1994年に一部改正された予防

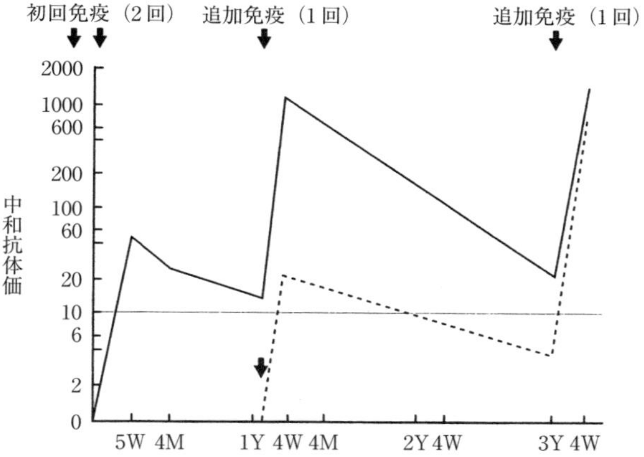

図 9.4　ワクチン初回免疫と追加免疫後の中和抗体価の推移

接種法では，第Ⅰ期は 6 ～ 90 カ月未満児（標準 3 歳）に対し初回接種 1 ～ 4 週間隔で 2 回，1 年後（標準 4 歳）に追加接種として 1 回，第Ⅱおよび Ⅲ 期は標準として 9 歳，14 歳にそれぞれ 1 回接種する定期接種ワクチンとしている．

不活化日本脳炎ワクチンの免疫原性に関しては，金光らの日本脳炎非汚染地方である北海道北部地方の学童を対象に行われた野外試験成績がよく知られている[14]．日本脳炎ウイルスとの接触がまったくないと考えられるこの地域の学童が 2 回の初回免疫をうけた場合，1 カ月で中和抗体価はピークになるが，それほど高くなく，1 年後にはその値は約 10 と下降する．しかし，ここで追加接種を行うと抗体価は急速に上昇し 1,000 ～ 2,000 に達し，3 ～ 4 年間は感染防御抗体レベルの抗体価 10[15] は保持されていると推定できる（図 9.4）.

1989 年から使用されている北京株ワクチンの免疫原性は，健康小児 124 名を対象に行われた野外試験で，2 回接種し抗体陽転率 121/124（97.6 %），平均中和抗体価 708，3 回目の接種で 36/36 と抗体陽転率は 100 %が示され，きわめて良好である[16]．

Hoke らがタイ北部で 1984 年 11 月から 1985 年 3 月の間に 6,522 人の 1 ～ 14 歳の小児を対象に，中山・予研株ワクチンおよび中山・予研株ワクチンと北京株ワクチンの 2 価ワクチンで行った野外試験の結果では，プラセボ群の罹患率が 10 万人当り 51 人であったのに対し，ワクチン 2 回接種群では罹患率は 10 万人当り 5 人で，ワクチンの有効率は 91 %と報告している[17]．

また図 9.5 に示すように，ワクチンの生産量（細菌製剤協会「五十年のあゆみ」）の増加にともない，患者発生（厚生省「伝染病統計」，「人口動態統計」）は激減していることからも，ワクチンが日本脳炎ウイルス感染防御に貢献していることは明確である．

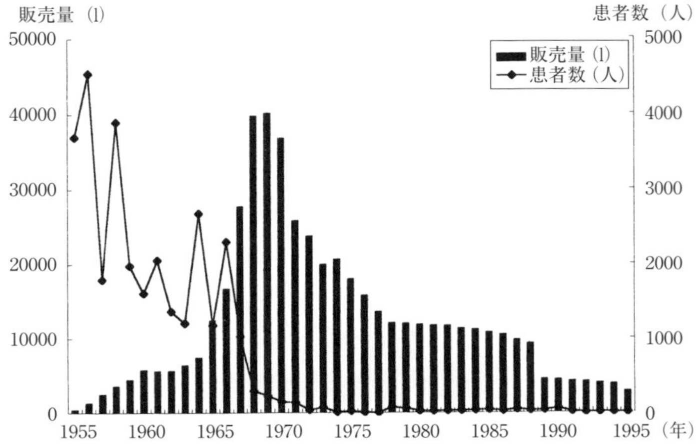

図 9.5　ワクチン販売量と日本脳炎患者発生数

9.4　免疫の持続性

先に金光らの成績を示したが，ワクチン 3 回接種後の感染防御抗体価レベルは 3 〜 4 年保持されていると推定できる（図 9.4）．南谷らも東京都の保育園児を接種後 3 年間追跡し，抗体価 10 以上を保持していることを報告している[18]．このような結果が 3 〜 4 年で追加免疫という現在の接種方式のもととなっている．

9.5　不活化ワクチンの副反応

ワクチン接種後に健康状態に変化をきたし，1999. 4. 1 〜 2000. 3. 31 の 1 年間に厚生省に報告のあった副反応を単純集計した「予防接種後副反応報告書集計報告書」は，「予防接種実施要領」にもとづき，アナフィラキシー・脳炎・脳症・そのほかの中枢神経症状・上記症状にともなう後遺症・局所の異常腫脹・全身の発疹または 39 ℃以上の発熱・その他，通常の接種ではみられない異常反応を報告の対象として集計したものである（表 9.2）．

表 9.2 に示すように，症例数は 71 件で例数は 81 件であった．即時性全身反応であるアナフィラキシー 13 件と全身蕁麻疹 16 件が最も多く 29 件で，うち 24 件は接種後 24 時間以内に起こっている．39 ℃以上の発熱が 10 件あったが，3 日以内に発症している．重篤な神経系の副反応である脳炎・脳症は 4 件の報告があったが，4 件とも急性散在性脳脊髄炎（ADEM）と診断されている．

そのほかの神経障害が 4 件，痙攣が 6 件あったが，3 日以内の発症であった．なお，脳炎・脳症の 3 件と神経障害の 2 件は報告時，回復していなかった．しかし，報告された副反応とワクチン接種との因果関係はすべてが明確にされたものではない．

デンマークでは 1983 〜 1995 年に約 35 万ドースの乾燥中山・予研株ワクチンが出

表 9.2　日本脳炎ワクチン接種後副反応報告（1999. 4 1 ～ 2000. 3. 31，厚生省）

	総数	24h 以内	1～3日	4～7日	8～14日	15～28日	29 日～
総数	81	54	20	4	1	2	
1. 即時性全身反応	29	24	5				
1A　アナフィラキシー	13	13					
1B　全身蕁麻疹	16	11	5				
2. 脳炎・脳症	4			2		2	
3. 痙攣	6	4	2				
4. 運動障害							
5. その他の神経障害	4	2	1		1		
6. 局所の異常腫脹(肘を越える)	1	1					
7. 全身の発疹							
8. 39 ℃以上の発熱	10	4	6				
9. その他の異常反応	3	3					
10. 基準外報告	24	16	6	2			
10A　局所反応(発赤腫脹など)	12	9	3				
10B　全身反応(発熱など)	8	4	3	1			
10C　その他	4	3		1			

荷され，68 例の蕁麻疹・血管性浮腫が報告されている．特に，1989 年 9 月から 1990 年 10 月までに 15 例のワクチンと関連ありの副反応報告があり，このうち 13 例は全身性の蕁麻疹であった．また，14 例は 2 回目接種以後に発現していると報告している[19]．これはワクチンに含まれるゼラチンあるいはチメロサールなどによるアレルギーとも考えられるが，ほかにアレルギー反応が特に強いという報告はない．

Hoke らがタイで 1 ～ 14 歳児約 4 万人を対象に実施した野外試験[17]では，中山株単味ワクチンで発熱 2.9 %，中山・北京株 2 価ワクチンで発熱 1.7 %，プラセボ群 0.8 %であった．2 回接種後にそのほかの反応も含め増加することはなかった．また，アナフィラキシーやワクチンに由来すると考えられる脳炎は認められなかったと報告している．

1881 年と 1982 年に中国で 2 人の米国人が日本脳炎で死亡したことをうけ，1983 年米国 CDC は米国住民を対象に乾燥ワクチンの野外試験を実施した．その結果，3 回接種グループ 81 人（243 接種数）での副反応報告は圧痛 44 例，紅斑 14 例，腫脹 22 例，頭痛 22 例，その他 13 例（目眩，倦怠感，吐気，悪寒，発熱，熱感，背痛，眠気），副反応なしが 181 例と報告され，日本脳炎流行地への旅行者にワクチンをうけるよう推奨している[20]．

また，1990 年米国兵士 538 人を対象に，中山・予研株ワクチンを 3 回接種した野外試験では，局所反応が 11 ～ 21 %，発熱 5 %でアナフィラキシーは報告されておらず，安全性は特に問題なかったとされている[21]．

9.6 禁 忌

日本脳炎ワクチンとしての特有の禁忌はないが，まれにショック，アナフィラキシー様症状が接種後あらわれることがあるので，アレルギー既往のある場合は接種前後に十分な注意が必要である．

9.7 新しい日本脳炎ワクチンの研究開発

現行ワクチンの抱えるさまざまな問題点（安全，有効，安価，使いやすさ，大量製造，混合ワクチン）を克服すべく，新しい世代のワクチン開発が進められている．

これらの中には，ウイルスのE抗原遺伝子を酵母で発現させて中和抗体を産生させる試み[22)]やpreM＋E遺伝子をバキュロウイルスあるいはワクシニアウイルスのゲノムに組み換えて発現させ，得られたE抗原がワクチンの抗原となりうることの報告もある[23, 24)]．また，黄熱ワクチンに使用される弱毒ウイルス株17DのpreM＋E抗原遺伝子を日本脳炎ウイルスのpreM＋E抗原遺伝子に置き換えたキメラウイルスが，弱毒生ワクチンの一種として開発が進められている[25)]．このほかにDNAワクチンの研究もあるが，実用化には時間が必要である[26)]．最も実用化に近いものは，マウスの代わりにVero細胞を用いる細胞培養による不活化ワクチンで，国内では治験が開始されている[27, 28)]．

国内の日本脳炎患者の発生は年間数例に激減しているが，生活環境の中で媒介蚊がブタを介して日本脳炎ウイルスを繰り返し増殖させていることや，またアジアの日本脳炎ウイルス汚染地域への旅行を考えたとき，ワクチンの接種率を向上させるためにも安全で有効，安価，そして使いやすいワクチンの研究開発が期待されている．

［髙見沢昭久］

文 献

1) Umenai T, Krzysko R, Bektimirov TA, Assaad FA：Japanese Encephalitis：Current worldwide status. *Bull World Health Organ* **63**：625－631, 1985
2) Tsai TF：Inactivated Japanese encephalitis virus vaccine. *MMWR* **42** RR－1：1－15, 1993
3) Mackenzie JS：The ecology of Japanese encephalitis virus in Australasian region. 臨床とウイルス **27**(1)：1－17, 1999
4) Sumiyoshi H, Mori C, Fuke I, *et al*：Complete nucleotide sequence of the Japanese encephalitis virus genome RNA. *Virology* **161**：497－510, 1987
5) Rice CM, Lenches EM, Eddy SR, *et al*：Nucleotide sequence of yellow fever virus：Implications for flavivirus gene expression and evolution. *Science* **229**：726－733, 1985
6) 小林 譲：日本脳炎の臨床．臨床とウイルス **13**(2)：166－172，1985
7) Burke DS, Monath TP：Flaviviruses. In：Fields Virology（ed by Knipe DM, Howley PM), pp1043－1125, Lippincott Williams and Wilkins, Philadelphia, 2001
8) 緒方隆幸：ウイルス疾患とその診断「日本脳炎」．綜合臨床 **31**(3)：452－456，1982
9) Burke DS, Nisalak N, Ussery MA, *et al*：Kinetics of IgM and IgG response to Japanese encephalitis virus in human serum and cerebrospinal fluid. *J Infect Dis* **151**：1093－1099, 1985
10) 井上 栄，坂口雅弘：ワクチン安定化剤ゼラチンに対する即時型全身副反応．臨床とウイルス

23(5)：291－295，1995

11) 厚生省薬務局：日本脳炎ワクチン・生物学的製剤基準，pp99－103，(社)細菌製剤協会，1993

12) Gu PW, Ding ZF：Inactivated Japanese encephalitis (JE) vaccine made from Hamster cell culture. *JF HFRS Bll* **2**：15－26, 1987

13) Huang CH：Studies of Japanese encephalitis in China. *Adv Virus Res* **27**：71－101, 1982

14) Kamamitsu M, Hashimoto N, Urasawa S, *et al*：A field trial with an improved Japanese encephalitis vaccine in a nonendemic area of the disease. *Biken J* **13**：313－328, 1970

15) Oya A：Japanese Encephalitis Vaccine. *Acta Paediatr Jpn* **30**：175－184, 1988

16) 大谷　明：改良日本脳炎ワクチン研究会「改良日本脳炎ワクチン使用の手びき」，1988

17) Hoke CH, Nisalak A, Sangawhipa N, *et al*：Protection against Japanese Encephalitis by inactivated vaccines. *New Engl J Med* **319**(10)：608－614, 1988

18) 南谷幹夫，篠崎立彦，鳥居道子ほか：日本脳炎ワクチンの新知見．小児科臨床 **27**(7)：814－823, 1974

19) Plesner AM, Rφnne T：Allergic mucocutaneous reactions to Japanese encephalitis vaccine. *Vaccine* **15**(11)：1239－1243, 1997

20) Poland JD, Cropp CB, Craven RB, Monath TP：Evaluation of the potency and safety of inactivated Japanese Encephalitis vaccine in US inhabitants. *J Infect Dis* **161**：878－882, 1990

21) Defraites RF, Gambel JM, Hoke CH, *et al*：Japanese encephalitis vaccine (inactivated, BIKEN) in US soldiers：Immunogenicity and safety of vaccine administered in two dosing regimens. *Am J Trop Med Hyg* **61**(2)：288－293, 1999

22) Fujita H, Sumiyoshi H, Mori C：Studies in the development of Japanese encephalitis vaccine：expression of virus envelope glycoprotein V3(E) gene in yeast. *Bull World Health Organ* **65**(3)：303－308, 1987

23) Matsuura Y, Miyamoto M, Sato T, *et al*：Characterization of Japanese encephalitis virus envelope protein expressed by recombinant baculoviruses. *Virology* **173**：674－682, 1989

24) Yasuda A, Kimura－Kuroda J, Ogimoto M, *et al*：Induction of protective immunity in animals vaccinated with recombinant vaccinia viruses that express preM and E glycoproteins of Japanese encephalitis virus. *J Virology* **64**：2788－2795, 1990

25) Guirakhoo F, Zhang Z, Chambers TJ, *et al*：Immunogenicity, genetic stability, and protective efficacy of a recombinant, chimeric yellow fever — Japanese encephalitis virus (ChmeriVax－JE) as a live, attenuated vaccine candidate against Japanese encephalitis. *Virology* **257**：363－372, 1999

26) Konishi E, Yamaoka M, Win K－S, Kurane I, Mason PW：Induction of protective immunity against Japanese encephalitis in mice by immunization with a plasmid encoding JE virus premembrane and envelope genes. *J Virology* **72**：4925－4939, 1998

27) 石川豊数，吉井洋紀，大西敏之ほか：継代培養細胞を用いた不活化日本脳炎ワクチンの開発．臨床とウイルス **26**(5)：340－350，1998

28) Sugawara K, Nishiyama K, Ishikawa Y, *et al*：Developmen of Vero cell－derived inactivated Japanese encephalitis vaccine. *Biologicals* **30**：303－314, 2002

10

ジフテリアトキソイド

日本において，ジフテリアはジフテリアトキソイドの接種により患者数は激減し，現在では年間数例みられるだけである（図 10.1）．そのため，現在診療に携わる医師のほとんどが，ジフテリア患者の診察を経験しておらず，早期診断を適切に行えない可能性が懸念される．

1950 年代にジフテリアトキソイドの接種が世界的に始まったが，いまだに発展途上国などでは常時みられる感染症であり，1990 年からロシアで起こったジフテリアの流行[1)] は，他国にも流行し大きな問題となっている[2～7)]．1990 年から 1995 年までに 125,000 人の患者，4,000 人の死者が報告された．現在では，ワクチン接種により患者発生は収まっている[8～10)]．WHO はジフテリアを Expanded Programme on Immunization（EPI）の対象疾患として予防接種推進計画を行っている．

ジフテリアの存在が初めて記載されたのは紀元前 4 世紀のことである．その語源はギリシア語の“なめし皮”という語に由来する．1821 年，Brettoneau はジフテリアが細菌によって起こり，ヒトからヒトへ伝播する疾患であることを示唆した．また，*la diptherite* と名づけた．1883 年に Klebs は原因菌をジフテリア偽膜への染色から発見した．その後，Loeffler は培養に成功した．この菌は Klebs–Loeffler bacillus と呼

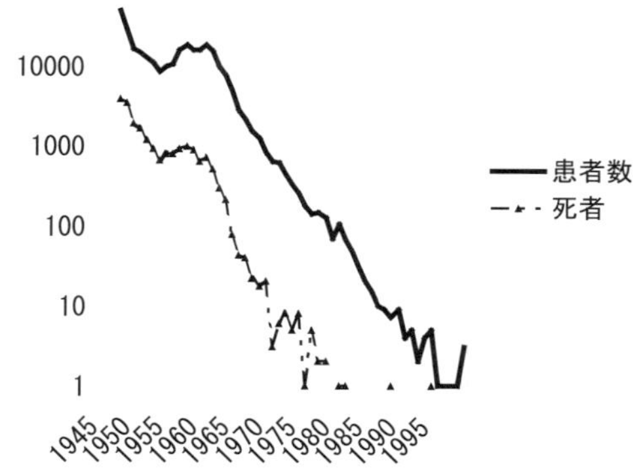

図 10.1　日本におけるジフテリア患者数および死亡者数

表 10.1　ジフテリア研究および日本おけるジフテリア予防接種の歴史

A. ジフテリア研究の歴史

紀元前4世紀	Hippocratesにより初めてジフテリアについて記載された.
1821年	Brettoneuにより，ジフテリアは細菌が原因の伝染病であることが報告される.
1883年	Klebsがジフテリア菌を発見
	Loefflerがジフテリア菌の培養に成功
1888年	Roux，Yersinが菌体外毒素の産生を発見
1890年	von Behringが毒素が抗毒素の産生を促進することを証明
1894年	Martin，von Behringが治療に抗毒素を使用
1922年	Parkにより小児へのジフテリア予防接種が提唱される.
1923年	Ramonがトキソイドを発表

B. 日本におけるジフテリア予防接種の変遷

1948年	日本において予防接種法が制定される．ジフテリアの単独接種が始まる.
1958年	ジフテリア百日咳混合ワクチン（DP）が使用される.
1964年	ジフテリア百日咳破傷風混合ワクチン（DTP）が使用される.
1975年	1月から4月までDTPワクチンの接種が一時中止された.
1981年	百日咳のコンポーネントワクチン（DTaP）が開始される.
1988年	百日咳，ジフテリアの予防接種は個別接種を基本とした.
1994年	予防接種法の改正により接種年齢の引き下げが行われた.

ばれた．この菌と疫学が結びついたのは1884年であった．RouxとYersinは，このbacillusが菌体外毒素を産生することを1888年に発見した．その後von Behringは，毒素が抗毒素の産生を促進することを発見した（1890年)．RouxとMartinは，ウマの抗毒素を使用して治療を行った（1894年)．同じ年，von Behringは動物および人間に対しての毒素の中和に抗毒素を使用した．1922年Parkによって小児の予防接種が提唱され，翌年Ramonが現在トキソイドとして知られている，ホルマリン処理をした毒素を報告した．これがジフテリアへの有効かつ安全な予防接種となった（表10.1)．

10.1　病　　態

［疫　学］

Corynebacterium diphtheriae（Klebs-Loeffler bacillus）は，不均一に染色される棍棒状の好気性グラム陽性桿菌で，運動性をもたない．

培養はLoeffler培地が用いられるが，Telluriteを含み，ジフテリア以外の微生物の生育を抑制する培地も用いられる（Tellurite培地)．Loeffler培地上のコロニーは灰色がかった白色である．Tellurite培地上のコロニーは3種類みられる．Mitisコロニーは黒く平滑で凸面である．Gravisコロニーは灰色でやや粗い．Intermediusコロニーは小さく平滑で中央が黒色である．Intermediusは，他のMitis，Gravisに比較して毒素産生能が高い[11]．しかしながら，毒素産生能のあるなしにかかわらず，病原性をもつ．心筋炎と神経炎に関しては，毒素産生能のある菌のみ発症する．

ジフテリアは全世界的に存在する．抗毒素のプロテクトレベルは，0.01 unit/m*l* 以上とされている．流行する季節は秋から冬にかけてである．好発年齢は，その地域の免疫状態によるが，一般には乳幼児期に予防接種を行うため成人の方が免疫レベルは低い．このため，成人の方が罹患する可能性が高い．致命率は，乳幼児の方が高い．

ジフテリアは，ジフテリア患者または無症状のジフテリアキャリアより感染する．感染者からの咳嗽，くしゃみ，時には会話時に感染することがある．

10.2 臨床経過

ジフテリアは通常 2 ～ 4 日の潜伏期間をもって発症する．病巣部位によって，①鼻，②扁桃，③咽頭，④喉頭および喉頭気管，⑤呼吸器以外に分類される．

鼻ジフテリアは，感冒症状をもって発症する．発熱はあっても軽度である．鼻汁以外の全身症状は軽度である．その後，悪臭が著明になり，鼻中隔に白色の偽膜が見られる．鼻粘膜からの毒素吸収はゆっくりのため，症状は軽度ですむが，治療を行わないと鼻汁は数週間に及ぶ．小児におけるジフテリアはほとんどが鼻ジフテリアである．

扁桃および咽頭のジフテリアは潜行性に始まるが，重篤な症状を呈していく．食欲不振，不快感，微熱，咽頭炎などを初期には呈する．1 ～ 2 日の間に宿主の免疫状態によりさまざまな偽膜が見られる．白色または灰色の融合した偽膜が扁桃や咽頭壁に見られ，偽膜を剥がすことにより出血がみられる．頸部リンパ節の腫脹はさまざまであるが，頸部の軟部組織の浮腫状変化により，“bull neck” と呼ばれる症状がみられる．“erasure” は抗体保有者および非保有者双方にみられ，6 歳以上の扁桃，咽頭ジフテリアには最もよくみられる症状である．咽頭ジフテリアの経過は毒素量と偽膜の程度により左右される．重症例では，呼吸および循環不全がみられ，味覚の麻痺がみられる．昏睡状態や死亡例は発症から 10 日以内に起こる．軽症例は 7 ～ 10 日で偽膜が取れ，回復する．

喉頭ジフテリアは咽頭より下部に偽膜を生じる．臨床症状は他のグループと区別できない場合がほとんどである．偽膜の状態によっては気道の閉塞がみられる場合があるが，喉頭の粘膜からの毒素の吸収はよくないため，他の症状は扁桃または咽頭のジフテリアの状態に依存する．

呼吸器以外のジフテリアは，皮膚，結膜，外陰膣部に生じる．

ジフテリアにおける早期診断は不可欠なものである．重篤な症状を防ぐには病初期に抗毒素の投与が必要だからである．正確な診断を下すには 15 ～ 20 時間の培養が必要である．そのため，臨床症状により初期治療の決定がなされる．

正確なジフテリアの診断は患者の病変部位から菌の分離である．検体は偽膜または他の病変部位から採取する．可能であれば偽膜の中に入れ，下部から採取を行う．分離に使用する培地は Loeffler 培地と Tellurite 培地である．Loeffler 培地の方が生育速度は速く，肉眼でコロニーを観察できる．PCR 法などの検討も行われている．

表 10.2　ジフテリアに対する抗毒素投与量および方法[14]

	投与量（units）	投与方法
鼻ジフテリア	10,000 ～ 20,000	筋注
扁桃ジフテリア	15,000 ～ 25,000	筋注または静注
咽頭ジフテリア	20,000 ～ 40,000	筋注または静注
喉頭ジフテリア	20,000 ～ 40,000	筋注または静注
混合型	40,000 ～ 50,000	静注
晩期	40,000 ～ 60,000	静注

血清学的診断法としては，毒素，抗毒素の測定を行う．検査法としては，*in vivo*, *in vitro* の双方がある．*in vivo* ではウサギが使用される．*in vitro* では間接赤血球凝集反応と ELISA 法が使用される．

［**治　療**］

免疫は受動免疫と能動免疫があるが，受動免疫には母親から経胎盤的にうけるものと，後天的に抗毒素を投与されるものとが考えられる．経胎盤では約 6 カ月，後天的投与では 2 ～ 3 週間の免疫の継続である．一方能動免疫では，ジフテリア患者との接触，またはトキソイドの接種が考えられる．トキシンは免疫効果よりも毒性の方が強い．免疫効果をあげることに関しては，トキソイドの方が信頼ある．しかし，予防接種で得られる抗体はトキシンに対するものである．そのためジフテリア菌に暴露した場合，ジフテリアの症状は出なくても，鼻咽頭腔内にジフテリア菌をもつキャリアの状態になる可能性がある．このため，予防接種は行っていても感染源になる可能性も考えられる[13]．

ジフテリア抗毒素は，速やかにかつ十分量投与する必要性がある．ジフテリア感染が個体に起きた場合，トキシンは以下の 3 つの形で存在する．①環状構造で細胞に結合していない状態，②細胞に結合した状態，③細胞質内部に侵入した状態，である．抗毒素を投与した場合，中和されるのは細胞に結合していないものである．細胞に結合したものも中和されるかもしれないが，細胞質内に侵入したものは中和されることはない．抗毒素の投与は，病変部位，病日，血液中の毒素量によって違う．表 10.2 に投与経路と投与量を記す．

ジフテリアキャリアには抗生物質の投与を行う．教科書的にはペニシリン 20 万単位を 1 日 4 回経口投与 4 日間，またはエリスロマイシン 40 mg/kg/day を 1 週間投与する．この場合，鼻咽頭腔内の培養で陰性を確認してから投与を終了する．

10.3　接種方法と効果

1948 年に予防接種法が制定されると，液状ジフテリアトキソイドが導入された．それ以後，ジフテリア百日咳混合ワクチンが 1958 年に，液状ジフテリア破傷風混合トキソイド，沈降ジフテリア破傷風混合トキソイド，1964 年には百日咳ジフテリア破傷風混合ワクチンが導入された．1980 年からは，百日咳が全菌体から成分ワクチンとなった．1994 年には予防接種法が改正になり，接種方式の変更，接種時期の変更などが行われた．

a. 現在使用されているワクチン

1）ジフテリアトキソイド　ジフテリア毒素をホルマリンで不活化したトキソイドで，防腐剤としてチメロサールを加えたワクチンである．液状トキソイドと沈降トキソイドがある．1 回接種量は 0.5 m*l* であるが，10 歳以上は 1 回 0.1 m*l* 以下である．

2）成人用沈降ジフテリアトキソイド（成人用 d）　年長児および成人におけるジフテリアトキソイドの副反応を軽減するために精製したトキソイドである．アルミニウム塩を加えて沈降製剤にしたものである．百日咳に罹患した者および第Ⅱ期の定期接種に使用する．

3）成人用沈降ジフテリア破傷風混合トキソイド（成人用 Td）　成人用沈降ジフテリアトキソイドに破傷風トキソイドを加えたものである．

4）ジフテリア破傷風混合トキソイド（DT トキソイド）　ジフテリア破傷風混合トキソイド（液状 DT または水性 DT）と沈降ジフテリア破傷風トキソイド（沈降 DT）の 2 種類がある．百日咳に罹患した者および第Ⅱ期の定期接種に使用する．DT 接種が初回の者に関しては，免疫効果の観点より沈降 DT を使用した方が効果が高い．

5）沈降精製百日咳ジフテリア破傷風ワクチン（DTaP）　精製百日咳ワクチンにジフテリアと破傷風トキソイドを加えたものである．現行の DPT 三種混合ワクチンの接種に使用されているものであり，ジフテリアトキソイドを 30 Lf 含有する．

b. ワクチン関連検査

1）シック試験　ジフテリアに対する免疫の有無を判定する検査である．シック試験液（ジフテリア毒素を 1/50 MLD を含む）を 0.1 m*l* 皮内注射し，4 ～ 5 日後に判定を行う．ジフテリアに対する抗毒素をもたない者が陽性となる．判定においては，発赤 10 mm 以上を陽性とする．

2）モロニー試験　ジフテリアトキソイドにどの程度反応をもつかをみる検査である．ジフテリアトキソイドを生理的食塩水で 50 倍に希釈して，0.1 m*l* を皮内注射する．判定は 10 mm 以上を陽性，20 mm 以上を強陽性とする．強陽性者はジフテリアトキソイドにアレルギーを有するものと考え，トキソイドの投与を控える．

c. ワクチン接種方法

ジフテリアトキソイドは一般的に，DPT 三種混合ワクチンまたは DT トキソイドとして投与される．第Ⅰ期の接種対象年齢は，生後 3 ～ 90 カ月である．第Ⅰ期は初回接種として沈降精製 DPT ワクチンを 3 ～ 8 週間隔で 3 回，0.5 m*l* ずつ接種を行う．標準として，生後 3 ～ 12 カ月に行う．第Ⅰ期追加接種は，初回接種終了後，6 カ月以上の間隔をおいて接種する．標準的には初回接種終了後 12 ～ 18 カ月の間に DPT ワクチン 0.5 m*l* を接種する．第Ⅱ期定期接種は標準として小学校 6 年生（11 ～ 12 歳）に DT トキソイド 0.1 m*l* を行う（DT は 10 歳未満 1 回 0.5 m*l*，10 歳以上 1 回 0.1 m*l*

となる).

1）第Ⅰ期接種の間隔と回数　前述した方法が標準的な接種である．しかし第Ⅰ期初回接種などでは，途中でポリオなどの接種が予定に入ることや，体調により規定の間隔で3回の接種を終了することが難しい場合も考えられる．この場合，1回目から2回目，または2回目から3回目の接種間隔を規定通り行うことで有効な初期免疫がつくことが考えられる．これは，第Ⅰ期初回接種について，2回接種法でも十分な免疫がつくことが証明されていることによる．そのため，2回接種後3回接種の期間が6カ月以上あくものなどでは，3回目の接種を追加接種とみなすことも可能である．第Ⅰ期接種では，初回3回と追加1回の間隔がまちまちのものに関しては，計4回の接種を行うことで第Ⅰ期接種完了とみなすことが可能である．これは，やり直したりした場合，局所反応が強く出る可能性があるためである．

2）第Ⅰ期が不完全な者への接種　第Ⅱ期の年齢になって，第Ⅰ期の接種が不完全であった者の存在が，明らかになることがしばしばある．第Ⅰ期の接種回数合計が3回の者に関しては，DT 0.1 ml を1回投与でさしつかえない．第Ⅰ期接種が未接種および2回未満の者に関しては，DTで接種するかジフテリア単独で接種するかである．DTであると，10歳以上はジフテリアによる副反応のため1回0.1 ml しか接種できず，そのような選択が必要になる．DTで接種する場合は沈降DTトキソイドを利用する．初回0.1 ml とし，2回目を3～8週で行い，初回の副反応をみながら量を増減する．追加接種は第2回接種後12～18カ月後に行う．ジフテリア単独接種の場合は，成人用沈降ジフテリアトキソイドを使用する．1回0.5 ml とし，3～8週間隔で2回接種後12～18カ月に0.5 ml を1回接種する．

3）神経疾患を有する児への予防接種　小児における過去の痙攣性疾患の既往は，ない児に比較して予防接種へのリスクが増すことが知られている．DPTワクチン後の発熱によって痙攣が誘発される可能性も考えられるが，現在までDPTワクチン接種後に痙攣が認められたとしても，それにより恒久的な脳障害が残ることはないとされている．しかしながら，生後6カ月以降は熱性痙攣へのリスクも高くなるため，初回投与は生後6カ月以前に行うことが理想である．

対象児に神経疾患の存在が疑われる場合は，DPTワクチンかDTトキソイドどちらを使用するかを決定した上で，1歳前には投与を行うべきである．

対象児が神経症状によりDPTワクチン接種を不完全にしかうけていない場合，児の神経疾患の状態によってワクチン接種を決定する．対象児がよくコントロールされている場合，ワクチンの接種を勧めていく．また既往にワクチン接種後，痙攣がみられた児については，ワクチン接種時にアセトアミノフェンなどの予防投薬を行う．

10.4　免疫の持続性

ジフテリアの血清疫学調査は，1974年まではシック試験による皮内反応が使用されていたが，1975年からは培養細胞法による血中抗毒素量の定量になっている．ジ

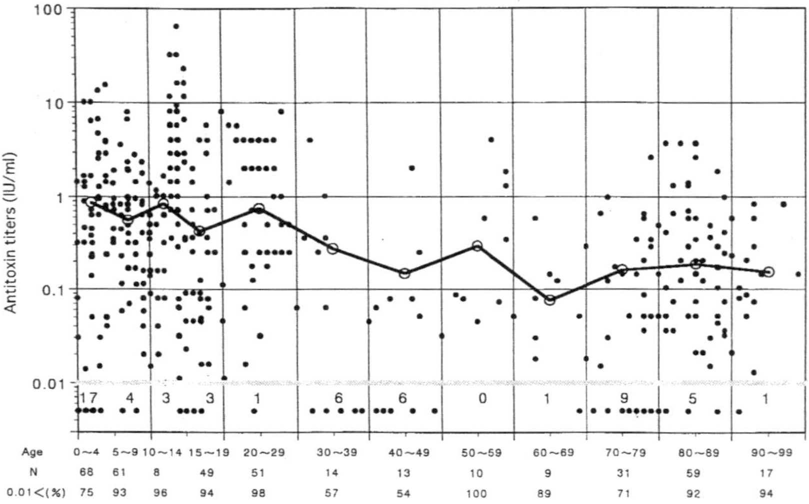

図 10.2　年齢別ジフテリア抗毒素量[14)]

フテリア発症防御には中和抗体価として 0.01 〜 0.1 単位程度が考えられていたが，現在では 0.1 単位が必要と考えらている．1994 〜 1995 年に行われた抗毒素保有状況を図 10.2 に示す．20 歳以下では感染防御レベルの 0.1 単位をほとんどの者が越えている．0.01 単位を越える割合は，30，40 歳代では 50 %台に落ちる．

10.5　副　　反　　応

ジフテリアトキソイドの乳幼児における副反応はほとんどない．それに対して，年長児および成人では接種局所の疼痛，発赤，腫脹などが認められることがある．全身症状としては，発熱，頭痛，嘔吐などの症状を訴える者もいる．

10.6　禁　　　忌

ジフテリアトキソイド接種における禁忌は一般項目に準じる．ジフテリアトキソイドに対してアナフィラキシーがある者は接種禁忌となる．　［箕原　豊・加藤達夫］

文　　献

1）Dittmann S, Wharton M, Vitek C, Galazka A, Guichard S, Hardy I, *et al*：Successful control of epidemic diphtheria in the states of the Former Union of Soviet Socialist Republics：lessons learned. *J Infect Dis* **181**（Suppl 1）：S10－22, 2000
2）Balasanian M, McNabb SJ：Epidemic investigation of diphtheria in the Republic Armenia. 1990－1996. *J Infect Dis* **181**（Suppl 1）：S69－72, 2000

3) Usonis V, Bakasenas V, Morkunas B, Valentelis R, Ching P, Kreysler J：Diphtheria in Lithuania. 1986－1996. *J Infect Dis* **181**（Suppl 1）：S55－59, 2000
4) Magdei M, Melnic A, Benes O, Bukova V, Chicu V, Sohotski V, Bass A：Epidemiology and control of diphtheria in Republoic of Moldova 1946－1996. *J Infect Dis* **181**（Suppl 1）：S47－54, 2000
5) Filonov VP, Zakharenko DF, Vitek CR, Romanovsky AA, Zhukovski VG：Epidemic diphtheria in Belarus, 1992－1997. *J Infect Dis* **181**（Suppl 1）：S41－46, 2000
6) Nekrassova LS, Chdnaya LM, Marievski VF, Oksiuk VG, Gladkaya E, Bortniska II, *et al*：Epidemic diphtheria in Ukraine. 1991－1997. *J Infect Dis* **181**（Suppl 1）：S35－40, 2000
7) Glinyenko VM, Abdikarimov ST, Firsova SN, Sagamonjan EA, Kadirova R, Nuorti JP：Epidemic diphtheria in Kyrgyz Republic. 1994－1998. *J Infect Dis* **181**（Suppl 1）：S98－103, 2000
8) Lewis LS, Hardy I, Strebel P, Tyshchenko DK, Sevalnyev A, Kozlova I：Assessment of vaccination converge among adults 30－49 years of age following a mass diphtheria vaccination campasign：Ukraine April 1995. *J Infect Dis* **181**（Suppl 1）：S232－236, 2000
9) Chen RT, Hardy IR, Rhodes PH, Tyshchenko DK, Moievsky V, Marievsky VF：Ukraine. 1992 first assessment of diphtheria vaccine effectiveness during the recent resurgence of diphtheria in the Former Soviet Union. *J Infect Dis* **181**（Suppl 1）：S178－183, 2000
10) Porter RW, Steinglass R, Kaiser J, Olkhovsky P, Rasmuson M, Dzhatdoeva FA, Fishman B, Bragina V：Role of health communications in Russia's diphtheria immunization program. *J Infect Dis* **181**（Suppl 1）：S220－227, 2000
11) Chen RT, Broome CV, Weinstein RA：Diphtheria in the United States, 1971－1981. *Am J Public Health* **75**：1393－1397, 1985
12) Munford RS, Ory HW, Brooks GF, Feldman RS：Diphtheria deaths in United States, 1959－1970. *JAMA* **1974**：229, 1890
13) Borkowsky W, Wilfert CM：Diphteria. In：Infectious Diseases of Children（ed by Krugman S）, pp46－67, Mosby－Year Book, 1992
14) 国立感染症研究所細菌・血液製剤部，衛生微生物技術協議会レファレンス委員会ジフテリア小委員会：ジフテリア予防対策マニュアル

11

百日咳ワクチン

百日咳は1970年代中頃に百日咳予防接種率が低下したことにより，一時は幻の疾患といわれたにもかかわらず再び全国に流行が起き，死亡者も多数出た．その後改良されたワクチンが開発され，現在では発病者は1970年代前半のレベルに戻った（図11.1）．しかし，ワクチン接種を行っていない者の発病は散発ながらみられ（表11.1），世界各国でもまだ多くの流行がみられる（表11.2）．予防接種を怠ると再び流行しうる再興感染症の代表の1つである．感染症情報センター公表の10年間の定点当りの百日咳の流行を図11.2に示す．

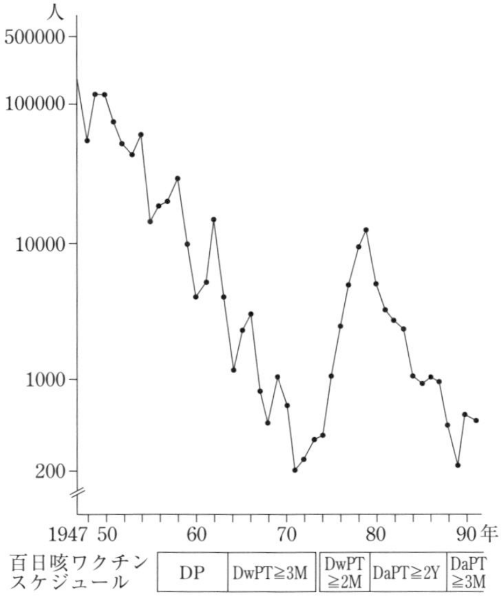

図11.1 日本の届出百日咳患者数の推移と百日咳予防接種の関係

表 11.1　国内の疾病の患者数，死亡者数

年	発生動向調査	患者数	死亡者数
1989 年	2.1/定点	229	1
1990 年	3.8/定点	583	4
1991 年	4.2/定点	536	2
1992 年	2.7/定点	391	1
1993 年	1.5/定点	131	2
1994 年	1.9/定点	145	3
1995 年	2.3/定点	226	5
1996 年	2.3/定点	183	5

出典：感染症発生動向調査，伝染病統計，人口動態統計

表 11.2　海外の疾病の患者数

年	患者数
1990 年	440,577
1991 年	428,373
1992 年	249,201
1993 年	232,738
1994 年	206,541
1995 年	80,606

出典：世界保健機関地球規模予防接種計画統計

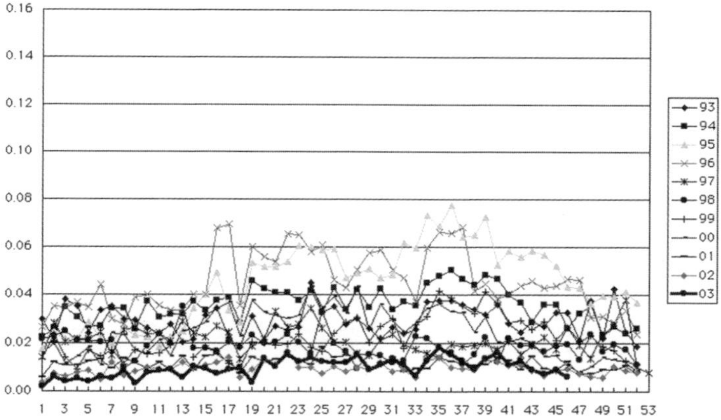

図 11.2　週別定点当り百日咳患者報告数（感染症発生動向調査：IDWR より）

11.1　概 念 ・ 定 義

百日咳はグラム陰性桿菌である *B. pertussis* によって起こる，小児に特有な気道感染症である．特有な臨床症状と検査所見，菌の同定から診断する．類似疾患にパラ百日咳，アデノウイルス感染症がある．

11.2　病因と発症機序

百日咳菌には数多くの生物学的活性物質が存在する．このうち発症に関係の深い因子は，菌体表面にある線維状赤血球凝集素（filamentous hemagglutinin；FHA），および百日咳毒素（pertussis toxin；PT）の両者であると考えられている．このほかに pertactin，fimbriae 2 などが関与している．百日咳菌は生体に侵入すると FHA が気管支上皮細胞の線毛に付着し，ここで増殖する．増殖した菌からは PT が産生され，百日咳特有の臨床症状や末梢白血球の異常増多が起こる．

adenylate cyclase，tracheal cytotoxin は宿主の免疫機構を破壊し，菌排除機能を失わせる．

11.3　症　　候（図 11.3）

1）カタル期　発症前の１～２週はごく普通の上気道感染の症状でこの時期に百日咳菌が増殖する．

2）痙咳期　百日咳特有の咳が出現する．連続性の発作性の咳が続き，急に吸気に入るので笛声音を発する．息を詰めて咳発作が起こるため，顔面の静脈圧が上がり，顔面の浮腫，点状出血，眼球結膜出血，鼻出血をみることがある．咳のたびに舌を出し入れすることにより舌小帯潰瘍をみる．咳発作は嘔吐，喀痰の排出で終息する．発作のないときは無症状であることも特徴である．発作は何らかの刺激が加わったときに起こりやすい．乳児期早期ではこのような典型的な症状を呈さず，単に息を止める状態が続くことがあり，チアノーゼ，痙攣，呼吸停止という重症発作を起こすこともある．この痙咳期は２～３週間続く．

3）回復期　激しい咳発作はまれとなり，忘れた頃に軽い発作が起こる．

これら百日咳の全経過は約２～３カ月である．

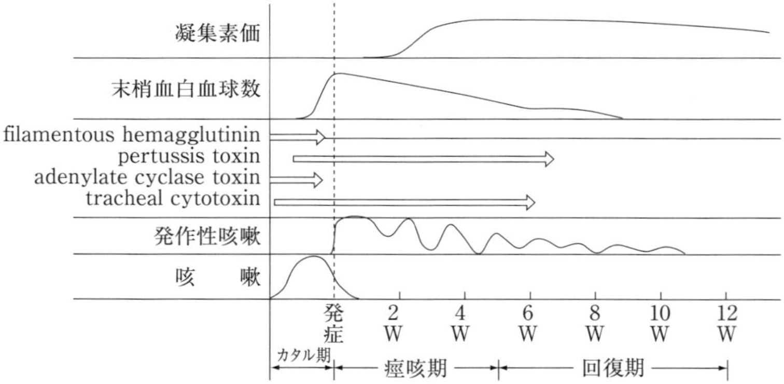

図 11.3　百日咳の臨床経過

11.4　診 断 と 検 査

一般の細菌感染症にみられる赤沈の亢進，CRP の陽転化などは百日咳にはみられない．診断には，先述した臨床症状のほかに，末梢血リンパ球の異常増多が参考になる．痙咳期のリンパ球数は数万以上になることもある．確定診断は鼻咽頭からの百日咳菌の同定である．培養には腰の柔らかいネーザルスワブを用い，生理食塩水で先端を浸した後鼻咽頭に出し入れし検体とする．同定には BG 培地など特定の培地が必要なので，検査室と密接な連絡をとる必要がある．

補助診断として血清中百日咳抗体の測定がある．

a.　百日咳菌凝集反応法の実際

百日咳菌凝集反応法は，試験管内に被検血清と生理食塩水を 1：9 の割合で混合して 2 段階希釈を行い，10 億/m*l* 濃度の百日咳第 I 相菌を一定量加え攪拌，37℃に静置後，室温に戻し，管底または管側面から菌の凝集を示す最高希釈濃度を，その被検血清の凝集素価とする．この際，320 倍に定められたコントロール血清を対照とし，この測定が正確であるか否かを確認する．現在はこの原法を変え，マイクロプレート U 字型を用いて被検血清量を少量で行う．

b.　百日咳菌の抗原性

百日咳菌にはいくつもの抗原物質が存在する．百日咳毒素（白血球増多因子の性質をもつ．PT），線維状赤血球凝集素（FHA），凝集原（AGG），69kD 外膜蛋白（pertactin），そのほか 10 種に余る抗原を有する．したがって百日咳菌感染後の抗体の測定は，これら抗原のうち産生される抗体を測定すればよいことになる．また百日咳ワクチン接種後の効果をみるには，そのワクチンに含まれる百日咳菌の抗原に対する抗体を測定すればよい．

c.　ワクチン株と流行株

百日咳菌の種々の抗原によって産生される抗体を測定する場合，最も簡単で古典的な方法が凝集原に対する抗体，すなわち凝集素価の測定である．百日咳菌は *Bordetella* 属の菌で，この *Bordetella* 属は凝集原のサブタイプをいくつかもっている．凝集原のサブタイプ 7 はすべての属でこれを有し，12 は *Bordetella bronchiseptica* が，14 はパラ百日咳菌が特有の凝集原である．百日咳菌はサブタイプとして 1 をすべてが有しているが，株によって，2, 3, 4, 5, 6 のサブタイプを個々の菌が有している．

ここでワクチン株とは前野・東浜株といわれる百日咳菌で，この菌のもつ凝集原は

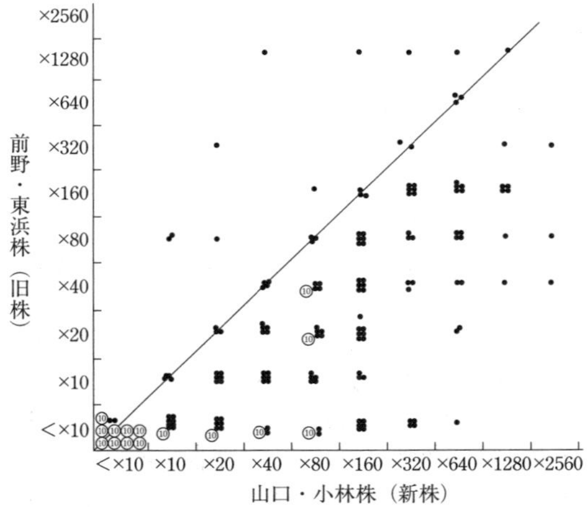

図 11.4　百日咳患者の血中百日咳凝集素価

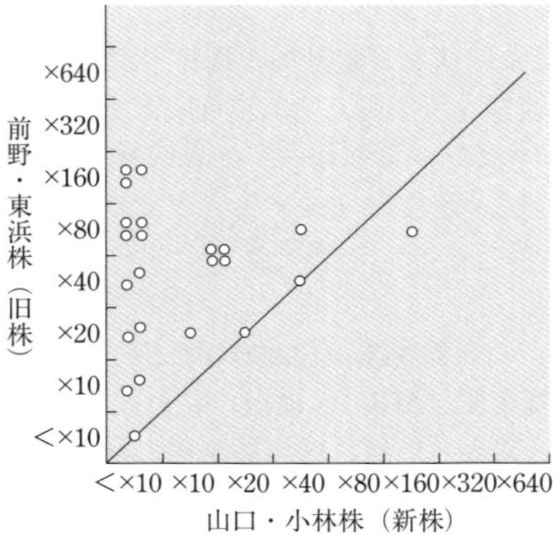

図 11.5 DPT ワクチン第 1 期接種完了者の血中百日咳菌凝集素価

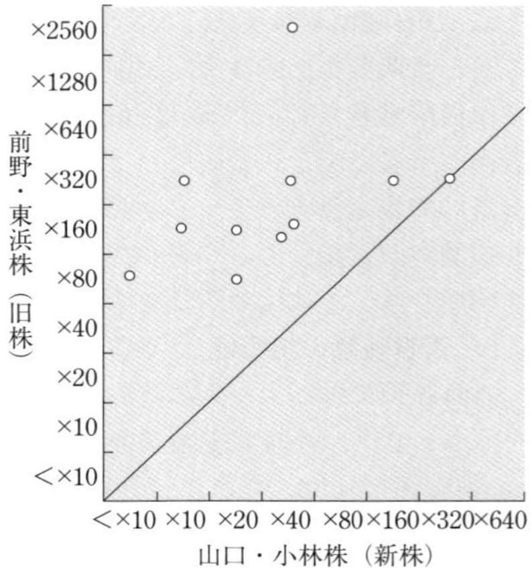

図 11.6 DPT ワクチン第 2 期接種完了者の血中百日咳菌凝集素価

サブタイプ 1, 2, 4 が主体である．一方，1970 年代中頃より発症をみたいわゆる山口・小林株は，そのサブタイプとして主に 1, 3, 4 を有する．前者を一般に旧株，後者を新株と呼ぶことが多く，または前者をワクチン株，後者を流行株と呼ぶこともある．

現在検査されている百日咳菌凝集反応法は，その検査目的によって使用する菌液をワクチン株とするか流行株とするかが定まる．一般には両者併用で行うことが多い．百日咳患者の被検血清では流行株の凝集素が上昇することは当然である．しかし，ワクチン株と流行株は共通したサブタイプを多数もつことから，百日咳患者の被検血清はワクチン株の菌をも凝集させる．したがって，凝集素価のみで百日咳の感染を証明することは完璧ではない．

図 11.4 ～ 11.6 に旧株と新株の凝集素の関係を示す．

11.5 百日咳ワクチン

a. 百日咳ワクチン開発の歴史

百日咳菌は 1906 年に分離された．百日咳は経験的に二度かかることが少ないことから，人工的にワクチンによって予防する試みが始まった．1923 年 Madesen はデンマークの Faroe 島で試作ワクチンを使用し，約 10 億個の菌を接種すれば有効と発表した．その後米国，英国でワクチンが野外接種されたが，その効果は一定ではなく，有効性は否定的であった．1947 年 Kendrik はマウスの脳内感染法によって百日咳菌の防御力価を比較する方法で開発，1964 年に国際的に標準ワクチンが確立し，12 国際単位が必要とされる全免疫量とされた．この 12 単位は 600 億個の菌にあたる．日本では Kendrik の基準にしたがって，このワクチンが 1950 年から 1954 年の間に広く接種された．この間の防御効果の成績は一部において不良であった．春日らは，これを百日咳菌の血清学的Ⅰ相菌を使用していないことが原因であるとし，1956年からは血清学的Ⅱ相菌が用いられることとなった．これが全菌体百日咳ワクチン（wP）である．

これらの経緯でワクチンが開発された結果，国内での百日咳患者は次第に減少した．すなわち，1945年には152,072人の患者と17,001人の死亡者をみたが，1970年から1974年には年間1,000人の患者と2～5人の死亡者までに減少した．しかし1974年に2人がこのワクチン接種後ショックや脳症で死亡する事故があり，1974年に78％あった接種率は1976年には14％まで下がった．この結果1975年から1979年の間に百日咳の大流行が起こり，この間，31,070人の患者と113人の死亡者が出た．

これらの経過を踏まえ，日本では百日咳ワクチンの改良が急ピッチで進み，1981年には改良型ワクチンが開発認可された．

b.　外国の状況

米国では1949年にMinimum potencyが確立し，1953年Standard unitが確立した．1947年にはDPTワクチンとして勧奨されている．この結果，接種前までは人口10万人に対して100～1,000人の百日咳患者が発生していたが，1981年には1.0人にまで減少した．

英国では1957年にDPTワクチン接種が国策となった．その結果1958～1973年には百日咳の発生率が減少した．すなわち，1958年には人口10万人当り100人前後の百日咳患者が発生していたが，1972年には5人前後となった．しかし1974年，いろいろな理由から再び百日咳患者が増大し，これが理由でワクチン効果が疑問視され，接種率が減少した．その結果，1980年代には再び百日咳が流行しはじめている．

スウェーデンでは1950年に百日咳ワクチンが導入され，1979年に中止された．中止された理由は，このワクチンの効果に疑問がもたれたためである．中止された後，1981年には0～6歳児10,000人に対して700人の発生であったのが，1985年には3,200人となった．現在では欧米の各国が無細胞性百日咳ワクチンを使用している．

c.　百日咳ワクチンの改良

百日咳ワクチンの改良に向けて話を進めるには，百日咳の発症のメカニズムを知る必要がある．百日咳の発症は，ほかの多くの細菌性疾患と同様，菌の付着，侵入，局所組織の反応および障害，これにもとづく局所の病理学的所見，および毒素による全身への反応で説明できる．

百日咳菌は多くの病原性活性物質を含んでいる．菌体は線毛上皮細胞の線毛に付着する．この際大切な働きをする物質はpertactin（69kD外膜蛋白），リンパ球増多因子（LPF），線維状赤血球凝集素（FHA）などの因子である．また線毛（fimbriae）2，3も菌定着に関与している可能性がある．このほかに，adenylate cyclase toxin，tracheal cytotoxinは宿主の免疫機能や細菌の排除機構をおかす働きをもつ．これらの病態生理学上の研究から考えると，百日咳ワクチンにとって必要とされる物質は自ずから定まってくる．

d. 日本における百日咳ワクチンの改良

前述のように，日本では接種事故が生じた結果，急速に百日咳ワクチンの改良が進んだ．ワクチンの副反応の多くは接種後の発熱であったことと，この発熱を引き起こすもとになるエンドトキシンは感染防御抗原とは無関係との考えから，まずは百日咳菌体からエンドトキシンを取り除くことが研究として進められた．同時に，当時まで不明であった百日咳菌の感染防御抗原は，菌体表面に存在するFHAが有力であるとの研究が進み，FHAを主に含むHAコンポーネントワクチンの開発が1975年頃より活発となった．その後LPF（PT）が重要な感染防御抗原であるとの考えが発展し，このLPFも強力なhemagglutinin活性があるところからLPF－HAとも呼ばれ，広い意味でのHAコンポーネントワクチンとして開発が進められた．

このような経過で百日咳ワクチンの改良が進んだため，FHAとLPFの含有量の一定化や，その他の感染防御抗原の有無については検討されなかった．結局は国際的に定められているマウス脳内接種試験に準じて，3回接種で12国際単位が得られることを条件として，1981年国内6社のacellular pertussis vaccin：ap（無細胞性百日咳ワクチン）が承認され，わが国では世界に先駆けて改良型百日咳ワクチンが公に接種されるに至った．その組成を表11.3に示す．

表11.3　日本における各製造所百日咳ワクチンの成分の比較（μgPN/ml）

	PT	FHA	ペルタクチン	AGG	総蛋白量	報　告
千葉県血清研究所	3.5	3.5		0.5		開発検定部長 堀内　清 1993.5.26
(財)化学及血清療法研究所	2～3	8～12		Trace (≒0.0001)		学術課 宇野信吾 1993.5.26
武田薬品工業(株)	1.39	12.88	0.59	0.14	15	医営業務部 星野正雄 1993.6.1
(財)阪大微生物病研究会	6.0	6.0	検出されない	検出されない，その他ほとんど含まれていない	12.0	観音寺研究所 深井孝之助 茶園正至 1993.6.2
(社法)北里研究所	1.9～2.5	7.7～12.7	1.5～2.5	含む，その他0.95～1.3	14～16	相沢主税 1993.6.4
デンカ生研(株)	2～3	10～12	含む	含む	14～16	新潟工場ワクチン部 生島紘一郎 1993.6.4

PT：百日咳毒素，FHA：線維状赤血球凝集素，AGG：凝集原（アグルチノーゲン）

日本ではこのワクチンの効果は後述するように著しく良好であったが，すぐには世界で認められなかった．1984年百日咳流行地であるスウェーデンは，国家的な規模で日本製のacellular pertussis vaccineの野外接種を試みた．このときのワクチンはFHAとPTを等量含むワクチンとPTのみのワクチンで，いずれも阪大微生物病研究会製のワクチンである．当初のこのワクチンの接種効果の評価は種々の理由から低く，PTとFHAを等量含むワクチンが米国で認可されたのは1992年8月になってからである．一方，全菌体ワクチンの副反応による社会問題に悩む米国は，1987年から日本の百日咳ワクチンによる野外接種を行い，この結果武田薬品工業製のワクチンが1991年12月に米国で認可され，その他のapワクチンとともに現在使用されている．

e. 日本における acellular pertussis vaccine

先にも述べた通り，日本では6つの研究所，会社がacellular pertussis vaccineを製造している．これら6つのacellular pertussis vaccineの共通点は，百日咳菌体からエンドトキシンを取り除き，現在では国際的に必要と考えられている百日咳ワクチン抗原のPTとFHAを主に含有しているところである．共通した製造法は，百日咳菌液体静置培養上清から，硫安分画および庶糖密度勾配遠心を用い，PTとFHAの2成分を主とする分画を回収することによって改良型百日咳ワクチンを作製する方法であり，1981年には認可，市販された．しかしこの改良ワクチンは，その製造過程が製造会社により異なり，画一的なワクチンではない．

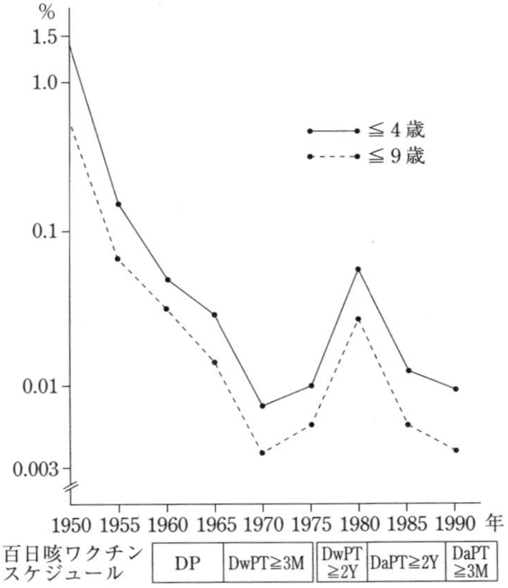

図 11.7 年次別百日咳発生頻度

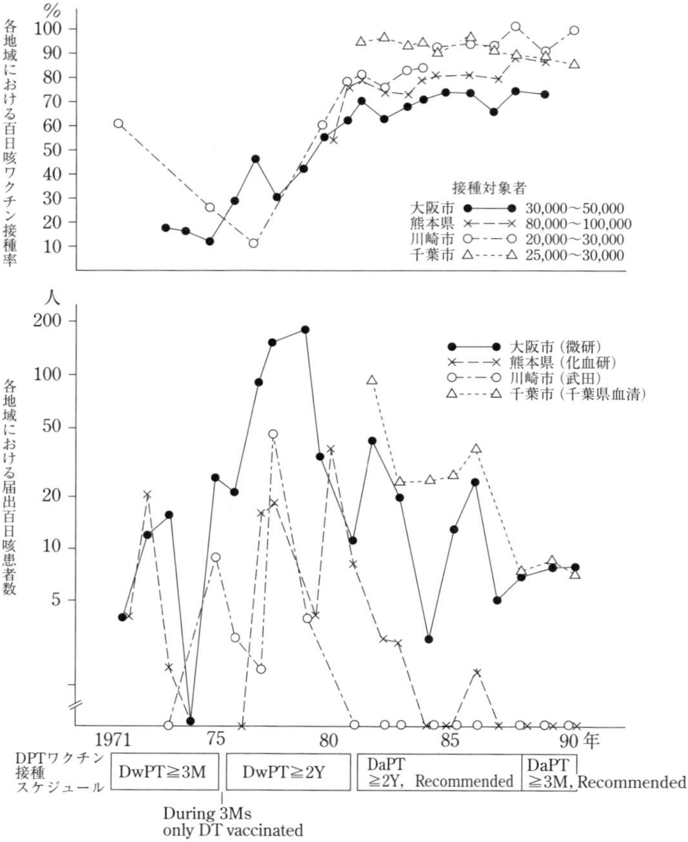

図 11.8　各地域による FTP ワクチン接種率と届出百日咳患者数の推移

千葉県血清研究所の製造したワクチンは，PT と FHA の比率が 1：1 で，agglutinogen，凝集原 AGG が少し含まれている．武田薬品工業のワクチンは PT と FHA の比が 1：9 で，少量の AGG と pertactin を含む．阪大微生物病研究会のワクチンは PT と FHA の比率が 1：1 で，他の抗原を含まない．北里研究所のワクチンは PT と FHA の比率が約 1：4 で，pertactin と少量の AGG を含む．デンカ生研のワクチンは PT と FHA の比率が約 1：4 で，pertactin と AGG を少量含む．

以上 5 社のワクチンは，その製造過程がほとんど共通しており，米国の Cherry はこのワクチンを“first generation vaccine”と呼んでいる．一方，化学及血清療法研究所（以下化血研）のワクチンは PT と FHA を別々に分離し，その含有比を自由に変えることのできるワクチンで，Cherry はこのワクチンを“second generation vaccine”と呼ぶ．すなわち，1989 年化血研は，上記の従来の製造と異なる百日咳ワクチンの改良に成功した．従来の百日咳菌培養培地を変えて増殖性を増し，静置方法に代わる通気攪拌方法を行うことにより多量のFHA，PTを回収することに成功し，さらにこのFHA，PTをおのおのゲルクロマトグラフィーによって単離し，その後一定の割合でFHAとPTを混合するという改良に成功した．現在市販されているこのワクチンのPTとFHAの含有比率は1：4であり，他の抗原は含まれない．

f. おのおののacellular pertussis vaccineの効果

日本では，これら6社のワクチンを自由に医師が選択でき，6社もDaPTはおのおの10％から30％が市販されており，個々のワクチンの効果判定は難しい．図11.1に示したように，DaPTが接種されるようになって以来，日本での百日咳の罹患率は次第に減少しつつある．さらに，図11.7には，1974年から1991年までの各年における生後5歳までと10歳までの人口に対する百日咳患者発症の割合を示した．

このことから日本全体をみると，DaPTワクチンはいずれのワクチンでも有効と考えられる．筆者は，そのワクチンが90％以上接種されている地域を選び，ワクチン接種率と百日咳発生率から，おのおののワクチンの有効性を調査することを試みた．

図11.8には，PTとFHA比は1：1の，阪大微研ワクチンの製造地域であるためほとんどがこのワクチンを使用している大阪市と，化血研の製造地域であるためほとんどがこのワクチンを使用している熊本県，さらにPTとFHAの比率が1：9であり，武田薬品製のワクチンのみが使用されている川崎市，そして90％が千葉血清ワクチンを接種されている千葉市を選び，おのおのの接種率と百日咳の発生数の相異を示している．

表11.4　DPT—日数別（平成6年10月1日～12年3月31日）

	総　数	24H以内	1～3日	4～7日	8～14日	15～28日	29日～
総　　数	1239	765	428	25	13	3	5
1　即時性全身反応	88	73	15				
1A　アナフィラキシー	32	26	6				
1B　全身蕁麻疹	56	47	9				
2　脳炎，脳症	5	3	2				
3　痙攣	34	16	14	3	1		
4　運動障害							
5　その他の神経障害	5	2	2		1		
6　局所の異常腫脹（肘を越える）	480	261	211	6		1	1
7　全身の発疹	53	34	16	2	1		
8　39°以上の発熱	165	117	42	2	2	1	1
9　その他の異常反応	38	33	3			1	1
10　基準外報告	371	226	123	12	8		2
10A　局所反応（発赤腫脹など）	278	160	99	12	5		2
10B　全身反応（発熱など）	72	53	19				
10C　その他	21	13	5		3		

表 11.5 DPT 1 期初回 1 回目―対象者数 8,434 人，異常発生者数 3,670 人（平成 11 年 4 月～ 12 年 3 月 31 日）

	発現日																													
	0 日	1 日	2 日	3 日	4 日	5 日	6 日	7 日	小計	8 日	9 日	10 日	11 日	12 日	13 日	14 日	15 日	16 日	17 日	18 日	19 日	20 日	21 日	22 日	23 日	24 日	25 日	26 日	27 日	28 日	合計
発熱	33	91	101	66	55	60	69	37	512	45	36	55	46	33	35	43	43	34	27	26	28	36	32	40	26	46	33	23	20	17	1,236
37.5 ℃以上 38.5 ℃未満	20	51	40	31	23	20	31	8	224	18	10	20	12	14	8	19	9	20	6	10	11	12	11	12	3	17	12	14	10	5	477
38.5 ℃以上	13	40	61	35	32	40	39	29	288	27	26	35	34	19	27	24	34	14	21	16	17	24	21	28	23	29	21	9	10	12	759
局所反応	136	302	196	110	61	71	108	290	1,274	214	56	27	21	15	16	10	9		3	3	2	2	2	14	6	1	1	4			1,680
痙攣	1	1		1			1		4		3		1	1				1	1	1	1	1			1	1					16
37.5 ℃未満	1								1					1				1													3
37.5 ℃以上		1		1			1		3		3		1						1	1	1	1			1	1					13
嘔吐	26	29	25	15	27	13	14	10	159	7	7	12	6	12	15	10	6	2	12	6	9	3	8	9	6	11	5	14	5	5	329
下痢	42	89	50	43	24	32	38	31	349	35	18	15	20	14	25	25	21	17	17	14	17	17	27	23	15	22	17	25	8	16	754
せき鼻水	84	132	132	119	101	91	80	79	819	70	65	78	56	46	61	60	50	44	52	52	40	47	36	42	42	41	31	26	10	10	1,778
合計	322	644	504	354	268	267	310	447	3,117	371	185	187	150	121	152	148	129	98	112	102	97	106	105	128	96	122	87	92	43	45	5,793

	発生割合																													
	0 日	1 日	2 日	3 日	4 日	5 日	6 日	7 日	小計	8 日	9 日	10 日	11 日	12 日	13 日	14 日	15 日	16 日	17 日	18 日	19 日	20 日	21 日	22 日	23 日	24 日	25 日	26 日	27 日	28 日	合計
発熱	0.4	1.1	1.2	0.8	0.7	0.7	0.8	0.4	6.1	0.5	0.4	0.7	0.5	0.4	0.4	0.5	0.5	0.4	0.3	0.3	0.3	0.4	0.4	0.5	0.3	0.5	0.4	0.3	0.2	0.2	14.7
37.5 ℃以上 38.5 ℃未満	0.2	0.6	0.5	0.4	0.3	0.2	0.4	0.1	2.7	0.2	0.1	0.2	0.1	0.2	0.1	0.2	0.1	0.2	0.1	0.1	0.1	0.1	0.1	0.1	0.0	0.2	0.1	0.2	0.1	0.1	5.7
38.5 ℃以上	0.2	0.5	0.7	0.4	0.4	0.5	0.5	0.3	3.4	0.3	0.3	0.4	0.4	0.2	0.3	0.3	0.4	0.2	0.2	0.2	0.2	0.3	0.2	0.3	0.3	0.3	0.2	0.1	0.1	0.1	9.0
局所反応	1.6	3.6	2.3	1.3	0.7	0.8	1.3	3.4	15.1	2.5	0.7	0.3	0.2	0.2	0.2	0.1	0.1		0.0	0.0	0.0	0.0	0.0	0.2	0.1	0.0	0.0	0.0			19.9
痙攣	0.0	0.0		0.0			0.0		0.0		0.0		0.0	0.0				0.0	0.0	0.0	0.0	0.0			0.0	0.0					0.2
37.5 ℃未満	0.0								0.0					0.0				0.0													0.0
37.5 ℃以上		0.0		0.0			0.0		0.0		0.0		0.0						0.0	0.0	0.0	0.0			0.0	0.0					0.2
嘔吐	0.3	0.3	0.3	0.2	0.3	0.2	0.2	0.1	1.9	0.1	0.1	0.1	0.1	0.1	0.2	0.1	0.1	0.0	0.1	0.1	0.1	0.0	0.1	0.1	0.1	0.1	0.1	0.2	0.1	0.1	3.9
下痢	0.5	1.1	0.6	0.5	0.3	0.4	0.5	0.4	4.1	0.4	0.2	0.2	0.2	0.2	0.3	0.3	0.2	0.2	0.2	0.2	0.2	0.2	0.3	0.3	0.2	0.3	0.2	0.3	0.1	0.2	8.9
せき鼻水	1.0	1.6	1.6	1.4	1.2	1.1	0.9	0.9	9.7	0.8	0.8	0.9	0.7	0.5	0.7	0.7	0.6	0.5	0.6	0.6	0.5	0.6	0.4	0.5	0.5	0.5	0.4	0.3	0.1	0.1	21.1
合計	3.8	7.6	6.0	4.2	3.2	3.2	3.7	5.3	37.0	4.4	2.2	2.2	1.8	1.4	1.8	1.8	1.5	1.2	1.3	1.2	1.2	1.3	1.2	1.5	1.1	1.4	1.0	1.1	0.5	0.5	68.7

接種対象者は生後5歳未満の子供たちで，大阪市では3万人から5万人である．熊本県では約8万人から10万人であり，川崎市では2万人から3万人，千葉市は2万5千人から3万人である．下段にはDPTワクチン接種の方法が示されている．

いずれの地域でも，DwPT（whole cell－P）の接種率が低下するときと一致して百日咳の発症が増多していることがわかる．1981年以降は予防接種率が次第に上昇し，これに引き続いて百日咳患者が減少していく傾向がみえ，ことに接種率が80％をこえた川崎市，熊本県からは百日咳発症の届出がほとんどなくなっている．一方大阪市では，接種率の上昇とともに百日咳発症の届出が減少してきているが，接種率が多少悪く，他の地域に比し少し百日咳患児の届出が多い．また千葉市では，接種率は良好であるが患者数はやや横ばいである．

11.6　副　反　応

a.　認定部会に届けられた症例

平成10年度に認定部会に提出され，認定された症例を示す．

局所異常反応2名，痙攣4名，てんかん1名，脳症1名，アナフィラキシー1名，ネフローゼ1名，石灰化上皮腫1名．

b.　予防接種後副反応報告書に報告された症例

予防接種後副反応報告書を表11.4に示す．

c.　予防接種後健康状況調査

表11.5に示す．

[加藤達夫・中島夏樹・箕原　豊・徳竹忠臣]

文　献

1）加藤達夫：感染症症候群　百日咳．日本臨床　領域別症候群シリーズ No23：131－133，1999
2）加藤達夫：百日咳抗体．検査の技術 **21**（9）：765－766，1993
3）加藤達夫：百日咳ワクチンの進歩．感染症 **24**（1）：37－43，1994
4）加藤達夫：百日咳の現状と問題点．小児内科 **32**（10）：1677－1679，2000
5）加藤達夫：感染症―今どう考えるか　重篤な副反応．小児科 **41**（5）：1169－1178，2000

12

破傷風トキソイド

12.1 病　　態

破傷風は，ワクチンで予防できる病気では唯一感染個体（ヒトまたは動物）から感染個体への伝染が起こらないユニークな疾患で，環境からの病原体暴露を通してのみ感染する[1]．臨床症状は菌そのものの侵襲によるものではなく，創傷部において発育型（vegetative form）の菌によって産生される神経親和性外毒素（tetanospasmin）により起こる[2]．ヒトに加え，多くの動物がこの病原体を媒介し，排泄する．破傷風菌（*Clostridium tetani*）は，発育型ではグラム陽性の細い桿菌で，胞子型（spore form）では太鼓のバチ状，またはテニスラケットの形をしている．発育型は熱や消毒薬に弱いが，胞子型はオートクレーブ 120 ℃ 15 分でも殺菌されないほど抵抗力が強く，日光にさらされなければ土壌中で何年も生き続け[3]，土壌，塵埃，獣糞中にふつうに存在するため，いつ，いかなる場所でも，だれでも感染しうる病気である．わが国にも昔から存在し，滝沢馬琴の里見八犬伝にもその名が出てくる．

a. 疫　　学

破傷風は，トキソイドの接種が百日咳，ジフテリアとの混合ワクチンとして普及している先進各国では，特に若年層では激減しているが，個人の抗毒素抗体価が減少してくる高齢者になるにつれ，増加する傾向がある．しかし発展途上国では相変わらず猛威をふるっており，ことに新生児破傷風による死亡者は年間 80 万人といわれる．わが国では，1949 年に 2,200 人近い患者と，2,000 人の死亡者を出しているが，その後暫次減少し，1968 年に三種混合ワクチンの乳児への集団接種が開始され激減し，最近では毎年 50 人前後が報告され，そのほとんどが高齢者である．

b. 臨 床 経 過

刺傷などの外傷部位，手術部位，新生児の臍帯などから破傷風菌芽胞が入り発症するが，感染創が不明なことも多い．

1）潜伏期　潜伏期は通常 3 ～ 21 日であるが，感染の量と部位により，受傷 1 日以内に発症することもあり，数カ月たってから発症することもある．受傷部位が中枢神経から遠いほど潜伏期は長く，受傷部位が破傷風菌にとって発育型に変わりやすいほど潜伏期は短くなる[2]．

2）臨床症状　発症すると症状は次の 4 期に分けることができる[4]．

第1期（前駆期）：開口障害が起こるまでで，全身違和感，頸部，背部，胸部の疼痛，頭痛，発汗，舌がもつれる，顎のあたりが痛むなどの症状が2～3日続く．

第2期（痙攣発作前期）：開口障害発現から痙攣発作出現までの期間で，いわゆるonset timeにあたる期間である．牙関緊急（trismus）により経口摂取，嚥下が困難になる．顔面は痙笑（risus sardonicus）と呼ばれる状態を呈する．そして歩行障害，言語障害，嚥下困難，背部痛，腹痛などがあらわれ，次第に全身の筋肉が強直してくる．

第3期（痙攣発作期）：痙攣発作が始まり，これが持続する期間である．躯幹全体が板状硬直を呈し，同時に項部硬直，後弓反張などを呈する．音や光の刺激で痙攣発作が誘発される．これが通常7～10日間続く．意識は最後まで清明である．

第4期（回復期）：頻発していた全身性の痙攣がおさまると，回復期に入る．腹壁には軽度の板状硬直が残り，腱反射の亢進も持続する．この状態が通常2～3週間続く．

c. 合　併　症

破傷風の合併症の頻度や型は，患者の年齢，看護の質，あるいは特異的治療法の効果に左右される．誤嚥や気管切開の後に，肺炎，無気肺，縦隔気腫が起こる．重症発作時には口の裂傷，筋肉内血腫，胸椎の骨折が起こることがある．電解質異常や栄養障害も起こりうる．治療に異種血清を使用すると血清病あるいは過敏症が起こる．

d. 治　　療

早期診断，早期治療がきわめて重要である．

1）創部の切開処置　外科的処置で破傷風菌の発育に適した条件を除去し，増殖する菌数，産生する毒素を減少せしめる．しかし筋攣縮を抑える処置を講じるまでは行ってはならない．

2）抗生物質　抗生物質は発育型の破傷風菌のみに効果があるが，間接的に毒素の産生を止めることができる．ペニシリンが有効で，ペニシリンアレルギーの患者にはテトラサイクリンを使用する．

3）抗毒素　受動免疫を治療に応用する試みは，19世紀末Behringと北里柴三郎により，ジフテリアおよび破傷風に対する抗毒素療法として始められた．生体に侵入した病原体およびそれの産生する毒素が引き起こす疾病を，毒素を特異的に中和する抗毒素により治療しようとするもので，破傷風に対してはまだ神経組織に結合していない毒素を中和することができる．最も特異的な治療法で，以前は異種（ウシ，ウマ）の抗血清も用いられたが，現在はヒト破傷風免疫グロブリン（tetanus immunoglobulin；TIG）が主に用いられている．投与量は成人でTIG 3,000～6,000単位の筋肉内投与が推奨されている[5]．新生児は500単位，乳幼児は200単位/kgである．これもできるだけ早期投与が肝要で，開口障害があらわれた時期までに投与すると有効であるといわれる．なお，抗毒素は血液-脳関門を通過しない．

4）抗痙攣剤　全身性の痙攣が起こるまでは，静かな薄暗い部屋でできるだけ刺激をさけ，中枢神経に作用する抗痙攣剤を投与する．しかし一度全身性の痙攣が起きたら，明るいICUに移し，呼吸管理を行いながら，抗痙攣剤と神経筋遮断薬とで痙攣を完全にコントロールするよう努める．破傷風患者は意識は清明であるから，恐怖と苦痛を除去するため必ず鎮静剤を併用すべきである．

5）全身のケア 状態が安定していない時期には経静脈的に水，電解質，栄養を与える．また，この時期は皮膚，排尿，口腔のケアに十分注意する．状態が安定し，イレウスの心配がなければ経管栄養を併用する．肺炎をはじめとする感染症の合併に注意する．

6）トキソイドによる能動免疫 運良く危機を脱し，回復しても抗毒素で治療した破傷風感染症では終生免疫はできない．そこで退院前にトキソイドによる能動免疫の初回量を与えておく．しかしこれは抗毒素の投与から4～6週たってから行う．

e. 予　　後

最新の医療技術を用いても，いったん発症した破傷風の治療は相変わらず非常に困難で，新生児破傷風の死亡率は60％を越え，最も死亡率の低い10代でも20％近くが死亡している．治療効果は，いかに早く治療を開始したかにかかってくる．最初の症状があらわれてから，痙攣発作までの時間（onset time）が短いほど予後は悪いといわれている．

12.2 ワクチンの種類と性状

現在わが国には，破傷風の予防に用いるワクチンは，破傷風トキソイド，沈降破傷風トキソイド，ジフテリア破傷風混合トキソイド，沈降ジフテリア破傷風混合トキソイド，百日咳ジフテリア破傷風混合ワクチン，沈降精製百日咳ジフテリア破傷風混合ワクチンの6種が認可されているが，実際に製造，使用されているのは以下の4種である．

a. 沈降破傷風トキソイド

本剤は破傷風トキソイドにアルミニウム塩を加えて不溶化した液剤で，振り混ぜると均等に白濁する．1 m*l* 中のトキソイド量は蛋白として80 μg以下となるようにつくられる．チメロサールは0.01 w/v％になるように添加でき，適当な安定剤を加えることができる．

b. ジフテリア破傷風混合トキソイド

本剤はジフテリアおよび破傷風トキソイドを含む無色ないし淡黄褐色の透明な液剤である．1 m*l* 中にジフテリアトキソイドの含量が70 Lfを越えないよう，破傷風トキソイドの含量が蛋白として200 μgを越えないようにつくられる．チメロサールは0.01 w/v％になるように添加することができる．

c. 沈降ジフテリア破傷風混合トキソイド

本剤はジフテリア破傷風トキソイドを含む液にアルミニウム塩を加え不溶化した液剤で，振り混ぜると均等に白濁する．1 m*l* 中のジフテリアトキソイドの含量が50 Lf

以下，破傷風トキソイドの含量が蛋白として 80 μg 以下となるようにつくられる．チメロサールは 0.01 w/v %になるように添加でき，適当な安定剤を加えることができる．

d. 沈降精製百日咳ジフテリア破傷風混合ワクチン

本剤は百日咳の防御抗原，ジフテリアトキソイド，破傷風トキソイドを含む液にアルミニウム塩を加え不溶性とした液剤で，振り混ぜると均等に白濁する．1 ml 中に百日咳菌の防御抗原を 8 国際単位以上，ジフテリアトキソイドを 70 Lf 以下，破傷風トキソイドを 20 Lf 以上含まなければならない．チメロサールは 0.01 w/v %になるように添加できる．このワクチンは，組成成分が製造各社で少し異なる．各製剤の破傷風抗原含量，力価を表 12.1 に示した．

表 12.1　各破傷風ワクチンの抗原含量および力価

トキソイドの種類	抗原含量		力　価	
	製造基準 (μg/ml)	製品 (μg/ml)	製造基準 (IU/ml)	製品 (IU/ml)
沈降破傷風トキソイド	＜ 80	13 ～ 27	＞ 40	44 ～ 94
ジフテリア破傷風混合トキソイド	＜ 200	55 ～ 82	＞ 30	24 ～ 43
沈降ジフテリア破傷風混合トキソイド	＜ 80	14 ～ 32	＞ 40	54 ～ 109
沈降精製百日咳ジフテリア破傷風混合ワクチン	＜ 80	13 ～ 16	＞ 27	50 ～ 136

培養　破傷風菌 Harvard 株
半合成，その他の培地で
5 ～ 10 日培養
↓
原液　続素数：20 ～ 70 Lf/ml
↓
トキソイド化　ホルマリン処理
10 ～ 35 日
↓
精製　塩化亜鉛沈殿
硫安分画
ゲル濾過
イオン交換クロマトグラフィー
↓
トキソイド
1,700 ～ 2,700 Lf/mg PN
↓
沈降トキソイド
アルミニウム塩で沈降

図 12.1　破傷風トキソイド製造の概略

破傷風トキソイドは，破傷風菌 Harvard 株を純培養し，ホルマリンを用いて抗原性を損なわないように無毒化し，塩化亜鉛沈殿，硫安塩析，ゲル濾過，イオン交換クロマトグラフィーなどで精製する．沈降トキソイドはアジュバントとして，これに水酸化アルミニウムやリン酸アルミニウムなどを加えてトキソイドを沈降または吸着し，不溶性とした製剤である．製造方法の概略を図 12.1 に示した．

12.3　接種方法と効果

破傷風は，予防接種法においては定期接種の対象疾患にはなっていないが，ジフテリアトキソイド，精製百日咳ワクチンとの混合ワクチンとして定期接種に組み入れられている．わが国では，DPT Ⅰ期として生後 3 カ月から 90 カ月未満（標準は 3 カ月以上 12 カ月以下）に初回接種を 3 ～ 8 週間隔で 3 回，追加接種は初回接種終了から 6 カ月以上の間隔をおいて接種（標準は初回接種終了後 12 カ月～ 18 カ月），DT Ⅱ期として 11 歳以上 12 歳以下（標準は小学校 6 年生）に 1 回接種することになっている．しかし破傷風の予防接種は，感染の機会のある個人はいつ始めてもよく，年齢や時期に制限はない．年齢によって用量を加減する必要もなく，乳幼児でも高齢者でも規定量を接種してさしつかえない．

接種は，破傷風トキソイド未接種者には沈降破傷風トキソイドと沈降ジフテリア破傷風混合トキソイドは 4 ～ 8 週間隔で 2 回，ジフテリア破傷風混合トキソイドと沈降精製百日咳ジフテリア破傷風混合ワクチンは 3 ～ 8 週間隔で 3 回，それぞれ 0.5 m*l* の皮下接種で初回免疫とし，追加免疫としてどのワクチンも初回免疫後 6 ～ 18 カ月の間に 1 回，0.5 m*l* を皮下接種する．また破傷風トキソイド基礎免疫完了者は初回接種を省略し，追加免疫から始め，それぞれ以後 10 年毎に追加接種を行う．なお，初回免疫時に副反応が強かった者は，以後の追加免疫を適宜減量する（表 12.2）．

通常ヒトの場合，血中抗毒素が 0.1 U/m*l* 以上あれば，ほぼ完全に発症を防ぐこと

表 12.2　各破傷風ワクチンの接種法

対象者	ワクチンの種類	初回免疫	追加免疫
破傷風未接種者	沈降破傷風トキソノイド 沈降ジフテリア破傷風トキソイド	4 ～ 8 週間隔で 0.5 m*l* 2 回	初回免疫完了後 6 ～ 18 カ月の間に 1 回
	ジフテリア破傷風混合トキソイド 沈降精製百日咳ジフテリア破傷風 混合ワクチン	3 ～ 8 週間間隔で 0.5 m*l* 3 回	初回免疫完了後 6 ～ 18 カ月の間に 1 回*
破傷風基礎免疫完了者	沈降破傷風トキソイド 沈降ジフテリア破傷風トキソイド ジフテリア破傷風混合トキソイド 沈降精製百日咳ジフテリア破傷風 混合ワクチン	不要	追加免疫に準ずる 0.5 m*l* 1 回*

*免疫を保つためには以後 10 年毎に追加接種

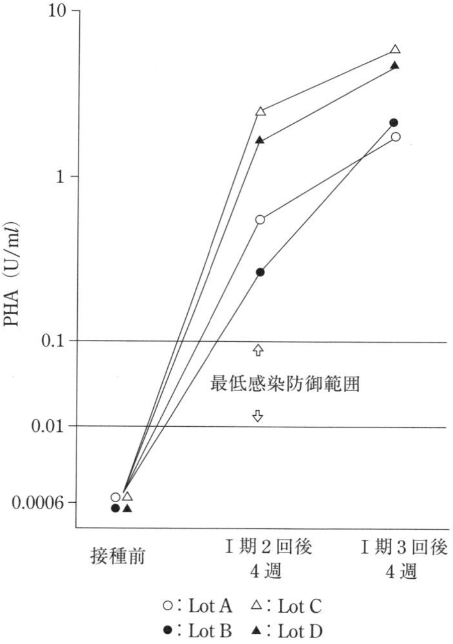

図 12.2　沈降精製 DPT 三種混合ワクチンⅠ期 2 回，3 回接種後の破傷風抗毒素価（有本，1990）[6]

ができるといわれており，また 0.01 U/ml でも大体有効と考えられる．図 12.2 に沈降精製 DPT ワクチンⅠ期 2 回および 3 回接種 4 週後の破傷風血中抗毒素価の上昇を示した[6]．2 回接種でどのロットも感染防御レベルを越え，3 回接種でさらに上昇している．血中抗毒素価はⅠ期完了後徐々に低下し，追加接種により速やかにⅠ期完了後の数倍から数十倍に達する．したがって過剰免疫をさけ，必要かつ十分な抗体価を得るための最低限の抗原量で免疫すべきであり，追加接種には 0.1 ml で十分との報告もある[7]．

12.4　免疫の持続性

液状トキソイド 3 回接種後，および沈降ワクチン 2 回接種 4 週後には大部分で抗体価は感染防御レベルを越え，2 ～ 3 カ月で最高値を示し，1 年後にやや下がって安定する．ここで追加免疫を行うと，1 回の接種で 10 U/ml 以上の抗体価を示す例も少なくなく，その後 10 年は感染防御レベルを維持できるものと考えられている．図 12.3 に 11 ～ 12 歳児（DTⅡ接種前）の破傷風血中抗毒素価を DPT 三種混合ワクチンⅠ期 3 回プラス追加接種群，Ⅰ期 2 回プラス追加接種群，Ⅰ期 3 回のみの群について

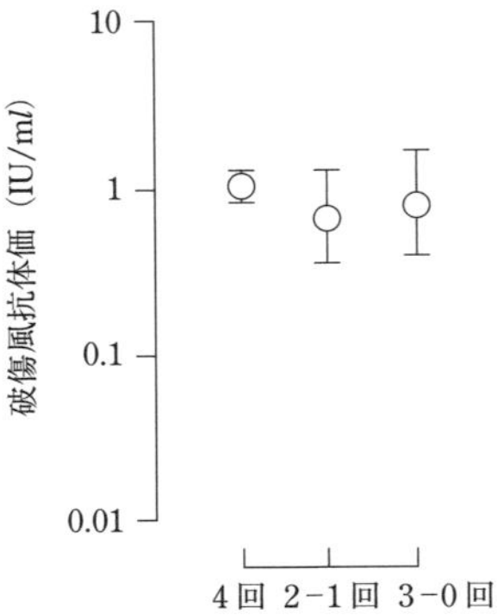

図 12.3　11 〜 12 歳児童（II 期接種前）の DTaP 接種回数と抗体価（岡田ら, 2001）[8]

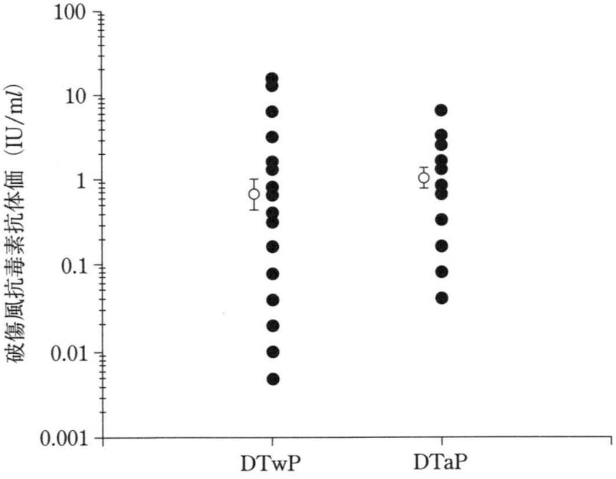

図 12.4　乳幼児期に DTwP ワクチン，DTaP ワクチン接種をうけた若年成人女性の破傷風抗毒素価（岡田ら, 2001）[9]

PHA 法で測定し比較したものを示した[8]．どの群も平均で 0.1 U/m*l* を大きく越え，かつ各群の抗毒素価に有意の差は認められなかった．図 12.4 に乳幼児期に全菌体百日咳ワクチンを含む DPT 三種混合ワクチン（DTwP），または無菌体百日咳ワクチンを含む DPT 三種混合ワクチン（DTaP）を 4 回接種した成人女性（18 〜 22 歳）の破傷風抗毒素価を PHA 法で測定し比較したものを示した．破傷風抗毒素価が 0.01 U/m*l* を越えていた者は，DTwP 群で 95.2 %，DTaP 群で 100 %であった[9]．

12.5 副　反　応

破傷風トキソイドは免疫原性が非常に強く，接種抗原量が少ないため，非常に安全なワクチンと評価されている．事実，妊婦（妊娠中後期）を含め，あらゆる人に接種が推奨されている．しかし副作用も少ないとはいえ各国で報告されており，特に2回目以降の接種での局所反応が注目されており，注射局所の発赤，腫張，疼痛，掻痒，壊死，浮腫がしばしば認められる．また頭痛，発熱，倦怠感，蕁麻疹，呼吸困難，頻脈などの全身症状の報告もあり，アナフィラキシーによる死亡例もある．これらの副作用には製剤中の破傷風トキソイド以外の夾雑抗原物質も関与していると思われ，トキソイドの純度を高めることにより軽減することが可能かもしれない．しかしトキソイドそのものにもアレルギー原性はあると考えられ，必要最低限の抗原量で免疫し，過剰免疫にならないよう注意が必要である．

12.6 禁　　忌

特にこのワクチン固有の禁忌はない．

[中島夏樹・加藤達夫]

文　　献

1）Wassilak S, Orenstein W, Sutter R：Tetanus Toxoid. In：Vaccines（ed by Plotkin SA, Orenstein WA), pp441－474, WB Saunders, Philadelphia, 1999
2）Weinstein L：Tetanus. *N Engl J Med* **289**：1293－1296, 1973
3）Bizzini B：Tetanus. In：Bacterial Vaccines（ed by Germanier R), pp38－68, Academic Press, Orlando FL, 1984
4）水原春郎：破傷風．新小児医学大系 20D，pp222－231，中山書店，1986
5）Bleck TP：Clostridium tetani. In：Principle and Practice of Infectious Diseases 4th ed（ed by Mandell GL, Bennett JE, Dolin R), pp2173－2178, Churchill Livingstone, New York, 1995
6）有本　寛：沈降精製 DPT 3 種混合ワクチンの第 I 期 2 回接種法の検討．聖マリアンナ医科大学雑誌 **18**：804－811，1990
7）Christenson B, Bottiger M：Immunity and immunization of children against tetanus in Sweden. *Scand J Infect Dis* **25**：643－647, 1991
8）岡田賢司，植田浩司ほか：11－12 歳児（2 期接種前）における DPT 三種混合ワクチン 3 回接種群と 4 回接種群の百日咳・ジフテリア・破傷風抗体価の比較．予防接種の効果的実施と副反応に関する総合的研究：研究班総会資料（平成 13 年 3 月），pp154－155，厚生省予防接種副反応研究班，予防接種リサーチセンター，2001
9）岡田賢司，植田浩司ほか：乳幼児期に DTwP ワクチン，DTaP ワクチン接種を受けた若年成人女性のジフテリア・破傷風・百日咳の抗体保有率．予防接種の効果的実施と副反応に関する総合的研究：研究班総会資料（平成 13 年 3 月），pp152－153，厚生省予防接種副反応研究班，予防接種リサーチセンター，2001

13

BCG ワクチン

13.1　わが国の結核の現況

わが国では結核の新規登録患者は年間約 43,000 人，死亡者は年間約 3,000 人と，結核は依然として最も頻度の高い感染症である．新規登録患者の 60 %は 60 歳以上の高齢者であること，排菌をともなう活動性結核患者が約 36,000 人と，緊急でかつ継続的な予防対策が必須の状況にある．また耐性菌の増加が憂慮され，学校や老人施設，病院などにおける集団感染の報告が相次ぎ，院内感染菌としての対策の樹立が求められてもいる．また米国では AIDS 患者の感染死は結核菌によることが多く，AIDS 患者の増加傾向が指摘されているわが国においても今後社会的問題として立ち上がってくる可能性が高い．

見落としてはならないのは小児期の結核で，発生数は年間 280 ～ 300 人であるが，その 75 %は 7 歳未満の乳幼児であり，特に 0 ～ 2 歳の年齢階層では髄膜炎や粟粒結核などの重症結核の頻度が著しく高い．この乳幼児結核は成人の二次結核とは異なり，父母や祖父母などの結核発症に引き続き家族内感染により発症する一次結核であり，赤沈値亢進例はわずかに 40 %，喀痰や胃液の検鏡により結核菌が検出される頻度はたかだか 10 %程度にすぎず，空洞を形成しないため胸部単純 X 線検査で病巣を描出することもできない．したがって結核の確定診断に困難をきたすという特徴がある．

13.2　小児結核の特徴

結核の原因菌は抗酸菌の一種である *Mycobacterium tuberculosis* である．非定型抗酸菌である *Mycobacterium bovis*（ウシ結核の原因菌）による呼吸器感染症，消化器疾患はときおり発生するが，*Mycobacterium africanum* はめったにない．

成人の結核は，小児期に感染した結核菌が肺門部リンパ節内のマクロファージ内に取り込まれ，細胞内殺菌や石灰化に抗して潜在感染していたものが加齢，ストレス，免疫系の機能不全などを契機として肺内に播種して感染病巣を形成し，その一部が結核病巣として活動性を得たものである．潜在感染菌が再活性化して感染病巣を形成することから，これを二次結核と呼ぶ．潜在感染中に生体の反応として結核菌に対する感作が成立し，後年二次結核によって病巣が成立されると，感作されたマクロファージ，T 細胞はその病巣へと集簇し，結核菌に対する炎症反応が惹起される．この炎症反応により病巣は次第に拡大し，中心部は乾酪壊死を起こし，辺縁部はマクロファージ，T 細胞と破壊された肺実質による厚い隔壁が形成されることになる．結核は慢性炎症であり，この時期になると炎症性消耗性疾患の特質があらわれ，咳嗽とともに食思不振，るいそうが顕著になる．

わが国では小学生以降，成人までの年齢階層においては，一般に結核菌に対する遅延型過敏反応が成立しており，したがって二次結核病巣が成立すると小学生でも成人でもほぼ同様の病態が形成され，炎症巣が気管支を巻き込むことによって乾酪壊死部の内容は気管支内へ流出し，喀痰検査により結核菌が検出されることになる．他方，乾酪壊死内容が排泄された後は大きな空所として残り，これを空洞と呼ぶ．空洞形成には約 6 カ月の期間が必要である．空洞は胸部 X 線により検出が可能である．空洞の辺縁壁では強い炎症が持続しており，この炎症の程度は赤沈値に反映することになる．また遅延型過敏反応の成立した個体に，「集団感染」という形で外部から結核菌が大量に感染し肺内に病巣を形成すると，二次結核巣形成のときと同様に空洞型肺結核として発症する．

一方，小児期の結核は未感作の個体に結核菌が侵入して惹起される感染症であり，感染即発症することから一次結核と呼ばれる．小児期の結核の特徴を項目的にまとめると，(1) 発症は 0 ～ 6 歳の乳幼児に集中していること（小児結核全体の 75 %），(2) 乳幼児期でも 2 歳までの年少例には重症結核（結核性髄膜炎，粟粒結核）が多くみられることなどのほかに，(3) 小児例を扱う上では，乳幼児型結核症（急性発症型）と学童期以降の成人型結核症（慢性型）とが混在しているとの認識が有用であること，(4) 両者は発症の原因に一次結核（すなわち乳幼児型結核で，結核腫・浸潤型，非空洞型）と二次結核（すなわち成人型結核で，乾酪壊死・空洞形成型）の大きな違いが観察できること，(5) 乳幼児型結核は通常の結核診断方法（胸部単純 X 線検査，赤沈値，胃液・喀痰の検鏡・培養）では診断ができないこと，したがって，(6) 家族歴，ツベルクリン反応の結果が感染，発症の判断に重要であること，(7) 胸部 X 線検査では異常が指摘されなくとも，胸部 CT スキャンが結核腫検出の有力な手段になること，(8) 乳幼児重症結核例は BCG 未接種が大多数で，このことは乳幼児型結核に対する BCG 効果をあらわしていること，(9) 成人型結核の発症例のうち約 50 % は BCG 既接種であり，BCG は無効である可能性があること，しかし，(10) スウェーデン，チェコスロバキアでは BCG 接種中止後全国的にみた結核の発症率は 3 ～ 7 倍に増加したことから，集団としてみた場合には BCG の有効性が指摘されること，などが観察された．BCG 効果の有無について考える際に小児科医にとって重要なことは，小児期の結核には 6 ～ 7 歳を境界として乳幼児型と成人型の 2 病型が存在し，それぞれへの対応をその特徴にしたがって行わなくてはならないことである．

13.3　診断のための検査

結核菌 *M. tuberculosis* の培養分離により診断が確定する．検体は，胃吸引物，喀痰，胸水，髄液，尿，その他の体液，また生検材料などが用いられる．乳幼児を含む小児で，咳嗽により喀痰が喀出されない場合，肺結核の診断に最もよい検体は早朝の胃吸引物である．胃液の採取は子供が覚醒した直後が最もよく，経鼻チューブを挿入して採取する．検体は3日連続採取する．抗酸菌染色による検鏡の結果にかかわらず，必ず培養を行う．

結核菌の発育は遅く，小川培地で4～8週間，液体培地で3～4週間を要する．胃液や喀痰をPCR法，DNAプローブ法，DNA断片多型分析法などを用いて遺伝子解析ができるようになったが，利点は迅速性にあり，感度は培養と変わらない．喀痰や体液中の抗酸菌を証明するにはZiehl–Neelsen染色法，オーラミン-ローダミン染色法，蛍光顕微鏡などさまざまな方法を用いて検出に努めるべきである．なかでも蛍光染色法は感度もよく，可能であれば第1選択の方法である．生検材料による抗酸菌の組織学的検討，抗酸菌の証明は診断に有用である．生検材料としてはリンパ節，胸膜，肝臓，骨髄，その他の組織が用いられる．しかし結核菌は，染色では，ほかのマイコバクテリアと明確に区別することは難しい．

感染源調査は積極的に実施すべきである．診断を確定させるためにも，感染源から分離された結核菌の薬剤感受性を決定するためにも，接触者の薬剤選択に影響を与える耐性パターンを明らかにするためにも，また潜伏感染者や発病者を特定するためにも必要な調査である．患者発生を結核予防法にもとづいて行い，届け出をうけた保健所が感染源調査を行っている．

13.4 結核菌感作の評価

a. ツベルクリン反応の実際

ツベルクリン反応は，結核菌培養濾液の抽出蛋白（PPD）に対する皮内の遅延型過敏反応の有無を検出する方法で，ツベルクリン反応陽性は結核菌の既往感染を意味している．症状のない結核患者の結核感染を検出する唯一の実際的な検査方法である．小児では結核菌に感染した場合，8週間以内にはツベルクリン反応は陽転しほぼ一生陽性が続く．わが国ではPPD皮内接種48時間後の局所発赤径について評価しており，平成6年の結核予防法改定以降の評価基準は，陰性＜9 mm，陽性≧10 mmである．

ツベルクリン反応の定期検査は生後3～6カ月に行われ，陽性者は結核菌感染が疑われて精査へ，陰性者にはBCG接種が行われる．平成15年より，これまで行われてきた小学生・中学生のツベルクリン反応陰性者のBCG接種は中止され，乳児期のBCG接種に一本化された．また，この乳児期のBCG接種も，近い将来にはツベルクリン反応を行わない直接接種になる予定である．

他方，欧米ではツベルクリン反応はMantoux皮膚テストと呼ばれ，PPD 5単位の皮内注射72時間後の接種部位の反応硬結径を計測する．硬結径の評価はわが国に比べ柔軟で，例えば硬結径5～9 mmでも結核の非浸潤地域に居住する小児では結核菌感染はわずかに5％の確率しかなく，したがって非特異反応とみなされる．一方，硬結径 5 ～ 9 mm でも排菌者との接触が濃厚である場合には 50 %の確率で感染者とみなされる．すなわち同じ硬結径でも結核患者との接触の有無で判定も異なることになる．なおアメリカ小児科学会がツベルクリン反応を推奨しているのは，結核感染あるいは発症の危険性が高い小児に対してのみである（表 13.1 および表 13.2）．

わが国と欧米のツベルクリン反応検査の違いは，① PPD 量が異なる，②評価を発赤径で行うか，硬結径で行うか，③判定時間が 48 時間か，72 時間か，④評価を反応径のみで行うか，結核菌の浸潤地域か否かなど環境要因を加えるか，などをあげることができる．ただし，欧米においても乳幼児型と成人型の両者が存在する小児結核の特徴に配慮した評価基準とはなっていない点は，わが国と同様である．

ツベルクリン反応は，生ワクチンを含む予防接種を希望して来院した小児に同時に実施してもよい．BCG 接種の既往がある場合でもツベルクリン反応は禁忌ではない．

またツベルクリン反応が陰性だからといって，結核の感染，発症を否定できるわけではない．培養陽性であった免疫不全ではない小児の約 10 %は当初ツベルクリン反応が陰性であったとの報告がある．宿主要因，すなわち若年者，栄養失調，免疫抑制，ウイルス感染（特に麻疹，水痘，インフルエンザなど），また重症播種型結核などではツベルクリン反応の減弱化が知られている．HIV と結核菌の重複感染例ではしばしばアネルギー状態になり，ツベルクリン反応は陰性となる．なお皮膚アレルギーを立証するコントロール皮膚テストは必要なく，勧められない．

表 13.1　小児のツベルクリン反応陽性の基準（アメリカ小児科学会）
ツベルクリン反応は接種後 48 ～ 72 時間で判定する．

［硬結≧ 5 mm］

結核に罹患した確診例あるいは疑診例の活動性患者と密接な接触があった小児例

- 活動性あるいはかつて活動性であった家族・家中の者で，小児への暴露時に十分な治療をうけていたと確定されない場合，治療が小児との接触後に始められた，あるいは潜在性結核の再活性化が疑われる．

結核が疑われた小児例

- 胸部 X 線検査で，活動性あるいはかつて活動性であった結核に一致する所見
- 結核の臨床的所見

免疫抑制治療をうけている小児例，あるいは HIV 感染を含む免疫抑制状態にある小児例

［硬結≧ 10 mm］

播種性結核の危険性がある小児例

- 幼弱児： 4 歳以下の小児例
- 他の疾患を有する場合：ホジキン病，リンパ腫，糖尿病，慢性腎不全，栄養不良など

結核への暴露の機会が多い例

- 両親が，または小児が結核の高浸潤地域に生まれた例
- 特殊な成人としばしば接触した小児例： HIV 感染者，ホームレス，違法な薬物の常用者，ナーシング・ホームの居住者，留置所や刑務所の入所者，渡り歩く農場労働者など
- 高浸潤地域を旅行したり，足を踏み入れた人

［硬結≧ 15 mm］

危険因子のない 4 歳以上の小児例

表 13.2　ツベルクリン反応を推奨すべき小児（アメリカ小児科学会）

［できるだけ早くツベルクリン反応を行うべき小児例］
- 確診または疑診にある感染性結核者（接触者検診）と接触のあった小児：この群には，最近 5 年間に監獄にいた家族・近親者と接触のあった小児を含む．
- 結核を疑わせる胸部 X 線所見があるか，臨床症状のある小児例
- 結核の流行地帯からの移民小児例（例：アジア，中東，アフリカ，ラテンアメリカ）
- 結核の流行地帯を旅行したり，流行地帯から米国に来た人と密接な接触のある小児例

［毎年ツベルクリン反応を行うべき小児例］
- HIV 感染をもつ小児，または HIV 感染者と同居している小児
- 監獄に入獄中の青年

［2～3 年毎にツベルクリン反応を行うべき小児例］
- 次のような人と接触のあった小児：HIV 感染者，ホームレス，ナーシング・ホームの居住者，違法な薬物の常用者，留置所や刑務所の入所者，渡り歩く農場労働者．前述のハイリスク群の成人に接触歴のある小児例

［4～6 歳および 11～16 歳でツベルクリン反応を考慮すべき小児例］
- 両親が結核の浸潤地域からの移民である小児（両親のツベルクリン反応の状態は問わない）：浸潤地域への旅行により持続的に感染の危険に曝される場合，流行地帯から米国に来た人（ツベルクリン反応の状態は問わない）と密接な接触のある場合にはツベルクリン反応を繰り返し行うべきである．
- 結核の高浸潤地域に住んでいるが，特別な危険因子のない小児例：一般的には，ハイリスクにある隣人や地域社会は，それだけでは町中がハイリスクにあるとはいえない．町の地域ごとのリスクは，隣人の有り様によっても，街区ごとでも変化するはずである．医療者は感染暴露の可能性を判断する際には，このようにさまざまなパターンがあることを確認すべきである．地域保健局の担当者や地域の結核専門家は，医療者が地域の結核の浸潤頻度を知ろうとする際には情報提供を行うべきである．

［感染から発症へと移行しつつある状態にある小児例］

他疾患を有する場合：糖尿病，慢性腎不全，栄養不良，先天性・後天性免疫不全症などをもつ例では，特別の考慮がなされなければならない．最近結核に暴露された可能性がなければ，これらの例も結核の感染を起こす可能性は低い．これらの疾患に関連した免疫不全状態は，論理的には感染が重症化する可能性を増大させる．結核について初めて暴露された経緯をこれらの例では明らかにしておくべきである．もしもこの経緯の中に，あるいは地域の流行状況の中に少しでも結核に暴露される機会があったと推察された場合には，直ちにツベルクリン反応を行い，また繰り返し行うべきである．免疫抑制療法を行う必要のある例では，1 回目のツベルクリン反応は免疫抑制療法を始める前に行うべきである．

* BCG の既往接種は，ツベルクリン反応を行う禁忌とはならない．HIV：ヒト免疫不全ウイルス．
** 初めてのツベルクリン反応は，診断時，生後 3 カ月に行う．

b. BCG 接種の既往がある例のツベルクリン反応結果の評価

一般的には，BCG 既接種者のツベルクリン反応の結果の評価は，BCG 未接種者のそれと同様である．BCG 接種後には，結核菌の感染によるツベルクリン反応陽性と BCG そのものによる陽転とを区別することは難しい．ツベルクリン反応の反応性は BCG 既接種だからといって必ずしも陽性にできるとは限らない．BCG 接種後のツベルクリン反応（硬結など）の大きさはさまざまな要素が絡んでいる．BCG 接種時の年齢，使用した BCG の質や株種，接種した BCG の量，接種をうけた子供の栄養状

態や免疫状態，さらにはツベルクリン反応の回数も問題になる．生後数カ月以降にうけたBCGは，生後直後にうけたものより反応は大きく出ることが知られている．

BCG接種歴の有無にかかわらず，何らかの症状を呈するツベルクリン反応陽性者は結核菌の感染を強く示唆している．無症状で過去にBCGをうけたことのあるツベルクリン反応陽性の子供を評価する場合には，接種済みの記載のある記録や典型的なBCG接種痕の確認など過去のBCG接種の証拠を明らかにする必要がある．ツベルクリン反応陽性がBCG既接種によるものと証明できない場合に，ある種の手掛かり，例えばBCG接種歴の記載やBCG独特の多数の接種痕が見つかれば，ツベルクリン反応陽性が結核感染による可能性は低くなる．ツベルクリン反応陽性が結核菌の感染による可能性が高くなる手掛かりとしては，活動性患者との接触歴，結核の家族歴，結核の高浸潤地域からの移民，最後のBCG接種から長時間経過している，などをあげることができる．

ツベルクリン反応陽性の子供は，BCG接種歴の有無にかかわらず全員が胸部X線検査を行うことが推奨される．無症状のBCG既接種児がツベルクリン反応陽性であった場合，胸部X線検査は正常所見であろう．そのような場合には，LTBI（潜伏結核感染）と考え，結核発症への進展を阻止するため抗結核治療を開始すべきである．特別な事情を考慮する場合は，例えばごく最近BCG接種をうけた例，BCG接種痕が明確に認められる例，あるいは結核の非浸潤地域からの移民の例などの場合には治療の必要はない．このような例では結核の教育，結核の症状についての知識などをおりまぜながら経過観察するのがよい．

c. わが国のツベルクリン反応検査の問題点

わが国と欧米の最も大きな相違点は，ツベルクリン反応の評価にわが国では発赤径を用いているのに対し，欧米では硬結径を用いていることである．

当科の乳幼児型小児結核入院例につき発赤径および硬結径の両者で再評価してみると，厚生省通達による治療基準に満たない乳幼児が発赤径では36％も存在したが，硬結径では仮に評価基準を陽性≧5 mm以上とすると，全例陽性で治療対象者となった．感度100％，特異度55％で，発赤径より硬結径の方が治療選択の誤りは少なくてすむことが判明している．今後，前方視的に硬結径について検討し，発赤径に代わる正確な評価法としてわが国にも定着を図る必要がある．この際，非特異的反応が紛れ込みやすい48時間判定ではなく，72時間判定を採用することも重要である．

第2の問題点は，ツベルクリン反応による結核感染の評価を全国一律に行う必要があるのか，という点である．小児結核のうち乳幼児例は95％近くが成人の排菌者（父母，祖父母）から感染を起こしており，乳幼児結核対策は一義的に成人の結核対策に直結する．そして成人結核の地域集積性には著しいものがあり，政令指定都市を主とする大都市が結核の温床になっている．有病率の全国平均が人口10万人対38.9人に対し，大阪市は127.0人，神戸市は73.2人，川崎市，名古屋市は54.7人，京都市は53.8人と上位5位まですべて大都市が占めている．大都市の結核対策をさらに集中的に行う必要がある.

第3の問題点は，保健所で検出された乳幼児のツベルクリン反応陽性者は要精査として地域基幹病院へ紹介されているが，保健所によるその後の調査，経過把握は現状ではまったく行われていないことである．我々の施設では乳幼児ツベルクリン反応陽性者は，最終判断は胸部CTスキャンにて行っており，保健所から紹介のあった乳幼児のうち約30％に結核腫が検出され，予防内服の対象となっている．全国の多くの施設ではこのような乳幼児に対し胸部CTスキャンまでは行っておらず，したがって異常なしとされた乳幼児の中にCTスキャンで判定される結核腫をもつ例が少なからず存在する．このような例の中から発症者が出てくることが考えられる.

13.5　B C G 接 種

人類にとって最大の感染症である結核に対する予防接種は希求されながらも開発はきわめて困難であった．マイコバクテリアの種類が多数あり，感作の成立を評価する方法がなく，マイコバクテリアの発育速度が著しく遅いことが原因であった．またこれまで述べてきたように，結核は単に中和抗体価が上昇すれば予防効果があるという感染症ではなく，ワクチンの標準化ができず，疫学的調査も困難で効果判定に困難を生じる状況にもあった.

Bacillus of Calmette and Guerin（BCG）は，フランスの2人の科学者により1908年にウシ型結核菌（*Mycobacterium bovis*）を用いて結核の予防接種として開発され，その名が冠されたものである．ウシの結核性乳腺炎から培養された結核菌を3週間毎に継代し，231代かけて毒性の消失を動物モデルで明らかにし，1921年に初めてワクチンとして用いられた．現在用いられている株は，パスツール株をリファレンス株としてグラクソー株，日本株，コペンハーゲン株などが用いられている．既に世界で数十億人に用いられ，最も普及したワクチンとなっている.

BCG接種の適応

原理的にはBCGワクチンは，結核菌に未感染で，かつ活動性結核患者と接触する危険性のある者（ハイリスク者）が対象となる．結核菌未感染者の抽出は，通常はツベルクリン反応が陰性であることで判断されている．しかし，わが国におけるツベルクリン反応の方法，判定，評価にはいくつもの問題があることは前述の通りである．なお，アメリカにおけるBCG接種は，「一義的には乳幼児に行うのであるが，その目的は結核菌による播種型結核およびその他の致死性結核の予防にある．BCG接種は結核菌の感染予防には無効である」（Red Book）ときわめて明解に規定されている.

ハイリスク者の抽出にはまず地域的な結核有病率が参考になる．政令指定都市を含む都道府県ごとの有病率をみると，大阪市，神戸市，名古屋市，京都市，川崎市，北九州市など大都市が，また大阪府，兵庫県，和歌山県，京都府など大都市が集中しているところが高頻度である．このような地域のBCG接種を含む対策を重点的に行うことが重要である．対象には医療従事者，介護者なども含めるべきである．

家族の中から活動性結核患者が出ると，子供への感染を想定して検索が行われ，ツベルクリン反応陰性であれば BCG ワクチンの対象となる．7 歳未満の小児の 70 〜 80 %は家族内感染である．小児結核は，結局は成人結核の早期検出と早期治療によりさらなる頻度の減少が期待できる．

アメリカでは，BCG 接種は限定的かつ選択的な条件の中で行われている．例えば結核菌への暴露がさけられない状況にある場合，他の方法で結核のコントロールが失敗した場合，実行不可能な場合などである．乳幼児と年長児においては，BCG 接種を考慮すべき対象は HIV 感染がないツベルクリン反応陰性児のみで，以下の状況にあるときである：

・多剤耐性菌（イソジアニドとリファンピシンに耐性）による活動性結核をもつ人に，持続的に暴露されざるを得ない環境にある小児．
・未治療あるいは不完全な治療下にある活動性結核をもつ人に，持続的に暴露されざるを得ない環境にある小児，あるいは抗結核療法を行いえない小児．

BCG ワクチンの使用は，アメリカでは感染の危険性が高い環境にある医療従事者にも考慮されている．健康児であれば生後直後から 2 カ月まではツベルクリン反応なしで BCG を接種してもよい．その後であれば BCG はツベルクリン反応陰性児に限られる，と述べられている．

13.6　BCG 接種とその問題点

a. BCG の現状

結核は本来診断可能な疾患で，治療も予防も可能な疾患である．しかし結核の低浸潤地域と高浸潤地域とでは対応は異なるはずである．インドや南中国での BCG 接種による結核撲滅の失敗は，BCG 効果を越える結核菌浸潤地域であった可能性が高く，現在では WHO は「直接監視下における短期積極治療方式」（DOTS 戦略）に切り替えている．ただし，インドの Chingleput 試験（26,172 人が対象）では，このような高浸潤地域での過酷な条件下でも乳幼児結核（すなわち播種型重症結核）には BCG の予防効果を認めた点は重要である．

BCG の問題点は，世界的な普及にもかかわらずその効果が一致していないことにある．また開発途上国では全域的な BCG の普及が図られつつあるのに対し，欧米ではむしろハイリスク地域に限定的な使用を推奨する方向にある．

例えば，アメリカでは明確に「BCG の予防接種について米国内においては，広範に用いることは推奨しない．その理由は，米国では結核は一般住民にとって頻度の低い感染症であること，またその効果についての報告が 0 〜 75 %と一定していないこと，などがあげられる」と基本方針をあげている．しかし例外的に推奨されるのは，ツベルクリン反応が陰性の小児に対してであり，その小児も「感染性結核患者と長期間接触を余儀なくされるハイリスク状態にあり，長期間の抗結核薬の服用が困難であり，あるいはINHやRFP耐性菌を有する排菌者に長期間持続的に接触が不可避である小児」であり，かつ「年間の新規登録者が住民の1％を越え，地域の通常の治療・コントロールプログラムが無効」である地域に住むツベルクリン反応陰性の小児，とされている．このような条件を満たしBCG接種の対象となる小児は，実際は通常の健康管理が行き届かない小児や，健康管理が宗教上，社会的に受け入れられていない集団に属する小児などに限られ，結局BCG接種の実効性はない，との批判が出ているほどである．

b.　BCGの効果

最近，2つのメタアナリシス（集計分析）によるBCG効果についての報告がある．Rodriguesらの報告では，1950年以来の10の臨床研究と8つのケースコントロールスタディを集計すると，報告間のばらつきは著しいが，小児の結核性髄膜炎と粟粒結核に対するBCGの予防効果は86％と高率であった．Colditzらの報告では，14の臨床研究と12のケースコントロールスタディのメタアナリシスによると，前者では51％の効果率，後者では50％の効果率であった．一方，定期的なBCG接種を中止したスウェーデンでは小児期の結核の増加が観察され，多くは父母が移民者であった．

わが国においても高松らは小児におけるBCG効果をケースコントロールスタディにて検討を行い，全小児例59例のBCG効果率は78％(95％信頼区間：57～89％)，6歳以上では13％（95％信頼区間：－299～81％），また髄膜炎・粟粒結核では85％（95％信頼区間：3～98％）と報告した．

BCG効果が報告により異なる理由は不明であるが，ワクチン株，ワクチン方法，結核菌以外の抗酸菌の浸潤度，結核菌の毒性，一次性感染か二次性感染か，遺伝的背景，年齢などの違いが結果に影響を与えている可能性が指摘されている．しかしBCGの効果が，成人や年長児の肺結核よりは小児期の播種性結核（髄膜炎と粟粒結核）に有効であることはいずれの報告でも明らかであろう．このことはBCGが，生体内に侵入した結核菌の増殖と血行性播種に対しては有効であるが，初期感染巣の形成や二次発症に対しては無効であることを示唆している．すなわち，結核菌に対するヒト免疫系の発動の仕方が年齢により異なり，BCG効果にも影響を与えているものと思われる．

なおHIV発症者の結核が，乳幼児型結核と同様に浸潤・結核腫形成型（非空洞型）で，乾酪壊死・空洞型ではない事実はきわめて示唆的である．BCG効果は，抗結核免疫のうち非特異的免疫とnative T細胞や$\gamma\delta$T細胞のかかわるプリミティブな免疫能が作動する部分では結核菌の増殖・播種の抑制に有用であるが，ソフィストケートされた高度な特異免疫（HLA class Ⅰ/class Ⅱ）がかかわる部分ではむしろ生体破壊方向への力として機能し，乾酪壊死巣を形成して空洞化へと進展するのかもしれない．

c. BCG 接種における副反応と禁忌

まれではあるが，BCG による局所反応が起こることがある（1～2％）．BCG 接種は，わが国では上腕三角筋の下方外側皮膚に 9 針スタンプを 2 回押しつける「乱刺法」が行われているが，世界的には皮内接種法が用いられている．いずれの方法でも接種局所の表在性潰瘍形成や膿瘍などの副反応が認められることがあり，時にケロイドを残す．また接種側の皮下膿瘍や腋窩リンパ節炎が起こることがあり，接種後 3～5 カ月間は持続する．対処の仕方は，自然穿孔や外科的穿刺により皮膚との瘻孔を形成すると閉鎖が困難になるので，リファンピシン軟膏を塗布することが一般的である．

重症な合併症として播種性 BCG 感染症，BCG 骨炎があげられる（100 万人に約 2 例）．特に前者は先天性免疫不全症においては死に直結する．このような例では抗結核薬が用いられるが，すべての BCG はピラジナミド（PZA）には耐性であることは知っておいてよい．BCG 接種後に数年にわたり長幹骨の epiphysis を侵す骨髄炎を起こすことがある．HIV 感染者については，WHO の勧告によると，結核菌感染を起こす可能性の高い HIV 感染者には BCG も適応になるが，その危険性の少ない例，発病している例は BCG の適応にはならない．

BCG 接種の禁忌とされるものは，熱傷，皮膚感染症，一次性および二次性免疫不全症（HIV 感染者を含む）である．しかし結核の危険性の高い国においては，WHO は無症候性 HIV 感染児には BCG 接種を推奨している．BCG の使用は，大量ステロイドを含む免疫抑制薬使用中の患児にも禁忌である．胎児に対して予期せぬ副反応をみることはないが，妊婦への BCG 接種は推奨されていない．

d. わが国における BCG の問題点

BCG が乳幼児型結核に対して有効であることは前述の通りである．しかし小学生以降の成人型結核に対してはその評価はさまざまである．ひとつの方法として，地域性を考慮しながらツベルクリン反応は繰り返し，ハイリスクである小児には BCG 接種の代わりに予防内服を行うことが考えられる．

また，問題点として BCG 接種技術の低下があげられる．山形県保健所による「ツベルクリン反応・BCG サーベイランス」の結果は，講習会の開催により接種技術の向上が可能であることを示しており，今後の重要な課題である．

13.7　BCG に代わる新しい結核ワクチンの開発

一般に感染症の根絶には，①感染因子の根絶，②感染源対策，③予防接種の励行による感受性者群の縮小，④耐性菌発生の阻止，⑤治療対策が必須である．結核症においては，①はとりあえず不可能であるが，②と④と⑤については開放性結核患者の根絶，直接監視下の短期間の早期多剤併用療法として戦略が確立している．また③の中核が BCG 接種であるが，より効率の高い結核ワクチンの開発が近年求められており，その研究も進んでいる．

BCG の対癌免疫療法の開発過程で，cell-wall-skeleton（CWS）の接種が治療効果の中心であることが明らかになりつつあるが，このBCG-CWSはマクロファージを直接活性化し，貪食能を保持したままB7系の補助刺激分子の発現を促すことが判明した．すなわちマクロファージ活性化の視点からみると，BCG-CWSは非特異的初期免疫反応とT細胞を介する特異的免疫反応をブリッジするユニークな機能をもっており，今後の有望な結核ワクチンの可能性が示されつつある．

いわば結核菌のコンポーネント・ワクチンともいえるワクチンも考えられており，その候補としてAntigen 85 Complexと熱ショック蛋白HSP65の2種があげられている．前者は結核菌の分泌蛋白でミコール酸を合成する酵素群である．後者は結核菌のもつ抗原蛋白のうち最も強力な抗原性をもつことが知られており，また現在知られている細菌種が共通にもつ蛋白であることから，HSP65に対する免疫反応が他の一般的な細菌感染に対しても防御機能を発揮することが期待される．

DNAワクチンについては，最近マウスを用いた実験で熱ショック蛋白HSP65のDNAを組み込んだコンストラクトにより結核菌感染に対する予防効果が明らかにされた．そのDNAワクチンが抗体産生のみならず細胞傷害性T細胞の誘導にも有効であることは，生菌ワクチンであるBCGに匹敵するワクチンが開発される可能性を示している．しかしヒトでの実用化には，発現量・期間の制御や発現の分布臓器の制御などまだまだ解決すべき問題が残されている．また，結核菌DNAそのものにアジュバント活性（免疫強化活性）をもったDNA配列が存在することが報告されてきたが，その活性中心が「CpGモチーフ」にあり，今後種々のDNAワクチンのアジュバント配列としてDNAに組み込まれて使用される可能性がある．　［横田俊平］

14

ムンプス（流行性耳下腺炎）ワクチン

ムンプス（mumps）は「流行性耳下腺炎」や「おたふくかぜ」とも呼ばれ，パラミキソウイルス科ルブラウイルス属に属するムンプスウイルスによる感染症である．ムンプスは古くから知られた疾患で，紀元前5世紀にヒポクラテスはその流行を記録しており，わが国でも平安時代の書物にムンプスの記録が残されている．1934年ムンプスはウイルスにより発症することが示され，1945年ムンプスウイルスが分離された．その後，世界各地でムンプスワクチンが開発され，単味ワクチンや麻疹・ムンプス・風疹（measles－mumps－rubella；MMR）ワクチンの形で広く使用されている．

14.1 ムンプスウイルスの特徴

ムンプスウイルスはVero細胞やHeLa細胞で効率よく増殖する．わが国のムンプスワクチン株や欧米のMMRワクチンに使われるムンプスワクチンであるJeryl Lynn株の作成にはニワトリ胚細胞（chick embryo cells；CEC）が用いられている．

ムンプスイルスは7種の構造蛋白をコードする遺伝子をもっており，3'側からNP蛋白（nucleocapsid－associated protein），P蛋白（phosphoprotein），M蛋白（matrix protein），F蛋白（fusion），SH蛋白（small hydrophobic protein），HN蛋白（hemag-

表14.1 ムンプスウイルスの構造蛋白と機能

構造蛋白	アミノ酸量	生物学的機能
NP	549	細胞プロテアーゼからゲノムRNAを保護する
P	391	トランスクリプターゼ複合体の一部を形成する*
M	375	ウイルス粒子を形成する
F	538	細胞膜融合活性をもつ表面糖蛋白，組織プロテアーゼにより分解され，活性が出現する
SH	57	機能は不明
HN	582	レセプターに結合する表面糖蛋白，赤血球凝集活性，ノイラミニダーゼ活性をもつ
L	2261	RNA依存性RNAポリメラーゼの作用に関与する*

NP：nucleocapsid－associated protein，P：phosphoprotein，M：matrix protein，F：fusion，SH：small hydrophobic protein，HN：hemagglutinin－neuraminidase，L：large protein.

*ウイルス合成に関与

glutinin－neuraminidase)，L 蛋白（large protein）の順に配列している（表 14.1)[1]．SH 蛋白を除く 6 種の蛋白がウイルス増殖に必須の構造蛋白である．

F 蛋白と HN 蛋白はウイルス膜表面に存在する蛋白で，ムンプスウイルスの細胞への感染に関与している．HN 蛋白は赤血球凝集活性とノイラミニダーゼ活性をもつ糖蛋白であり，細胞側のレセプター（シアル酸）と結合する．ムンプスウイルスとレセプターが結合した後 F 蛋白が働き，ウイルスと細胞が融合し，ウイルス RNA が細胞に侵入する．

わが国で MMR ワクチンによる髄膜炎が話題になったとき，P 遺伝子を用いて占部株の同定が行われた[2]．最近では，SH 遺伝子や HN 遺伝子を用いて，わが国を含め世界各地のムンプスウイルスの分子疫学が検討されている[3, 4]．

14.2　疫　　学

わが国ではムンプスワクチンは任意接種のため接種率が 30 %と低く，感受性者が蓄積する数年ごとに大きな流行がみられている．日本を含む温帯地方では冬から春にかけて流行する．わが国の罹患中心年齢は 3 ～ 8 歳である．最近では 2001 年から 2002 年にかけて大きな流行が認められた．ムンプスの基本再生産数（免疫のない集団において 1 人の感染者が周囲の人に感染させる数）は 7 ～ 10 であり，流行を阻止するための集団免疫率（herd immunity）は 85 ～ 90 %である[5, 6]．

ムンプスウイルスの自然宿主はヒトのみであり，ウイルスを含んだ唾液や咽頭分泌物などの飛沫（飛沫感染）と接触により感染する．ヒトに感染させる期間は，耳下腺の腫脹開始数日前から，唾液中にムンプスウイルス特異抗体が出現する腫脹数日後までである．耳下腺の腫脹が強いと，時に腫脹後 7 日目でも唾液からウイルスは分離される．不顕性感染者でも唾液中にウイルスを排泄しているので[7]，一度流行すると集団レベルでの流行コントロールは困難である．潜伏期間は 12 ～ 25 日，通常は 16 ～ 18 日である．

保育園などの集団育児施設でムンプスの流行が起こると，既往者やワクチン接種者を含め，抗体保有者が 90 %に達した後に流行は終息する[8]．この流行終息時の抗体保有率は，ムンプスの流行を阻止する集団免疫率と一致している．集団育児施設の流行時に発症しなかった場合，不顕性感染ではなく流行をうけなかった可能性もあり，今後の流行に備えてムンプスワクチン接種を考慮すべきである．

ムンプスウイルスの国際分類は，SH 領域の塩基配列の差にもとづき，A ～ J 群の 10 種類に分類されている[3]．わが国のムンプスウイルスの分子疫学研究から，新たに K 群と L 群の存在が示されている．1984 ～ 1985 年の流行の主流は K 群，1997 ～ 1998 年の流行の主流は B 群，2001 ～ 2002 年の流行の主流は G 群であった[9]．新たな genotype が流行の主流になると，流行が大きくなると推測されている．

14.3 病　　態

感染したムンプスウイルスは上気道粘膜で増殖した後，所属リンパ節を通って血中に入り全身に散布され（ウイルス血症），感受性臓器に到達し，そこで増殖して臨床症状を呈する．一方，麻疹ウイルスや水痘帯状疱疹ウイルス（VZV）では一次ウイルス血症の後，到達した肝臓や脾臓の網内系細胞でさらに増殖し，二度目のウイルス血症（二次ウイルス血症）により全身の感受性臓器に散布され症状が出現する．ムンプスウイルスが麻疹ウイルスやVZVのように二度のウイルス血症を起こすかは不明である．

血中に特異抗体が出現しはじめると，ウイルス血症は検出されなくなる．ムンプスでは多くの感染者は耳下腺腫脹時に血中抗体が検出されるので，ウイルス血症のピークは耳下腺が腫脹する前と推定されている[10]．

ムンプスウイルスに感受性がある臓器は，耳下腺や顎下腺などの唾液腺，中枢神経系，内耳，睾丸や卵巣などの生殖腺，腎臓，膵臓，などである．各臓器で増殖するウイルス量や増殖スピードの違いにより，異なった臨床像を呈してくる．ムンプスウイルスにより，唾液腺腫脹をともなわずに無菌性髄膜炎を発症したり，内耳炎を発症して難聴になることがある．

14.4 臨 床 症 状（表14.2）

全年齢をあわせると，ムンプスの顕性感染率は70％である[11]．しかし，顕性感染率は年齢により異なっている．1歳児では20％と低率であり，年齢が高くなるにつれて顕性感染率は上昇し，4歳以降では90％と高率である[12, 13]．

腫脹する唾液腺は耳下腺が一番多く，多くの例では両側が腫脹する．年少児では耳下腺の腫脹期間が4日間程度と短く，年齢が高くなるにつれて腫脹期間が長くなり，

表14.2　ムンプス自然感染の症状とワクチンの合併症

症状	自然感染	ワクチン
耳下腺炎	70％	3％
無菌性髄膜炎		
細胞増多	50％	不明
症候性	3～10％	1/1,000～1/10,000
脳炎	0.02～0.3％	4/1,000,000
難聴	1/400～1/20,000	ほとんどなし*
睾丸炎	25％**	ほとんどなし
両側腫脹	10％**	ほとんどなし
乳腺炎	15～30％**	ほとんどなし
卵巣炎	5％**	ほとんどなし
膵炎	4％**	ほとんどなし

*詳細な頻度は不明.

**思春期以降の頻度（小児ではまれ）.

10 ～ 13 歳児の腫脹期間は 7 日間程度である[12]．耳下腺腫脹は有痛性で，酸っぱい物を食べたときに耳下腺部の痛みは増強し，物を噛むときに下顎角部に痛みを訴える．発熱は耳下腺が腫脹しはじめる時期にともなうことが多い．

中枢神経系はムンプスイルスの感受性が高い臓器で，ウイルス感染者の 50 %に髄液細胞数の増加が認められる．しかし，頭痛，嘔吐，発熱，項部硬直などの臨床症状が出現するのはムンプス発症者の 3 ～ 10 %である．発熱が持続するときや，一度下降した熱が再上昇したときは髄膜炎の合併を考慮する．ムンプスウイルスによる脳炎は 0.02 ～ 0.3 %と頻度は低いが，予後が悪い合併症である．

内耳障害も予後が悪い合併症である．難聴の発症頻度は 1/15,000 ～ 1/20,000 と一般に考えられているが，1/400 との報告もある[14]．多くは片側性で高度感音難聴である．年長者では耳鳴りやめまいをともなうことが多い．ムンプスウイルスによる内耳障害例の多くは改善しにくい．小児では難聴に気づくのが遅い．時に耳下腺腫脹をともなわずに難聴のみをきたすことがある．突発性難聴の 5 ～ 7 %はムンプスウイルスが原因となっている[15]．ムンプス難聴の診断基準は，①急性唾液腺腫脹をともなう明らかなムンプス症例で，腫脹 4 日前から腫脹後 18 日以内に発症する急性高度感音難聴症例，②唾液腺腫脹をともなわない場合は，ウイルス学的にムンプス感染が証明された急性高度感音難聴症例である．

思春期以降にムンプスに罹患すると，睾丸炎，乳腺炎，卵巣炎を合併する頻度が高くなる．成人男性が罹患したときの睾丸炎の頻度は 25 %，両側の睾丸が腫脹する頻度は 10 %である．ムンプス睾丸炎が治癒したのち精巣は萎縮するが，不妊症になるのはまれである．成人女性が罹患すると，乳腺炎を 15 ～ 30 %，卵巣炎を 5 %に合併する．超音波検査など現代医学の診断法を用いると，卵巣炎の頻度が上昇する可能性がある．腹痛が強いときは膵炎の合併を考慮する．成人女性では時に甲状腺炎を合併する．

腎臓もムンプスウイルスの親和性が高い臓器で，遠位尿細管上皮細胞でウイルスは増殖する．時に腎腫大を合併する．尿からは，唾液よりも長期にわたりウイルスが分離できる．

第 1 三半期の妊婦がムンプスに罹患すると，約 1/3 の例が自然流産するが，ムンプスウイルスに特異的な先天奇形は認められていない[12]．第 1 三半期に流産しなかった場合は，奇形を合併せずに出生する．第 2 三半期，第 3 三半期に妊婦がムンプスに罹患しても，胎児に特別な異常は及ぼさない．

14.5 ムンプスの診断法

感染症発生動向調査における流行性耳下腺炎（ムンプス）の診断基準は，①「片側ないし両側の耳下腺の突然の腫脹と 2 日以上の持続があり，他に耳下腺腫脹の原因がない」の基準を満たすもの，または②前記の基準は満たさないが，病原体診断や血清学的診断により診断されたもの，とされている．ムンプス流行時に診断基準①を満た

表 14.3　ムンプス抗体測定方法の意義と選択

測定方法	感染既往の確認 ワクチン後の免疫	急性期の診断	ブースター効果	備考
CF	×	△	△	定量的
HI	×	○	○	定量的
NT	○*	○	○	定量的
EIA－IgG	◎	○	×	定性的
EIA－IgM	×	◎	×	定性的

CF：補体結合法，HI：赤血球凝集抑制法，NT：中和法，EIA：酵素抗体法．
◎：非常に有用，○：有用，△：比較的有用，×：有用でない．
*高感度中和法は非常に有用．

す症例はムンプスである可能性が高いが，ムンプスが流行していないときの急性耳下腺腫脹例では，ムンプスよりも反復性耳下腺炎，化膿性耳下腺炎，頸部リンパ節炎の可能性が高く，鑑別が必要である．

ムンプスのウイルス学的診断方法として，ムンプスウイルスの分離，ムンプスウイルスゲノムの検出，血清 IgM 抗体の検出，血清抗体の有意上昇（急性期抗体価と比較し，2 週間以上の間隔をあけて測定した抗体価が 4 倍以上上昇）がある．耳下腺腫脹早期の唾液や尿から容易にムンプスウイルスが分離でき，ムンプス髄膜炎では発症早期の髄液からムンプスウイルスが分離できる．ウイルス分離の精度を高めるために，発症早期の分離材料を速やかに感受性細胞に接種する．ウイルス学的検査法によるムンプス診断との一致率は，唾液からのウイルス分離陽性とは 90 %，血清 IgM 抗体陽性とは 95 %である[16]．

血清 IgM 抗体の検出には酵素抗体法（EIA 法）が優れている（表 14.3）．血清抗体価の有意上昇の測定には赤血球凝集抑制法（HI 法）や中和法（NT 法）を用いる．ムンプスの感染既往やワクチン後の抗体価の保持を調べるためには，EIA－IgG 抗体を測定するか，補体を添加する高感度中和法が優れている．多くのコマーシャルラボでは補体非添加で中和抗体を測定しており，EIA－IgG 抗体法に比べ感度が低い欠点がある．補体結合法（CF 法）や HI 法は，過去の感染を証明するためには不適切である．

14.6　ムンプスワクチン

a.　ワクチンの種類と合併症

ムンプスを予防する唯一の手段はムンプスワクチン接種である．世界で使用されているムンプスワクチンには，Jeryl Lynn 株，Leningrad－3 株，Leningrad－Zagreb 株，Rubini 株があり，日本では鳥居株，星野株，宮原株が使用されている（表 14.4）．わが国の MMR ワクチン統一株に用いられた占部株は現在製造が中止されている．Leningrad－3 株はウズラ胎児細胞で，Rubini 株はヒト二倍体細胞である MRC－5 細胞で製造され，そのほかの株は CEC を用いて製造されている[17]．

表 14.4 日本と世界の主なムンプスワクチン株

ワクチン株	製造国	培養細胞	備考
星野	日本（北里）	CEC	
鳥居	日本（武田）	CEC	
宮原	日本（化血研）	CEC	
占部	日本（微研）	CEC	一時製造中止
Jeryl Lynn	米国・ヨーロッパ	CEC	
RIT 4385	米国	CEC	JL 株の優位株
Leningrad－3	ロシア	QEF	
Leningrad－Zagreb	クロアチア・インド	CEC	
Rubini	スイス	HEF	

CEC：chick embryo cells, QEF：quail embryo cells, HEF：human embryonic fibroblasts, JL：Jeryl Lynn, 北里：北里研究所, 武田：武田薬品工業, 化血研：化学及血清療法研究所, 微研：阪大微生物病研究会.

ムンプスワクチン接種後，3％に耳下腺腫脹を認める（前出の表 14.2）．ワクチン接種後の耳下腺腫脹例の唾液からウイルスは分離されるので，ワクチン後の腫脹例から周囲に感染する危険性はある．しかし，ワクチン株は弱毒化されており，野生株よりも感染する頻度は低いと推測されている．

ムンプスウイルスは神経親和性の強いウイルスであり，弱毒化により神経親和性をなくすことは困難である．ワクチン後の無菌性髄膜炎は接種 18 ～ 34 日後（中央値 23 日後）に発症する．ワクチン株による髄膜炎の予後は良好で，1 週間の経過で治癒する．エンテロウイルス流行時にムンプスワクチンを接種し，その後髄膜炎を発症したときはエンテロウイルスによる髄膜炎の危険性もあり，原因ウイルスを確認することが大切である．原因ウイルスを同定する際には，接種したワクチンのメーカーに相談すると協力が得られる．

わが国で現在使用されている 3 株の髄膜炎合併率は，いずれも 1/1,000 ～ 1/2,000 であり，野生株による髄膜炎発症率の 1/100 である．外国のワクチン株では，Leningrad－Zagreb 株の髄膜炎合併率は日本の株と同等であり[18]，メルクの MMR ワクチンに使用されている Jeryl Lynn 株の髄膜炎合併率はきわめて低率で 1/1,800,000 である[19]．なお，日本で髄膜炎合併が問題となった占部株の外国での髄膜炎合併率は，カナダでは 1/62,000，イギリスでは 1/11,000 であった．

いずれのワクチン株も難聴を合併する危険性はきわめて低く，睾丸炎，乳腺炎，卵巣炎の合併もほとんど認められていない．

b. ワクチン株の神経病原性

髄膜炎合併率がきわめて低い Jeryl Lynn 株は 1966 年米国で開発された株で，分子生物学的に 2 種類の亜株から成り立っている[20]．Jeryl Lynn 株の優位株を単離して開発されたワクチン株が RIT 4385 株である．神経病原性が異なる Jeryl Lynn 株と占部株を用いた研究から，HN 遺伝子の 335 番目が Lys（リジン）から Glu（グルタミン）

に変異するとムンプスウイルスの神経病原性が減弱し，Glu から Lys に戻ると神経病原性が回復すると報告されている[21]．しかし，Jeryl Lynn 亜株の HN 遺伝子の 335 番目は Lys であり，この変異は神経病原性には必ずしも関係していないとの報告もあり[22]，蛋白レベルでの神経病原性の解明は今後の課題となっている．

c. ワクチンの効果

ムンプスワクチン接種後の抗体陽転率は，わが国のいずれの株も 90 ～ 95 %である．Jeryl Lynn 株の抗体陽転率はほかの株よりやや低率で，80 ～ 100 %である[17]．ワクチン接種 10 年後の Jeryl Lynn 株の抗体陽性率は 73 %である．ほかの株での抗体の持続性は不明である．しかし，ワクチン接種後の年数の経過にともないワクチンの有効率が低下し，自然ムンプス発症例からのウイルス分離率が高くなることから，いずれの株も接種後年数の経過にともない抗体価が減衰することが推測されている[23]．

地域の流行時や家族内暴露時のムンプスワクチンの有効率は株により異なっている．欧米での調査では，Jeryl Lynn 株の有効率は 75 ～ 91 %，Leningrad-3 株では 92 ～ 99 %であり，Rubini 株の有効率は低率である．わが国におけるムンプスワクチンの有効率は 78 ～ 90 %である[23, 24]．しかし，株ごとに有効率を検討した報告は少なく，星野株の有効率は 90 %である．鳥居株や宮原株の有効率については今後の検討が待たれている．

ムンプスワクチンが任意接種で接種率が低いわが国では，ムンプスの流行規模は縮小していない．一方，ムンプスワクチンを 1 回定期接種している国では，発症率が 88 ～ 98 %減少し，2 回定期接種している多くの国では，発症率が 99 %以上減少している．MMR ワクチン 2 回接種に加えて軍隊入隊時に 3 回目のムンプスワクチン接種を行っているフィンランドは，ムンプスが消滅している[25]．

d. 接種時に注意を要する人

細胞性免疫能が低下している人が，麻疹や水痘に罹患すると重症化し，時に致死的になる．一方，同じ全身性ウイルス感染症であるムンプスでは，細胞性免疫能が低下している人が罹患しても，麻疹や水痘のように重篤な経過をたどることは少ない．しかし，ムンプスワクチンは生ワクチンであり，免疫不全の人には原則接種は禁忌である．なお，免疫抑制療法をうけている小児への水痘ワクチン接種基準にもとづきムンプスワクチンを接種すると，安全で効果的な抗体反応が得られる[26]．

妊婦もムンプスワクチン接種の禁忌対象者である．今までの経験では，間違えて妊婦にムンプスワクチンを接種したとき，妊婦にも胎児にも影響を及ぼさないので，妊婦にムンプスワクチンを誤って接種したとしても人工流産などの特別な対応は不要とされている．しかし，理論上妊婦や胎児へのリスクは完全には否定できないので，風疹ワクチン後の避妊期間に準じて，ムンプスワクチン接種後も 2 カ月間（米国では MMR ワクチン後は 3 カ月間，単味ムンプスワクチン後は 30 日間）の避妊が勧められている．

ネオマイシンなどムンプスワクチンに含まれている成分にアナフィラキシーを起こ

表 14.5　各種ワクチンに含まれるオボアルブミン濃度

ワクチン	国	卵白 OVA 濃度（ng/ml）*	文献
麻疹	日本	＜ 0.1	27)
麻疹	日本	0.1 ～ 0.52	28)
ムンプス	日本	0.18 ～ 0.29	28)
インフルエンザ	日本 A	2.1 ～ 7.1	27)
	日本 B	8.7 ～ 10.3	27)
	日本 C	0.83	27)
	日本 D	3.22 ～ 7.03	27)
	米国 A	20 ～ 1,200	29)
	米国 B，C	1,000 ～ 42,000	29)
	ヨーロッパ 6 社	20 ～ 650	27)

OVA：ovalbumin．*プリック試験で吸収される量は 4 ng.

す場合も，接種は禁忌である．日本のムンプスワクチンを含め多くのムンプスワクチンは，CEC を用いてつくられており，卵由来蛋白の混入が理論上考えられるため，卵アレルギー児への接種は注意を要するとされてきた．しかし，ムンプスワクチン中に含まれるオボアルブミンの量はきわめて少なく[27～29]，接種によりアナフィラキシーを引き起こすほどの量は含まれていない（表 14.5）．米国でも以前は卵アレルギー児は麻疹ワクチン，ムンプスワクチン，MMR ワクチン接種の要注意者であった．しかし，これらのワクチンを接種してアナフィラキシーを起こす原因が卵白ではなく，ゼラチンなどのほかの物質であることが示され[30]，卵アレルギー児に CEC を用いてつくられたワクチンを接種するときも，特別な注意は不要と改められた．わが国でも 2003 年の「予防接種ガイドライン」の改訂時に，卵アレルギー児に麻疹ワクチンを接種する際の特別な注意は不要と改められたので，ムンプスワクチンを接種する際にも，卵アレルギー児への特別な注意は不要である．なお，わが国のムンプスワクチンにはゼラチンは含まれていないが，メルクの MMR ワクチンにはゼラチンが含まれている．

e. γグロブリン投与後の接種（表 14.6）

ムンプスワクチンは生ワクチンであるので，γグロブリンや血液製剤投与後早期に接種すると，γグロブリンに含まれている中和抗体によりワクチンウイルスが中和され，有効な免疫を誘導できない危険性がある．γグロブリン投与から麻疹ワクチン接種までの猶予間隔に準じて，γグロブリン投与後のムンプスワクチン接種時期を判断する．

f. ワクチン後の自然ムンプス罹患

ムンプスワクチン接種後，一部の人ではムンプス流行時に軽症のムンプス（修飾ムンプス）を発症する．ムンプスワクチン後のムンプスウイルス自然感染の診断には，唾液などからのムンプスウイルス分離，IgM 抗体および IgG 抗体測定などのウイルス学的検討が必要である．なかでもムンプスウイルス分離は診断的価値が高い検査法

表 14.6　γグロブリン投与から麻疹ワクチン接種までの間隔（日本）*

γグロブリン			接種までの間隔
投与目的	投与方法	投与量（mg/kg）	
A 型肝炎予防	筋注	15 ～ 50	3 カ月間
麻疹予防	筋注	15 ～ 50	3 カ月間
重症感染症	静注	50 ～ 150	3 カ月間
川崎病	静注	1,000	6 カ月間
RSV 感染予防**	筋注	15	0 カ月間

*ポリオ生ワクチン以外のウイルス生ワクチンはこの基準に準ずる．
**パリビズマブには RSV に対する中和抗体しか含まれていないので，各種のウイルス生ワクチンを中和しない．

である[16]．

ムンプスワクチンの抗体陽転率は麻疹ワクチンや風疹ワクチンよりも低いため，以前はムンプスワクチン後のムンプスウイルス自然感染例の多くは，一次性ワクチン不全（primary vaccine failure；PVF）と考えられていた．しかし，ワクチン後のムンプス自然感染例の IgM 抗体の有無，IgG 抗体価レベル，IgG 抗体の結合力（avidity）の検討結果から，ムンプスワクチン後のムンプスウイルス自然感染例の多くは，二次性ワクチン不全（secondary vaccine failure；SVF）であることが示された[23, 31]．ムンプスワクチン後のムンプスウイルス自然感染例の 14 %は PVF，67 %は SVF，19 %は PVF か SVF かの判定不明，という報告がある[16]．SVF 例における IgM 抗体陽性率は 36 ～ 43 %である．

ムンプスワクチン後のムンプスウイルス自然感染例の唾液からムンプスウイルスは分離されるので，ワクチン後の感染例から周囲への感染の危険性はある．しかし，家族内暴露による二次感染発症調査によると，ワクチン歴がある発症者が感染させる危険性はワクチン歴のない初感染者の約 1/2（相対危険度 RR = 0.55）である[32]．

ムンプスワクチン後のムンプスウイルス自然感染の主たる要因は免疫の減衰である．分子疫学的には，現在流行している野生株とワクチン株の genotype は異なっている[4]．しかし，中和抗体レベルでは大きな変異がないこと，欧米では現行のムンプスワクチンの接種率を高めることで流行規模が縮小していることなどから，ワクチンにより獲得した免疫は現在流行している野生株にも有効である．

ウイルス感染症では，体内で増殖するウイルス量が多いほど重症化し，少ないと軽症化する．ムンプスワクチン後のムンプスウイルス自然感染例では，両側耳下腺が腫脹する割合が低く，耳下腺腫脹期間も短期間であり，無菌性髄膜炎を合併するリスクも 1/10 に低下しており，初感染例に比べ軽症化が認められている[23]．

ムンプスワクチン後の SVF 例の病態をまとめると，ワクチン接種後に獲得した免疫は時間の経過とともに減衰し，発症予防閾値以下に低下する．このときに野生株の暴露をうけると発症するが，抗原との結合力が強い IgG1 に属する抗体が感染早期か

ムンプスワクチン後のムンプスウイルス自然感染
↓
抗原との結合力の強いIgG1抗体の早期上昇
↓
ウイルス血症の軽減
↓
親和性臓器に到達するウイルス量の減少
↓　↓
唾液腺で増殖するウイルス量の減少　CNSで増殖するウイルス量の減少
↓　↓　↓
周囲への感染性の低下　症状の軽症化　髄膜炎合併率の低下

図 14.1　ムンプスワクチン後のムンプスウイルス自然感染時の病態（仮説）

ら上昇するため，ウイルス血症の程度が軽減し，親和性臓器に到達するウイルス量が減少する．この結果，唾液腺などの親和性臓器で増殖するウイルス量が減少し，症状が軽症化したり，髄膜炎を合併する頻度が減少する．また唾液腺で増殖するウイルス量が少なく，増殖期間も短いので，周囲へ二次感染を起こす危険性は減少すると推察されている（図 14.1）．

g. 暴露後接種の効果

麻疹ワクチンは暴露後 72 時間以内に，水痘ワクチンでは家族内暴露後 3 日以内に接種すると発症が予防できる[33, 34]．ムンプスワクチンの暴露後接種の効果については，占部株を用いた研究では有効，Jeryl Lynn 株を用いた研究では無効，星野株を用いた研究では暴露当日では 57 %有効だが，暴露後 24 時間以上経過すると無効など，用いた株により結果は異なっている[10, 35, 36]．

ムンプスは症状出現前から感染力があるため，緊急接種が効きにくいと考えられていたが，麻疹や水痘でも主要症状出現前から感染力があり，この病態だけでムンプスワクチン緊急接種の効果が低いことを説明するには不十分である．生ワクチンによる緊急接種の効果は，接種したワクチン株の増殖により誘導された免疫が感染した野生株の増殖を抑制することで発現する．ワクチン後の副反応出現時期や細胞性免疫成立時期などから，ムンプスワクチンの緊急接種が麻疹ワクチンや水痘ワクチンほど有効ではない要因として，ムンプスワクチンは接種後体内で増殖するスピードが麻疹ワクチンや水痘ワクチンほど早くなく，その結果ワクチンにより誘導される免疫の出現が遅いため，野生株による症状出現を抑制できないことが推察されている[10]．

h. 流行時のワクチン接種

地域で流行中にムンプスワクチンを接種すると，野生株によるムンプス例が紛れ込み，ワクチン後に耳下腺腫脹を認める症例が増加する．ワクチンを接種してから症状出現までの期間が長くなるにつれ，ワクチン株による副反応例の割合が高くなる[36]．星野株を用いた研究では，ワクチン接種後 15 日以内に唾液腺腫脹を認めたときは野生株，接種後16～18日では75％がワクチン株，接種後19日以降ではワクチン株である．ワクチン株と野生株の臨床症状を比較すると，ワクチン株による副反応例の方が軽症で，片側しか腫脹しない症例が多く，腫脹期間は半数が2日以内である．

14.7　ムンプス流行のコントロール

ムンプスの流行が始まったとき，既往歴やワクチン歴がない感受性者にムンプスワクチン接種を行うと，流行規模を小さくすることができる．ムンプスワクチンの緊急接種は二次発症を予防する力は乏しいが，三次発症以降の流行の抑制は可能である．潜伏期間中にワクチン接種を行っても，副反応の危険性は増加せず，症状も重症化しない．既往歴やワクチン歴が不明な人に対してもワクチン接種を勧めるべきである．地域や幼稚園・小学校などでムンプスの流行がないときにムンプスと診断された人は，ムンプスウイルスに対する抗体をもっていない危険性がある．抗体陽性者に接種しても副反応が増加する危険性はない．なお，ムンプス暴露後にγグロブリンの投与を行っても，発症予防効果は認められない．

ムンプスワクチンの接種率が30％では，ムンプスの流行は持続する．ムンプスワクチン接種率が70％程度では，流行規模は小さくなるものの，小さい頃に罹患せずに大人になった人が増加し，流行時に成人発症者の割合が増加する．ムンプスの流行を消滅させるためには，1歳早期（12～18カ月）に90％以上の子供がムンプスワクチンをうけることが必要である[17]．流行規模がきわめて小さくなったときは，2回目の接種や流行時の流行地域の人たちへの緊急接種を考慮すべきである．

［庵原俊昭］

文　献

1) Carbone KM, Wolinsky JS：Mumps virus. In：Fields Virology 4th ed（ed by Knife DM, Howley PM), pp1381－1400, Lippincott Williams & Wilkins, Philadelphia, 2001
2) Yamada A, Takeuchi K, Tanabayashi K, Hishiyama M, Sugiura A：Sequence variation of the P gene among mumps virus strains. *Virology* **172**：374－376, 1989
3) Afzal MA, Buchanan J, Heath AB, Minor PD：Clustering of mumps virus isolates by SH gene sequence only partially reflects geographical origin. *Arch Virol* **142**：227－228, 1997
4) Takahashi M, Nakayama T, Kashiwagi Y, Takami T, Sonoda S, Yamanaka T, *et al*：Single genotype of measles virus is dominant whereas several genotypes of mumps virus are co－circulating. *J Med Virol* **62**：278－285, 2000
5) Nokes DJ, Anderson RM：The use of mathematical models in the epidemiological study of infectious diseases and in the design of mass immunization programmes. *Epidem Inf* **101**：1－20, 1988
6) Fine PE：Herd immunity：history, theory, practice. *Epidemiol Rev* **15**：265－302, 1993
7) 落合　仁，中野貴司，庵原俊昭：潜伏期間中におけるムンプスウイルス分離の検討．小児科臨床 **55**：813－817，2002
8) 落合　仁，庵原俊昭，中野貴司，神谷　齊：保育園におけるムンプスの流行とワクチンの有効性の検討．小児科臨床 **54**：1567－1570，2001
9) 上島　肇，牛島片信，中山哲夫，落合　仁，庵原俊昭，神谷　齊：ムンプスウイルスの分子疫学

研究（三重県 1993－2002）．臨床とウイルス **31**：S51，2003
10）庵原俊昭：common な小児ウイルス感染症の病態—ムンプス．臨床とウイルス **30**：28－32，2002
11）Galazka AM, Robertson SE, Kraigher A：Mumps and mumps vaccine：a global review. *Bull WHO* **77**：3－14, 1999
12）庵原俊昭，落合　仁：年齢によるムンプス臨床像の相違．小児科 **43**：217－222，2002
13）磯村思无：ムンプスワクチン．小児内科 **10**：1357－1361，1988
14）高良聰子，平敷兼太郎，仲西明日香，平敷加津子，西里美佐子，伊波明美：最近経験したムンプス難聴の 3 例—その発生頻度の検討も含めて．外来小児科 **2**：23－27，1999
15）喜多村健，中島　務：急性高度難聴に関する調査研究（厚生労働科学研究・特定疾患対策研究事業）より得られたムンプス難聴の疫学調査研究．病原微生物検出情報 **24**：107－109，2003
16）落合　仁，庵原俊昭，中野貴司，神谷　齊：ムンプス急性期抗体反応パターンからみたムンプスワクチンフェーラーの検討．小児科臨床 **56**：839－843，2003
17）WHO：Mumps virus vaccines. *Weekly Epidemiol Record* **45**：346－355, 2001
18）de Cunha SS, Rodrigues LC, Barreto ML, Dourado I：Outbreak of aseptic meningitis and mumps after mass vaccination with MMR vaccine using the Leningrad－Zagreb mumps strain. *Vaccine* **20**：1106－1112, 2002
19）Furesz J：Safety of live mumps vaccines. *J Med Virol* **67**：299－300, 2002
20）Afzal MA, Pickford AR, Forsey T, Heath AB, Minor PD：The Jeryl Lynn vaccine strain of mumps virus is a mixture of two distinct isolates. *J Gen Virol* **74**：917－920, 1993
21）Brown EG, Dimock K, Wright KE：The Urabe AM9 mumps vaccine is a mixture viruses differing at amino acid 335 of the hemagglutinin－neuraminidase gene with one form associated with disease. *J Infect Dis* **174**：619－622, 1996
22）Amevis G, Fineschi N, Chumakov K：Correlation of genetic variability with safety of mumps vaccine Urabe AM9 strain. *Virology* **287**：234－241, 2001
23）庵原俊昭：ムンプスワクチン接種後のムンプス罹患時における病態と臨床像の特徴．小児科 **42**：1144－1149，2001
24）落合　仁，庵原俊昭，中野貴司，神谷　齊：家族内曝露時のムンプスワクチンの予防効果の検討 **51**：908－912，1998
25）Peltola H, Davidkin I, Paunio M, Valle M, Leinikki P, Heinonen OP：Mumps and rubella eliminated from Finland. *JAMA* **284**：2643－2647, 2000
26）Torigoe S, Hirai S, Oitani K, Ito M, Ihara T, Iwasa T, *et al*：Application of live attenuated measles and mumps vaccine in children with acute leukemia. *Biken J* **24**：147－151, 1981
27）小倉英郎：アレルギー疾患—卵アレルギーと予防接種．小児科診療 **56**：2209－2216，1993
28）河原秀俊，森澤　豊，勝沼俊雄，大矢幸広，齋藤博久，赤澤　晃：卵白 CAP－RAST 陽性患児におけるインフルエンザワクチン接種後即時型副反応に関する検討．アレルギー **51**：559－564，2002
29）James JM, Zeiger RS, Lester MR, Beth Fasano M, Gern JE, Mansfield LE, *et al*：Safe administration of influenza vaccine to patients with egg allergy. *J Pediatr* **133**：624－628, 1998
30）James JM, Burks W, Roberson PK, Sampson HA：Safe administration of the measles vaccine to children allergic to eggs. *N Engl J Med* **332**：1262－1266, 1995
31）Briss PA, Fehrs LJ, Parker RA, Wright PF, Sannella EC, Hutcheson RH, Schaffner W：Sustained transmission of mumps highly vaccinated population：Assessment of primary vaccine failure and waning vaccine－induced immunity. *J Infect Dis* **169**：77－82, 1994
32）落合　仁，庵原俊昭，豊田美香，中野貴司：ムンプスの家族内感染の感染様式と臨床症状の検討．小児科臨床 **52**：823－826，1999
33）Ruuskannen O, Salmi TT, Halonen P：Measles vaccination after exposure to natural measles. *J Pediatr* **93**：43－46, 1978

34) Asano Y, Nakayama H, Yazaki T, Kato R, Hirose S, Tsuzuki K, *et al*：Protection against varicella in family contacts by immediate inoculation with live varicella vaccine. *Pediatrics* **59**：3－7, 1977
35) 松岡伊津夫：同胞の流行性耳下腺炎接触直後と思われる時に，同生ワクチン接種による発病阻止の試み．小児内科 **15**：873－877，1983
36) Brunell PA：Mumps. In：Textbook of Pediatric Infectious Diseases 2nd ed（ed by Feigin RD, Cherry JD）, pp1628－1632, WB Saunders, Philadelphia, 1987
37) 庵原俊昭，落合　仁，豊田美香，中野貴司，中山哲夫，神谷　齊：ムンプスワクチン星野株接種後4週間以内に唾液腺腫脹を認めた症例の検討．小児感染免疫 **11**：264－266，1999

15

水痘ワクチン

15.1　病　　態

水痘は臨床的に馴染み深い疾患で，幼児期から学童期前半に多く，年により患者数は変わるが，冬から春に流行，夏から初秋には減少する傾向を示す（図 15.1）[1]．近年，保育園など小児の集団生活開始時期が早くなっているためか，幼児期前半の発病が目立つ．多くが 10 歳までに感染し，成人の抗体陽性率は 90 ～ 95 %に達する．一方，熱帯地域では初感染の時期は遅く，成人の抗体陽性率は 20 ～ 60 %といわれる．伝染力は麻疹に次いで強く，家族内感染発症率は 80 ～ 90 %，不顕性感染は少ない．学校，施設内の流行は長期にわたる．自然感染により終生免疫を獲得する．児は母体からの移行抗体により感染防御されるが，抗体価が低ければ発病することもある．感染源は患児の気道，水疱内容で，発疹出現 1 ～ 2 日前より水疱が痂皮化するまで伝染力があるとされる．

本症はヒトヘルペスウイルス科に属する水痘帯状疱疹ウイルス（varicella-zoster virus；VZV）の初感染により発症する．VZV は空気感染，飛沫感染，接触感染により感受性者の気道粘膜，眼球結膜から侵入，局所のリンパ節で増殖後，血中に入り

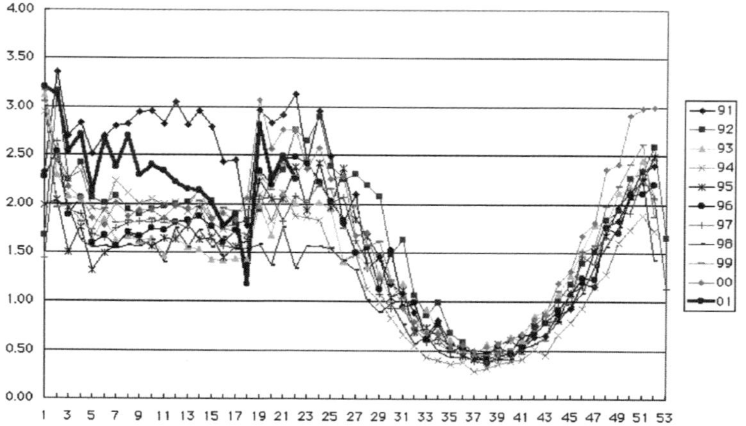

図 15.1　水痘の流行状況（http://idsc.nih.go.jp/index-j.html より）

(第一次ウイルス血症)，肝臓，脾臓などの網内系臓器に到達する．そこで病巣を形成，増殖したウイルスは血中に再度侵入，リンパ球付随性の第二次ウイルス血症により全身に拡大し，皮膚に感染，水疱形成をみる[2, 3]．水疱中には多数の感染性ウイルスが存在する．発症2日前からウイルスは空気中に散布され，周囲の人や環境は広範に汚染される[4, 5]．水痘治癒とともに，ウイルスは水疱部位の知覚神経末端から求心性(retrograde axonal flow)，あるいはウイルス血症の際，血行性に神経節に侵入，潜伏する．ウイルス特異的細胞性免疫が低下すると，知覚神経節中のウイルスは再活性化し，炎症をともないながら神経線維に沿い遠心性に皮膚に到達，神経支配領域に帯状の水疱疹を生じ，帯状疱疹となる．

潜伏期は10～21日（多くは14～16日)．一般的な臨床経過としては軽い発熱，倦怠感，発疹で発症．発疹は紅斑から始まり，2～3日のうちに水疱，膿疱，痂皮の順に急速に進行する．3～4日ほどで発疹が新生するため，これらの発疹が同時に混在するのが特徴である．全身の発疹数は200～300個，家族内二次感染例は約2倍といわれる．好発部位は躯幹，顔面で四肢には少なく，求心性に分布する．発疹は皮膚の炎症部位（おむつかぶれ，日焼けなど）に密集し，頭部有髪部位にも出現し，口腔には粘膜疹も認められる．眼球結膜，角膜に出現して潰瘍をつくることもある．発疹は掻痒感が強い．細菌性二次感染を起こさなければ瘢痕を残さない．

水痘異常経過として種々のものが知られている．重症水痘は悪性腫瘍，ネフローゼ症候群など，抗癌剤，ステロイドホルモン使用中の免疫抑制状態の患児，臓器移植後，先天性細胞性免疫不全症，AIDSの患児にみられ，出血性，進行性，全身性播種性水痘になり，死亡することもある．抗ウイルス剤の治療をうけなかった悪性腫瘍患児の死亡率は約7％といわれる．重症化の背景には肺炎，肝炎，脳炎，敗血症，DIC，ADH分泌異常などがある．成人水痘も重症化傾向があり，約15％に肺炎を合併する．妊婦の水痘罹患でも重症化の傾向がある．妊娠初期の水痘感染では胎児に多彩な異常所見（瘢痕性皮膚病変，四肢低形成，白内障・脈絡網膜炎・小眼球症などの眼異常，小頭症・精神発達遅滞などの中枢神経系異常）を生ずることがあり，先天性水痘症候群といわれる．頻度は約2％で，妊娠8～20週に危険性が高い．また新生児の水痘罹患では，母親が分娩前4日から分娩後2日の間に水痘を発病すると，児は生後5～10日頃水痘を発病，重症化し，死亡率も高い（約30％)．これ以外では通常の臨床経過を示す．重症度は移行抗体の多寡に関係する．

合併症として頻度の高いものは，水疱部位の細菌性二次感染症で，ブドウ球菌，A群連鎖球菌によるものが多い．まれに化膿性リンパ節炎，蜂窩織炎，丹毒，ブドウ球菌性熱傷様皮膚症候群，劇症型A群連鎖球菌感染症や敗血症などの全身性疾患に進展することもある．中枢神経系の合併症としては，髄膜脳炎や小脳性運動失調症があり，発症頻度は水痘1,000例中1例以下といわれる．発病には生体の免疫反応が関与し，水痘発病3～8日後に神経症状が出現する．約80％は回復するが，後遺症例，死亡例も存在する．ライ症候群，横断性脊髄炎，末梢神経炎，視神経炎なども報告されている．そのほか，肝炎，血小板減少性紫斑病，急性糸球体腎炎，ネフローゼ症候群，溶血性尿毒症症候群，関節炎，心筋炎，心囊炎，膵炎，睾丸炎などがある．

治療はアシクロビル経口投与が中心となるが，発熱や皮膚掻痒感の緩和にはアセトアミノフェンや抗ヒスタミン剤の内服，皮膚保護作用，防腐作用をもつフェノール亜鉛華リニメント（カチリ）なども用いられる．また手指の爪を短くし，掻破による皮疹部細菌性二次感染症の発症を抑えることも重要である．重症水痘は原則的に入院とし，経静脈的にアシクロビルを投与する．

15.2　ワクチンの性状

ワクチンウイルス岡株は，水痘患児（名前を岡という）の水疱液からヒト胎児細胞により分離され，34℃でヒト胎児肺細胞 11 代，モルモット胎児細胞 12 代継代後，ヒト二倍体細胞の WI-38 に 3 代，MRC-5 に 2 代継代したものである．弱毒ワクチンウイルス株は，生物学的性状として温度感受性（ワクチン株は高温で増殖しにくい），宿主域（野生株よりもモルモット細胞で増殖しやすい）に野生株とは違った特性をもつ．岡株と VZV Dumas 株の 34 kb のシークエンスを比較すると，80 カ所以上の塩基置換が存在し，ORF 62 gene や ORF 64 poly-A 領域の相違により岡ワクチン株と原株を区別することができる[6)]．また岡ワクチン株と原株を比較すると，塩基置換が gene 62 領域に 15 カ所検出され，gene 62 は VZV 弱毒化に重要な遺伝子であることも示唆されている[7)]．同部位の塩基置換を利用した Restriction-enzyme Fragment Length Polymorphism（RFLP）によりワクチン株を原株や野生株と区別することも可能となっている．感染ルートの違いもあるが，弱毒ワクチンウイルスを人体に投与しても水痘の臨床症状，所見が認められないか，少ないことは弱毒化の証拠と考えられる．

弱毒ウイルス岡株は世界で唯一，ワクチン産生用として評価が定まっており，わが国のみならず欧米でもワクチン産生用に用いられている．ワクチンは弱毒ウイルス岡株からシードロットシステムで製造される．弱毒ウイルス岡株感染ヒト二倍体細胞を超音波処理し，その遠心上清をワクチン原液としている．ワクチンは，接種 0.5 ml 当り弱毒ウイルス岡株 1,000 PFU 以上（1,000 個以上の感染性ウイルス粒子が含まれている）を含有するほか，緩衝剤として塩化ナトリウム（1.14 mg），塩化カリウム（0.03 mg），リン酸二水素カリウム（0.29 mg），リン酸水素ナトリウム（3.14 mg），安定剤として精製白糖（25.0 mg），L-グルタミン酸ナトリウム（0.36 mg），抗菌剤として硫酸カナマイシン（7 μg 以下），ラクトビオン酸エリスロマイシン（2 μg 以下）などが含まれる．安全性確認試験，力価試験の後，バイアルに分注，凍結乾燥の後，製品として出荷されている．わが国では阪大微生物病研究会が製造し，田辺製薬から発売されている．なお，ゼラチンフリーワクチンが 1999 年 5 月認可され，ゼラチンおよびゼラチン加水分解物はロット VZ-11 から除去されている．

15.3　接種方法と効果

現在，わが国では水痘ワクチンの接種対象として，生後12カ月以上の水痘既往歴のない者をあげている．1歳未満でも接種可能であるが，移行抗体の影響を念頭に置く必要がある．接種年齢に上限はなく，高齢者では帯状疱疹の発症予防として検討されている．当初，本ワクチンは急性白血病や悪性固形腫瘍など，水痘罹患が危険と考えられるハイリスク群患者の発症防止を目的として開発されたが，現在の接種対象はほとんどが健康小児である．本ワクチンは任意接種で用いられ，接種時期は特定されていない．水痘罹患に低年齢化傾向が認められるため，麻疹ワクチン，風疹ワクチンに引き続き，あるいは可能であれば麻疹ワクチン後の1歳台で接種したい．

次いで，ハイリスク群患者や治療による免疫能低下者，ハイリスク群患者と密に接触する感受性者，成人などを対象にあげている（表15.1）．免疫不全者では，一定の接種基準を満たす必要があり，これは患児の細胞性免疫能がワクチンウイルス株の増殖に耐えうることの確認といえる．

その他，本ワクチンは感染暴露後の緊急接種として，病棟，寮などの閉鎖集団内における流行阻止目的としても応用されている．患者の発生後3日以内に接種する．皮下注射でワクチンウイルスを体内に投与するため免疫の誘導が早く，野生株の増殖を抑えることができるためである．

水痘ワクチンは白色の乾燥製剤で，添付の溶剤（0.7 m*l*）（日本薬局方注射用水）を加えると速やかに溶解する．本剤にはpH指示薬としてのフェノールレッドを含有しないため，外観は無色の透明な液剤となる（図15.2）．アルコールで消毒後，この全量（0.5 m*l* になる）を上腕伸側に皮下注射する．本来，VZVは日光，熱に弱く，

表15.1　健常児以外の水痘ワクチン接種対象者（水痘ワクチン添付文書より引用）

1. 水痘ハイリスク群患者，特に急性白血病，悪性固形腫瘍患者など
   1) 急性リンパ性白血病
      接種基準
      ①完全寛解後，少なくとも3カ月以上経過している．
      ②リンパ球数が少なくとも500/mm^{3}以上である．
      ③原則として，遅延型皮膚過敏反応が陽性である．
      ④維持療法として6MP以外の薬剤は少なくとも接種1週間前後中止する．
      ⑤強化療法，広範放射線治療など免疫抑制作用の強い時期はさける．
   2) 悪性固形腫瘍
      摘出手術，化学療法により腫瘍の増殖が抑制されている状態で，急性リンパ性白血病に準じた条件が必要．
   3) 急性骨髄性白血病，T細胞白血病，悪性リンパ腫
      種々の条件により接種は推奨されていない．
2. ネフローゼ，重症気管支喘息患者など，ACTH，コルチコステロイド使用者
   原則として，症状が安定し，遅延型皮膚過敏反応の陽性が必要．
3. 水痘ハイリスク群患者と密に接触する感受性者，特に同居者や医療関係者など
4. 感受性のある成人，特に医療関係者，医学生，成人女子など

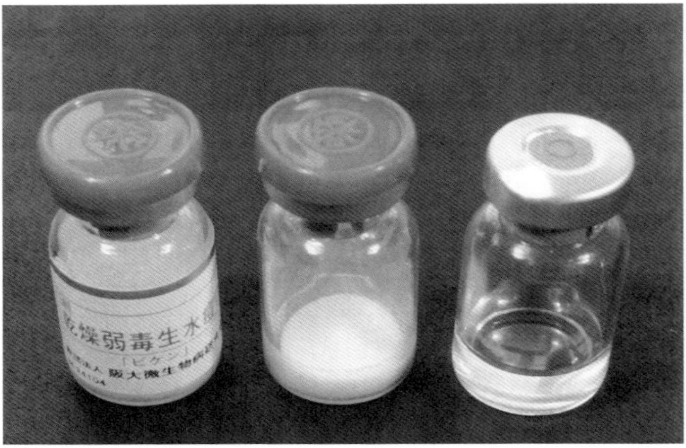

図 15.2　水痘ワクチン溶解前後の変化
溶解前は白色の乾燥製剤（正中）で，溶解後には無色透明な液剤（右側）となる．

表 15.2　接種対象者の抗体陽転率（IAHA 法）

対象	N	陽転者数	GMT
健常者	2,330	2,150（92.2 %）	12.3
ハイリスク児	26	22（84.6 %）	10.3
基礎疾患児	209	175（83.7 %）	12.5
合計	2,565	2,347（91.5 %）	12.2

対象の 91 %は 1 歳から 5 歳．
阪大微研市販後調査（1986 年 9 月～ 1992 年 9 月），8,429 症例のうち，接種前抗体陰性の 2,565 名の成績．

感染性を失いやすい傾向があるため，ワクチンは接種直前まで遮光し，5 ℃以下に保存しておくことが大切である．また溶解後は速やかに接種したい．接種後は接種部位を清潔に保ち，過激な運動，成人では飲酒をさける．

自然水痘では発疹出現 5 日前から出現翌日の間，ウイルスは末梢血単核球から分離されるのに対し，ワクチン被接種者の血液，咽頭からは分離されない．しかし，polymerase chain reaction（PCR）法を用いれば末梢血中にウイルス DNA を検出することができ[8]，ワクチン接種後にも弱いウイルス血症が生じているものと考えられる．したがって，ワクチンによる免疫は自然感染に類似すると考えられる．

ワクチン接種後の免疫反応については，水痘皮内反応が接種 5 ～ 6 日頃から陽転しはじめ（水痘皮内抗原は阪大微生物病研究会で製造され，田辺製薬から発売されている．保険適応ではない．0.1 m*l* を皮内注射し，24 ～ 48 時間後の最大発赤径が 5 mm 以上であれば陽性とする），ワクチンによる早期の細胞性免疫誘導，引き続いて 6 ～

7日頃から特異抗体反応が出現する．

阪大微研によるワクチン市販後の2,000人を越える調査成績では，抗体陽転率は良好で，健康小児で約92％，ハイリスク群患者でも良好な抗体反応が認められている（表15.2）．

問題点としては，ワクチン接種後，水痘患者との接触により被接種者の6～12％に水痘症状を認めることがあげられる．ワクチン接種後水痘の特徴は，発疹数が少ない，水疱形成にまで至らない，発熱をともなわない，痒みが少ない，経過が短いなどで，軽症水痘ということができる．このことは，重症水痘がこのワクチンにより完璧に防御されるとも表現できる．この現象が水痘ワクチンに不可避なことなのか，あるいはワクチン製造技術の改善により克服可能なことなのか，今後の観察，検討が待たれる．

15.4 免疫の持続性

長期的な有効性については，現在までに約20年の追跡調査がなされ，感染防御効果，液性免疫，細胞性免疫の持続性などは良好であると報告されている（表15.3）[9]．ワクチンによる免疫がもし一時的なもので，後の感染発病を防御できなければ，リスクの高い成人水痘を増やすことになり問題は大きい．しかし，ワクチン接種後にはウイルス血症が認められ，抗体も陽転することからワクチンによる不顕性感染の誘導と考えることができ，自然感染同様，免疫は永続するものと思われる．

表15.3 水痘ワクチン接種20年後の感染防御効果と免疫の持続性

アンケート送付	水痘ワクチン被接種者244名
ワクチン接種時期	1974年1月～1976年8月
	抗体陽転の確認（中和法）
ワクチン接種後観察期間	19年7カ月～17年
回答	96名
性別	女性57名，男性39名
年齢	17～34歳
ワクチン接種後水痘	回答者の2％（2/96）
	水痘接触者の3％（2/67）
	水痘接触機会の2％（2/100）
免疫検査評価数	26名（回答者96名のうち）
FAMA抗体	陽性25/25（100％）
抗体の範囲	8～128
幾何学的平均抗体価	19.4
VZV皮内反応	陽性26/26（100％）
発赤径の範囲	10～65 mm
平均	24.8 mm

表 15.4　ワクチン接種後の副反応

対象	N	発熱（＞37.5 ℃）	発疹	局所反応	合計
健康人	7,923	220（2.8 %）	134（1.7 %）	256（3.2 %）	544（6.9 %）
ハイリスク群	46	1（2.2 %）	2（4.3 %）	0	2（4.3 %）
基礎疾患群	460	16（3.5 %）	16（3.5 %）	4（0.9 %）	34（7.4 %）
合計	8,429	237（2.8 %）	152（1.8 %）	260（3.1 %）	580（6.9 %）

阪大微研市販後調査成績（1986 年 9 月～ 1992 年 9 月）

15.5 副　反　応

本ワクチンは生ウイルスワクチンであるが，前述のごとく健康小児に接種する限り副反応はほとんど認められない．

健康小児，成人にワクチン接種後 1 ～ 3 週頃，まれに発熱，発疹の出現することがあるが，放置してかまわない（表 15.4）．一過性のもので，通常，数日中に消失する．健常児ではワクチン被接種者から感受性者への感染も認められない．

急性リンパ性白血病など細胞性免疫能の低下（健康小児に比べ）が考えられるハイリスク群の患児では，接種 14 ～ 30 日後に水痘症状所見を約 20 %に認めるが，軽症のものが多く，経過観察あるいは対症療法で対処する．重症化傾向があればアシクロビルを投与すればよい．白血病児で水疱形成に至るほどワクチンウイルスが増殖すれば周囲の感受性者に感染を起こす可能性はあるが，その率は自然感染に比べれば，はるかに低い．

ワクチン成分に対する強い過敏反応，アナフィラキシー様症状（蕁麻疹，呼吸困難，口唇浮腫，喉頭浮腫など）が出現した場合は，一般的な救命，救急の処置法で対処する．

急性リンパ性白血病などハイリスク群の患児では，ワクチン接種後のある時期に帯状疱疹を発症する可能性があるが，その頻度は自然感染後よりも低く，症状も軽いといわれている．帯状疱疹発症時期が原疾患の増悪期で重症化の傾向があればアシクロビルを使用する．

本ワクチンは任意接種のワクチンのため，万が一，ワクチンに由来するような健康被害が生じた際には，医薬品副作用被害救済制度で補償され，メーカーがその世話をすることになる．

15.6 禁　　忌

水痘ワクチンに特有の禁忌事項はなく，通常の予防接種実施規則ならびに予防接種実施要領にしたがえば問題はない．軽度の感冒症状があっても体温が 37.5 ℃以上でなければ接種してもさしつかえない．また何らかの基礎疾患があり，抗痙攣剤，抗アレルギー剤などの薬剤を長期に服用中の児でも免疫機能が抑制されていなければ接種は健常児同様と考えてよい．ただし，輸血やγグロブリン製剤の投与をうけた者は，含まれるVZV抗体により免疫の獲得が阻止される可能性があるため，ワクチン接種を3カ月以上延期する．また川崎病や特発性血小板減少性紫斑病の治療としてγグロブリン大量投与をうけた者は，接種を6カ月以上延期するのが望ましいとされる．さらにワクチン接種後14日以内にγグロブリンの投与をうけた者は，免疫の得られない場合があるため，投与3カ月以降にワクチンの再接種が勧められている．妊娠可能な婦人に対しては，本ワクチンが生ウイルスワクチンであることから接種1カ月前から避妊し，接種後も2カ月間は妊娠しないよう指導をする．そのほか，不活化ワクチン接種後1週未満の者，生ワクチン接種後1カ月未満の者は，禁忌であることはいうまでもない．

15.7　米国における水痘ワクチンの現況

米国では1995年3月17日，岡株水痘ワクチン（Varivax，メルク社）を1歳以上の水痘未罹患の小児や感受性のある成人に接種するという，universal immunizationの戦略を選んだ．American Academy of Pediatrics（AAP）やAdvisory Committee on Immunization Practicesは，接種率向上の努力を続けている．カリフォルニア，ペンシルバニア，テキサス地域のサーベイランスによると，就学前小児の水痘ワクチン接種率は1997年の40％から1999年には約70％まで上昇し，全年齢層における水痘罹患例と入院例の著明な減少に加え，流行性の減少傾向も認められた[10]．しかし1998年における米国全体の調査では，水痘ワクチン接種率は43％（範囲：12.9～59.8％）であり，他のワクチンに比べればまだ低い状況にある（図15.3）[11]．政府のHealthy People 2010計画では，ワクチンの接種率を19～35カ月児で90％以上，小学校入学時に95％以上を目標としている[12]．さらに，成人水痘対策も重要な課題である．

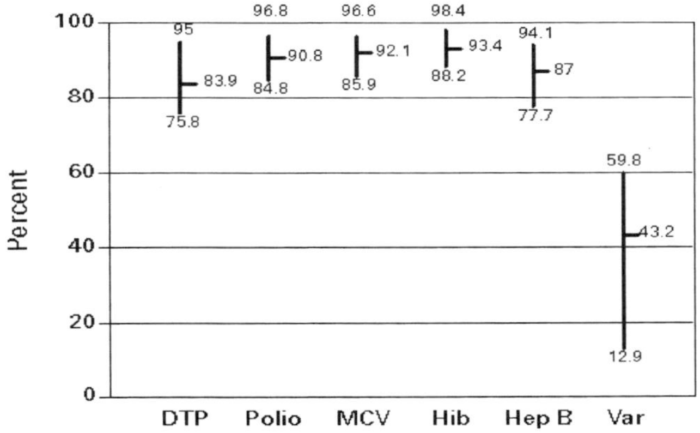

図15.3　米国19～35カ月児における各種ワクチンの接種率（1998年）
（CDC：*MMWR* **49**：1-26, 2000より抜粋）

1996年12月，米国海軍は新入隊者に水痘抗体測定を実施し，抗体陰性者に対するワクチン接種を開始した[13]．その結果，海軍内の水痘発生率は年間80％以上にまで減少している．水痘ワクチンとMMRワクチンを混合した4価MMRVワクチン開発の試みは，約20年経過するが，MMRVワクチン接種後のVZV平均抗体価が低い欠点を改善すべき臨床研究が，今もなお米国やドイツで実施されている[14, 15]．

［須賀定雄・吉川哲史・浅野喜造］

文　献

1) 国立感染症研究所感染症情報センターホームページ： http://idsc.nih.go.jp/index-j.html
2) Asano Y, Itakura N, Hiroishi Y, *et al*：Viral replication and immunologic responses in children naturally infected with varicella-zoster virus and in varicella vaccine recipients. *J Infect Dis* **152**：863-868,1985
3) Asano Y, Itakura N, Kajita Y, *et al*：Severity of viremia and clinical findings in children with varicella. *J Infect Dis* **161**：1095-1098, 1990
4) Asano Y, Yoshikawa T, Kanematsu M, *et al*：Rapid contamination with varicella-zoster virus DNA to the throat of a daycare attendee and environmental surfaces from a child with varicella. *Pediatrics International* **41**：233-236, 1999
5) Asano Y, Yoshikawa T, Ihira M, *et al*：Spread of varicella-zoster virus DNA to family members and environments from siblings with varicella in a household. *Pediatrics* **103**：e61, 1999
6) Argaw T, Cohen JI, Klutch M, *et al*：Nucleotide sequences that distinguish Oka vaccine from parental Oka and other varicella-zoster virus isolates. *J Infect Dis* **181**：1153-1157, 2000
7) Gomi Y, Imagawa T, Takahashi M, *et al*：Oka varicella vaccine is distinguishable from its parental virus in DNA sequence of open reading frame 62 and its transactivation activity. *J Med Virol* **61**：497-503, 2000
8) Ozaki T, Masuda S, Asano Y, *et al*：Investigation of varicella-zoster virus DNA by the polymerase chain reaction in healthy children with varicella vaccination. *J Med Virol* **42**：47-51, 1994
9) Asano Y, Suga S, Yoshikawa T, *et al*：Experience and reason：Twenty-year follow-up of protective immunity of the Oka strain live varicella vaccine. *Pediatrics* **94**：524-526, 1994
10) Seward J, Watson B, Peterson C, *et al*：Decline in varicella incidence and hospitalizations in sentinel surveillance areas in the United States, 1995-2000. The Fourth International Conference on VZV：California（USA）, 2001
11) CDC：National, state, and urban area vaccination coverage levels among children aged 19-35 months-United States,1998. *MMWR* **49**：1-26, 2000
12) Committee on Infectious Diseases：Varicella vaccine update. *Pediatrics* **105**：136-141, 2000
13) Ryan MAK, Smith TC, Honner WK, *et al*：Varicella susceptibility and vaccine use among young adults enlisting in the United States Navy. The Fourth International Conference on VZV：California（USA）, 2001
14) Kuter BJ, Shinefield HR, Black SB, *et al*：Efficacy of Oka/Merck varicella vaccine after concomitant administration with MMR Ⅱ. The Fourth International Conference on VZV：California（USA）, 2001
15) Andre FE, Steens JM, Zepp F：A combined measles, mumps, rubella and varicella candidate vaccine. The Fourth International Conference on VZV：California（USA）, 2001

16

インフルエンザワクチン

16.1 病　　態

a. 流 行 疫 学

インフルエンザは，四季のある地域では冬期に，亜熱帯地域では2回，熱帯地域では通年を通じて患者が発生する．季節が逆になる北半球・南半球も含め，インフルエンザはいつも地球上のどこかの地域で流行している．さらに，インフルエンザは，流行規模と健康被害の大きさから，一般の「かぜ」とは区別して認識すべき疾患である．インフルエンザはA型またはB型インフルエンザウイルスによって起こる急性呼吸器感染症である．呼吸器症状に加えて，高熱，筋肉痛，疲労感などの強い全身症状を特徴とする．ハイリスク群とされる高齢者や基礎疾患をもつ患者，乳児，妊婦などでは，肺炎を併発するなど重症化しやすく，入院や死亡する危険が著しく高くなる．インフルエンザの流行期には，流行規模によって，インフルエンザ死亡数や肺炎死亡数が突出して高くなり，平常時の十数倍にも及ぶ．また，ハイリスク群である基礎疾患をもつ患者や高齢者の死亡者数が増加し，人口当たりの死亡数がインフルエンザ流行時期に一致して高くなる．これを超過死亡という．超過死亡の9割以上を高齢者が占めるため，先進国など高齢化が進む社会では大きな問題となっている．

なかでもA型インフルエンザは，カモなどの水鳥を中心にブタ，ウマ，ヒト，さらにアザラシやクジラまでも宿主とする地球最大規模の人獣共通感染症である．数十年を周期として，A型インフルエンザは，新型インフルエンザとして出現して世界的な大流行を起こしてきた．この新型インフルエンザの出現によって，膨大な健康被害と社会機能への深刻な影響がもたらされた．現代のグローバル化した社会では，高速大量輸送，人口増加などによる生活様式・生活環境の大きな変化にともなって，次の大流行の際には未曾有の大混乱が危惧される．さらに鳥インフルエンザの流行も世界各地から報告され，ヒトへの感染事例も起こっていることから，新型インフルエンザは近い将来必ず出現すると考えられる．新型インフルエンザに対しては，現代では地球全体，同時流行となることから，地球レベルの健康危機管理体制の確立が課題である．

C型インフルエンザは典型的なインフルエンザ症状を示さず，また集中的な流行を特徴とするインフルエンザの原因とはならない．

通常インフルエンザは冬季に流行するが，インフルエンザウイルスは低温・低湿環境では安定なので，冬季には飛沫核中のウイルスが長時間にわたり感染性を保持して流行しやすいと説明されている．しかし，気候要因のみでは流行の季節性を説明できず，飛行機や船などの閉鎖環境でも流行が起こりやすいことから，換気不十分な要因が重要であろう．

わが国では，インフルエンザは毎年12～3月にかけて，約1～2カ月の短期間に全国的な流行を起こすが，夏期にも散発的な発生があり，ウイルスが分離される．南半球では，冬季にあたる6～8月に流行が起こる．現在は，A/香港型（H3N2），A/ソ連型（H1N1）およびB型の3種類のウイルスが，シーズン毎にさまざまな組み合わせで流行している．流行間期にはインフルエンザはどこでどのように維持されているのか，次シーズンの流行ウイルスはいつ，どこで出現するのか，なぜ各半球全体に同時に伝播されるのか，などの疑問は解明されていない．

b. 連続抗原変異と流行

インフルエンザウイルス粒子表面を赤血球凝集素（hemagglutinin；HA）とノイラミニダーゼ（neuraminidase；NA）という2種類の糖蛋白が棘状に取り囲んでいるが，これらの糖蛋白（主にHA）に対する免疫が感染防御の中心を担っている．インフルエンザウイルスは遺伝子RNAに突然変異を起こしやすい性質をもつことから，ウイルス増殖の際にHAとNA遺伝子に突然変異が頻繁に起こると，これらの糖蛋白を構成するアミノ酸に置換が生じ，その結果，HAやNA蛋白の抗原性が一部分変化した突然変異ウイルスが出現する．そして，さまざまな突然変異ウイルスの中から，過去の感染によって獲得した免疫とは反応しない抗原変異ウイルスが選択されて生き残る．このような既存の感染防御免疫から逃れる連続抗原変異ウイルスが次々と出現して，毎年のように流行を繰り返す．

HAとNA蛋白の抗原性は，その大部分は前シーズンのものと交差するが，部分的には変化しており，連続抗原変異（antigenic drift）と呼ぶ．A型とB型の両方で起こる．この連続抗原変異によって，部分的に抗原性がずれた株が次のインフルエンザシーズンの流行株となっていく．抗原性の部分的変化が積み重なることによって，ウイルスは，もとのウイルスから大きく変わっていくことになる．したがって，毎年のように異なったウイルス株のインフルエンザワクチンが推奨される．30年以上流行を繰り返しているA/香港（H3N2）型ウイルスや，25年以上流行しているA/ソ連（H1N1）型ウイルスでは，HAとNA蛋白の抗原性が毎年連続的に少しずつ変異しており，またこれらの抗原変異はHAやNA遺伝子上の突然変異およびHAやNA蛋白上のアミノ酸変異の蓄積とよく合致する．

しかし，HAやNA蛋白上には感染防御にかかわる抗原エピトープが4～5カ所存在するが，HAやNA蛋白上のアミノ酸置換は1年に3～4個にすぎない．また過去の流行株に対する血清抗体は，連続抗原変異ウイルスに対してもある程度の交差反応性を示す．したがって，連続抗原変異ウイルスが既存の感染防御免疫から逃避する機序のみでは，毎年のようにインフルエンザに罹患する理由を十分には説明できない．

c. 不連続抗原変異と新型インフルエンザ大流行

A型インフルエンザでは，前シーズンまでのウイルスとは血清学的にほとんど交差しない（連続性のない）抗原性をもったHAやNA蛋白をもった新型インフルエンザウイルスが，10～40年の周期で出現している．これは，連続変異とは異なり，不連続変異（antigenic shift）と呼ばれる．これまでとまったく異なる抗原性をもつので，ほとんどの人が免疫をもたないために大流行を引き起こす．このために世界を席巻する大流行となり，感染をうけたヒトには交差防御免疫もないので，重症化する．その結果，新型インフルエンザの大流行はしばしば大きな健康被害と社会的影響をもたらすのである．

20世紀における新型インフルエンザの流行は，1918年のスペイン風邪，1957年のアジア風邪，1968年の香港風邪などが記録されている．A/H1N1型ウイルスによるスペイン風邪は，第1次世界大戦の最中であったが，その戦没者をはるかに上回る約4,000万人の犠牲者を出した．A/アジア型H2N2ウイルスによるアジア風邪は11年間流行し，次にA/香港型H3N2による香港風邪が起こった．これらの新型インフルエンザウイルスは，鳥インフルエンザウイルスに由来したウイルスであることが報告されている．このように，鳥インフルエンザ流行問題の本質は，人への健康被害を及ぼす新型インフルエンザウイルスの出現にある．

現代のグローバル化した社会では，高速大量輸送による人・物の移動は，加速・増加の一途をたどっている．SARS流行は，航空機社会による瞬く間の感染症の拡大をみせた．飛沫，空気感染を起こすインフルエンザウイルスの場合，さらに強い伝播力をもつことが考えられる．また，地球人口は現在63億となり，スペイン風邪の流行した1918年当時の3倍以上となっている．人口密度の増加は，インフルエンザの伝播効率をさらに拡大する．現在，スペイン風邪並みの新型インフルエンザが出現した場合，20世紀初頭ではそれが世界中に伝播されるのに7カ月を要したが，現在では4日と試算されている．

現在の最新の医療をもってすれば，新型インフルエンザが出現しても，大きな健康被害は起こらないと考えてよいものであろうか．新型インフルエンザは，地球上のほとんどの人が免疫をもたないために，すべての人が感受性者となる．さらに，短時間のうちに地球上の一地域から発生したウイルスが伝播されてくることになる．その後，数カ月の流行が続くことが考えられ，これは世界同時流行となる．このような中で，他国や他の地域からのバックアップは不可能である．夥しい患者が一斉に医療機関に押し掛けることになり，医療従事者も感染するであろうことから，医療サービスの低下は余儀なくされる．さらに，交通・通信・物流・行政なども滞ることから，医薬品の不足，欠乏をまねく恐れもある．健康被害だけでなく，社会機能の麻痺も起こることから，新型インフルエンザの対策はその事前準備を危機管理として，国家レベル，世界レベルで進めることが必要である．

不連続抗原変異の原因としては以下の点が重要である．

(1) A型インフルエンザウイルスでは，表面抗原の違いにもとづいて亜型が区別される．HA蛋白にはH1～H15の15亜型，NA蛋白にはN1～N9の9亜型が存在し，さまざまな組み合わせをもつA型ウイルスが主に鳥の世界に分布している．別の亜型ウイルスがヒトの世界に侵入すると，新型インフルエンザとなる．B型ウイルスには亜型が存在しないので，新型インフルエンザの出現はない．

(2) インフルエンザウイルスの遺伝子RNAは，コードする蛋白別に8本の分節構造となっており，各分節はおのおの独立に複製される．したがって，異なるウイルスが1つの細胞に同時感染すると，16本の分節がおのおの複製される．これらの遺伝子分節プールの中から，各分節毎にどちらか一方が選択されて再集合し，一組の遺伝子分節をもつ子ウイルスが形成される．その結果，256通りの遺伝子分節再集合体（reassortant）ができる．この際に，別の亜型のHAやNA遺伝子分節を相手から引き継いだ再集合体ウイルスが，ヒトに対する伝播性を保持していた場合には，新型インフルエンザとして登場する．

(3) A型インフルエンザは人獣共通感染症であり，さまざまな亜型ウイルスが鳥類やブタなどを自然宿主として，地球上に広く分布している．ブタはヒトと鳥ウイルスの両方に感受性をもつので，重感染したブタの中で両ウイルスの遺伝子再集合が起こり，鳥ウイルス由来の亜型HAやNA遺伝子を取り込んだヒト型ウイルスが出現する．1957年に出現したA/アジア型（H2N2）インフルエンザおよび1968年に出現したA/香港型（H3N2）インフルエンザの大流行は，いずれも不連続抗原変異をともなう新亜型の出現である．いずれの場合も，ブタを介して，ヒトと鳥のウイルスの間で遺伝子分節の再集合が起こったと考えられる．

これらの大流行では，中国南部が震源地であった．シベリア湖沼に住むカモの腸管にはさまざまな亜型インフルエンザウイルスが不顕性感染している．カモは越冬地である中国南部へ飛来してウイルスを運ぶ．腸管から排泄されたウイルスが水田を汚染すると，水場を共有する土着のアヒルやブタにも感染が広がる．中国南部では，ヒトとブタ，アヒルの接触が緊密であるので，ヒトのウイルスはブタにも容易に感染する．その結果，ブタの中で，鳥ウイルスのHAやNA遺伝子をもったヒト型ウイルスが再構成されて，ヒトの世界に侵入したと考えられている．

1977年に再出現したA/ソ連型（H1N1）ウイルスは，1955年の流行ウイルスと同一であり，22年間どこかの研究室で保管されていたものが，事故によって再出現したことが疑われている．

1997年に香港で流行したA/香港（H5N1）型インフルエンザは，ニワトリで流行した鳥のA/H5N1型ウイルスが，ブタを介さずに，直接ヒトに感染したものである．さらに，このウイルスはニワトリやマウスに致死性の全身感染を起こす高病原性（強毒型）鳥インフルエンザウイルスであり，18名の患者中6名が重症の肺炎や多臓器不全を起こして死亡した．この事例により，鳥インフルエンザウイルスが頻度は低いものの直接ヒトに感染しうること，さらに高病原性鳥インフルエンザウイルスがヒトに感染すると，病気としてはもはやインフルエンザの概念を越える高い致死率をもつ重症疾患を起こすことが示された．1998年には再び香港で鳥のA/H9N2型ウイルスがヒトに感染する事態が起こったが，ウイルスは鳥弱毒型であったため，患者は通常のインフルエンザ症状に終始した．

さらに，2003年より，韓国，ベトナム，台湾などでも同じH5型に属する高病原性鳥インフルエンザの報告が相次ぎ，日本，タイ，カンボジア，インドネシア，ラオス，中国へも波及した．また一方，パキスタンや米国，カナダでも別のH7型ウイルスによる流行が報告された．ベトナムやタイでは，発病した鳥と接触したヒトがウイルスに感染して肺炎を発症する事例が起きており，いったん発症すれば80％を越える高い致死率であった．インフルエンザウイルスでは遺伝子の突然変異がきわめて高率に起こること，またヒトやブタに鳥のウイルスとヒトのウイルスが同時に感染すると，体内で両者のウイルス遺伝子の交雑が容易に起こる．偶発的なヒトやブタへの感染が続けば，ウイルスがやがてヒトからヒトへの効率のよい伝播力を獲得する可能性も危惧される．もしこのようなウイルスが出現すれば，ヒトの世界での新型インフルエンザの大流行，しかもヒトに対してもきわめて病原性の強いウイルスによる，地球全体をほぼ同時に巻き込む大流行へ進展することが強く危惧されているのである．

鳥とヒトのインフルエンザウイルスでは，レセプター特異性が異なるので，鳥のウイルスが直接ヒトには感染しないと考えられてきた．しかし，効率は悪いながら，鳥のウイルスが直接にヒトに感染して発症させることが示され，必ずしもブタを介さなくても，ヒトの中で重感染した鳥とヒトのウイルス同士の遺伝子交雑が起こる可能性も強く危惧されている．したがって，ワクチン緊急開発や抗インフルエンザ薬の備蓄などを含めた新型インフルエンザ対策にも再検討が必要である．

d. 感染病理機構と感染防御免疫

通常ヒトのインフルエンザは，気道粘膜上皮の局所感染である．感染上皮細胞におけるウイルスの出芽極性が気道内腔方向のみであり，ウイルスの感染性発現に必須なHA蛋白の活性化プロテアーゼ（気道上皮のクララ細胞から分泌されるトリプターゼ・クララ）が気道内腔にのみ分泌されることが，その理由として考えられる．

インフルエンザウイルスの増殖時間は6～8時間と短く，1個の感染細胞から約1,000個のウイルスが産生される．したがって，1個のウイルスが感染すると24時間後に100万個以上となり，感染細胞数も膨大となる．その結果，サイトカインなどの生体反応を介して，高熱，筋肉痛，倦怠感などのインフルエンザ症状が出現する．粘膜上皮の局所感染がそのまま発症につながり，潜伏期は1～2日と短く，ウイルス血症を起こさないので，血清抗体の感染阻止効果は低い．細胞性免疫は治癒過程や重症化防止には効果を示すが，インフルエンザの発症阻止には間に合わない．

粘膜上皮に対するウイルス感染阻止には，分泌型IgA抗体を中心とする気道局所免疫が有効である．IgAについては，気道粘膜へのウイルス感染阻止効果が動物実験で証明されている．IgA 抗体は連続抗原変異ウイルスに対しても交差防御効果を示す．しかし，半減期は短く，感染後の防御免疫の持続も 3 カ月程度であるので，次のインフルエンザシーズンには多くを期待できない．血清中の IgG 中和抗体も気道粘膜から気道内腔へ漏出し，局所における感染防御に関与している．しかし，実際にインフルエンザの再感染が頻繁に起こる以上，これらの免疫が重症化阻止には働いているとしても，感染防御としては不十分であると評価せざるを得ない．

これらがインフルエンザの感染防御免疫の限界とワクチン開発の難しさとなっている．インフルエンザ流行が毎年繰り返される理由は，ウイルス側の連続抗原変異に加えて，局所感染に対する防御免疫が十分に働けないという感染病理機構にあり，これがインフルエンザワクチンの根本課題となっている．

e. 臨床経過

インフルエンザの伝播様式は飛沫ないし飛沫核感染である．ウイルスを含む患者の気道分泌液や鼻汁が咳やくしゃみとともに空気中に排泄されるが，これらの飛沫は直接に周囲の人の気道から吸入されて，上気道粘膜や結膜へウイルスを伝播する．特に，学校，病棟，高齢者施設など多数の人が集団生活をする環境では，短期間に感染者を増加させる．一方，飛沫は床や地面に落下後に乾燥し，飛沫核となって埃などとともに空気中に長時間浮遊する．換気の悪い低温・低湿環境では，飛沫核は感染源として重要である．呼吸によって飛沫核が吸入されウイルスが伝播される．鼻汁などで汚染された手指を介する接触感染は主要伝播経路ではない．

健康な人がインフルエンザウイルスに暴露・感染すると，1 ～ 3 日の潜伏期の後に，悪寒をともなう 38 度，時には 40 度を越える高熱と激しい頭痛をもって突然発症する．咽頭痛や鼻汁などの前駆症状を示す場合もある．発症後にはしばしば関節痛や筋肉痛をともなう．高熱は持続し，強い疲労感や脱力感のために臥床を強いられることが多く，自覚的に重症感が強い．1 ～ 2 日後から，激しい乾燥性の咳，胸痛，鼻汁などの呼吸器症状が出現する．肺炎などの合併症がない場合には 3 ～ 5 日で解熱し，呼吸器症状も徐々に軽快して約 1 週間で回復する．発症後 3 ～ 4 日間がウイルス排泄のピークで，感染源となる．

乳幼児でインフルエンザウイルスに初感染の場合には一般に症状は強く，ウイルス排泄量や排泄期間は長くなる．一方，高齢者ではしばしば発熱や自覚症状は軽度で，食思不振や傾眠傾向程度で経過し，そのまま肺炎などを併発して重症化に至る場合も多い．

1918 年のスペインインフルエンザ大流行では，4,000 万人もの死者を出したと推定されている．死亡者は，乳幼児と高齢者に加えて，20 ～ 30 歳代の健康成人に多かったが，この理由は不明である．臨床経過と剖検所見からは，インフルエンザウイルスとブドウ球菌・インフルエンザ菌などによる比較的経過の長い混合性肺炎と，急激な経過で肺出血と肺水腫を起こして死亡するものに大別される．最近，当時の剖検材料や埋葬遺体からウイルス遺伝子を回収・増幅し，全塩基配列を決定する作業が進んでいる．

f. 合 併 症

健康成人がインフルエンザに罹患しても，重症化したり合併症を併発することはまれである．しかし，高齢者や，年齢を問わず呼吸器・循環器・腎臓などに慢性疾患をもつ患者，糖尿病などの代謝疾患，さまざまな原因で免疫機能が低下している患者，乳児，妊婦（特に妊娠後期）などが罹患すると，原疾患の増悪とともに，肺炎，気管支炎などの合併症を起こしやすく，入院や死亡する危険が数百倍にも増加する．これらの人々はインフルエンザにおけるハイリスク群と呼ばれ，インフルエンザ対策上，予防・治療の対象として最も優先順位が高い．

インフルエンザにともなう肺炎には，原発性インフルエンザ肺炎，続発性細菌性肺炎，および混合型が区別される．ハイリスク群において，10 病日を過ぎても解熱しない場合や，いったん軽快した症状が増悪した際には，肺炎，気管支炎の併発を疑って，適切な検査と治療を徹底的に行う必要がある．特に高齢者では，インフルエンザ症状が目立たないままに下気道へウイルス感染が広がり，また誤嚥が起こりやすくなって，重篤な肺炎を起こす危険が高い．

小児では肺炎，気管支炎などの合併症に加えて中耳炎を起こしやすく，気管支喘息を誘発することもある．

まれながら，インフルエンザウイルスによる心筋炎や心膜炎の症例報告があり，インフルエンザの際の不整脈や心不全の増悪との関係が議論されている．B 型ウイルスによる筋炎の報告もある．一方，インフルエンザウイルスが脳に侵入して脳炎を起こしたという報告もある．ウイルス血症や鼻腔粘膜から嗅神経を介した侵入経路が想定されている．

小児のインフルエンザ患者にアスピリンなどのサリチル酸製剤を投与すると，まれに脳浮腫，脂肪肝，高アンモニア血症などを主徴とする予後不良のライ症候群を起こすことがある．B 型インフルエンザに多いが原因は不明である．アスピリンの長期投与をうけている小児では，ワクチンなどによるインフルエンザの予防が大切である．

最近わが国において，インフルエンザ脳症が大きな問題となっている．1 ～ 5 歳の小児を中心として，インフルエンザ発症 1 ～ 2 日目に，意識障害や痙攣・麻痺などの神経症状が出現し，急激に悪化する．シーズン毎に 100 ～ 300 人の患者報告があり，約 1/3 が 3 ～ 4 日以内に死亡，1/3 が後遺症を残す．臨床像や病態には幅があるが，脳組織へのウイルス直接侵襲は否定的である．アスピリン服用歴がなく，急激な臨床経過と高アンモニア血症や低血糖例が少ないことから，ライ症候群とは区別される．血中サイトカインの変動，播種性血管内血液凝固と多臓器不全，脳実質への血漿漏出による脳浮腫と血球貪食所見などから，ウイルス感染にもとづく異常反応（サイトカイン・ストーム）が疑われている．予後不良な重症例には，一部の非ステロイド系消炎鎮痛剤（メフェナム酸，ジクロフェナク・ナトリウム）を使用した症例が多かった．これらの薬剤が発症の直接原因とは考えられないが，病態を増悪させる可能性が疑われており，インフルエンザの治療には使用しないよう注意が求められている．

g. 治　　療

従来インフルエンザでは対症療法が中心であったが，1999 年わが国でも塩酸アマンタジンが抗 A 型インフルエンザ薬として認可された．アマンタジンは A 型インフルエンザウイルスの膜蛋白 M2 の内部に陥入してイオンチャンネル機能を阻害し，感染初期過程で抗インフルエンザ作用を示す．発症後 36 時間以内に投与すれば，症状を軽減し，有病期間を 1 ～ 2 日短縮する．B 型インフルエンザや他の呼吸器ウイルスには無効なので，使用にあたっては簡易迅速診断キットによる A 型インフルエンザの確認が必要である．一方，ハイリスク群やアスピリン長期服用中の小児，卵アレルギーなどでワクチン接種ができない人，施設内入居者などに対しては，予防投与される．長期間使用すると，不眠，不穏感などの副作用が出る場合があり，耐性ウイルスも高率に出現するので，不必要な長期投与はさける必要がある．

2001 年には，ノイラミニダーゼ阻害薬（吸入剤ザナミビル，経口剤オセルタミビル）が認可された．これらの薬剤は，感染細胞表面からの子ウイルスの遊離を阻害して感染拡大を防ぐ．A 型と B 型の両方に有効で，耐性ウイルスも出現しにくい．発病後 2 日以内に服用開始すれば症状を軽くし，罹病期間を 1 ～ 2 日短縮できる．

発熱に対する不用意な解熱剤の使用は病態を悪化させる場合がある．一般には発熱には氷枕や冷湿布などで対応し，発汗による脱水に対して十分な水分の補給を行う．必要な場合には，アセトアミノフェンを必要最小限に使用する．アスピリンなどのサリチル酸製剤はライ症候群との関係が強く示唆されており，小児への使用は原則としてさける．非ステロイド系抗炎症剤のうちジクロフェナク・ナトリウム，メフェナム酸は，インフルエンザ脳症の増悪との関連が疑われるため，原則として使用してはならない．

通常のインフルエンザに対しては，抗生物質などの抗菌剤の投与は必要ない．肺炎を併発した場合には，必要十分な抗生物質療法と呼吸管理，全身管理が必要である．

インフルエンザ脳症の治療法は確立されていないが，重症度に応じた専門医療機関での集中治療が必要である．ステロイド・パルス療法，γグロブリン，血漿交換療法，超低温療法，AT Ⅲ療法などが試行され，一定の効果が報告されている．

h. 予　　後

健康な人がインフルエンザに罹患しても，通常 7 ～ 10 日で回復し予後は良いが，ハイリスク群では，基礎疾患の増悪に加えて，気管支炎・肺炎などを併発し，入院や死亡する危険が数百倍にも高くなる．特に高齢者ではさまざまな基礎疾患をもつ場合が多く，リスク因子がさらに高くなってくる．

インフルエンザの大きな流行があると数年後にパーキンソン病の発生が増加したり，妊婦がインフルエンザに罹患すると出生児に自閉症などの発生が多い，との報告もある．スペインインフルエンザの後に嗜眠性脳炎（von Economo）が多発した記録と併せて，中枢神経系への晩発的影響については今後の検討課題である．

16.2　ワクチンの種類と性状

a. インフルエンザワクチンの歴史

1932年にヒトのインフルエンザウイルス（A/H1N1型）が初めて分離された後，発育鶏卵でウイルスを大量に増殖させ，遠心操作でウイルスを濃縮する技術が開発され，濃縮ウイルスをホルマリン処理した不活化ワクチンが1940年代前半に実用化された．当初は1934年の分離株A/PR8が毎年ワクチン製造に用いられた．1940年代前半からは赤血球凝集抑制（hemagglutination inhibition；HI）試験による簡便なHA抗原の抗原解析が可能となり，連続抗原変異が明らかになった．その結果，ワクチン株の抗原性が流行株と異なるとワクチン効果が低下することがわかり，ワクチン株を流行ウイルスと一致させる必要が認識された．1940年にはB型ウイルスが発見され，B型でも連続抗原変異が明らかになった．さらに1957年には，アジア型インフルエンザの大流行があり，A型における亜型と不連続抗原変異が明らかになった．

発育鶏卵で増殖させた初期の全粒子不活化ワクチンは，発熱や局所反応が強く，重篤な神経後遺症の報告も散見された．不十分な鶏卵の品質管理やウイルス精製法が未発達であったことが原因と考えられる．1950年代後半から，エーテル処理にウイルス膜の脂質成分を80％程度除去し，さらにホルマリンで不活化した部分分解（スプリット）ワクチンが開発された．

わが国においては，1962年集団接種方式導入当初のワクチンは全粒子不活化ワクチンであり，発熱，局所反応，アレルギー，神経系の副作用が少なからず報告されていた．1972年に，ウイルス精製法の改良に加えて，十分な免疫原性を保ったまま安全性が向上したスプリットワクチン（わが国ではHAワクチンと呼ばれる）が実用化された．現在はA/H3N2型，A/H1N1型およびB型の3種類のウイルスが，世界中で共通した流行株となっているので，インフルエンザワクチンは原則としてこの3種類の混合ワクチンとなっている．

b. インフルエンザワクチン政策の経緯

わが国では，1957年のアジア型インフルエンザ大流行以後本格的にインフルエンザワクチンが導入された．1962年の予防接種法改正で，小・中学生全員に毎年インフルエンザワクチンを集団接種する体制となった．その理由は，インフルエンザに感受性の高い小児が集団生活する学校がインフルエンザの増幅場所であり，小児がインフルエンザを家庭にもち帰ることにより社会の流行が起こる，との仮説にもとづき，小児全員にワクチン接種をして感染を防げば，社会のインフルエンザ流行は制圧できるという考えであった．

しかし，インフルエンザは依然流行を繰り返したので，ワクチン効果に対する疑問が生じた．また，まれに起こる重篤な副作用が必要以上に強調され，ワクチンの危険性が叫ばれた．一方，社会の免疫防波堤として小児にワクチン接種を強制するのは問題であるとの批判が浮上してきた．これらに対して，当時の厚生省は科学的根拠にもとづいた明快な反論ができず，1987年には集団接種体制は保ちながらも，保護者の同意を必要とする個人の自由選択意志を反映した接種方式に変更した．その後ワクチンに対する不信感は拡大して接種率が激減した．その結果，1994 年の予防接種法の改正時には，ワクチン接種の基本的な考え方が集団防衛から個人防衛へと変化したことにともなって，インフルエンザは同法律の対象から外され，インフルエンザワクチンは任意接種となった．この際に，インフルエンザワクチンは接種者の重症化を予防する効果は認められるので，任意接種として接種が推奨されたが，このメッセージは社会には伝わらなかった．その結果，ワクチン接種率およびワクチン製造量は大幅に落ち込み，インフルエンザワクチン政策は崩壊寸前に陥った．

しかし，1997 年香港の新型 H5N1 型インフルエンザの流行や，老人施設におけるインフルエンザ流行にともなう健康被害が報道された結果，新型インフルエンザと高齢者対策を主な目的として，インフルエンザ政策再構築の必要性が認識されはじめた．厚生労働省では，ハイリスク群を対象とした新たなワクチン政策構築のために，高齢者に対するワクチンの安全性と有効性を検証し，これらの根拠にもとづいて，2001 年に予防接種法の一部改正を行った．その結果，インフルエンザは予防接種法の 2 類疾患に規定され，① 65 歳以上の高齢者，② 60 ～ 64 歳で呼吸器や循環器の基礎疾患患者または後天性免疫不全症候群の患者に対しては，本人が希望すればワクチン接種費用の一部が公費で負担され，万一副作用が生じた際には法律にもとづいて医薬品機構による救済が行われることとなった．

c. ワクチン株の選定過程

流行ウイルスの抗原性がワクチン株と大きくずれると，ワクチン効果は減弱する．したがって，次シーズンの流行ウイルスを予測し，それと抗原性が合致するワクチンを開発・選定することが，ワクチンの有効性を確保する上で重要となる．そこで WHO では，各国のインフルエンザセンターから流行情報を集め，また分離ウイルスを 4 カ所（米，英，豪，日）の WHO インフルエンザ協力センターに送って詳細な抗原解析と遺伝子解析を行っている．毎年 2 月の会議で，これらの情報と候補ワクチンに対するヒト血清抗体の反応性などを検討して，次シーズンの流行ウイルスを予測し，これにもとづいて北半球のワクチン推奨株を決定している．9 月にも同様の会議を開き，南半球の流行に対するワクチン推奨株を決定する．しかし，ワクチン製造には，製造株決定から最終製品の出荷までに 4 ～ 5 カ月を要するので，前シーズンの解析結果を十分に活用できないという時間的制約がある．

わが国では，国立感染症研究所が 1 ～ 3 月に検討会を開催してワクチン製造株を選定し，5 月に厚生労働省が告示する．世界のインフルエンザ流行情報，WHO ワクチン推奨株と検討経過，小児科 3,000 と内科 2,000 定点からの流行動向情報，地方衛生研究所が分離・同定し，さらに感染研が調べたウイルス株の抗原解析と遺伝子解析，流行前の抗体保有状況などにもとづいて，次シーズンの流行株を予測する．次に，この抗原性をもつ多数のウイルス株の中から，発育鶏卵での増殖効率，抗原的安定性，免疫原性，抗原変異株に対する交差免疫の幅などを総合的に検討し，ワクチン製造株が選定される．その結果，最近のワクチンについては，抗原性が流行ウイルスと大きくずれたために効果が減弱する事態はほとんど起こっていない．

インフルエンザHAワクチンの製造は，感染研が分与したワクチン製造株を用いて，4～5月から製造が開始され，10～11月に出荷される．種ウイルスを約10日齢の発育鶏卵漿尿膜腔に接種し，33～35℃で2日間培養する．鶏卵1個から約1回分のワクチンが製造される．採取した漿尿液の遠心上清から，蔗糖密度勾配超遠心によりウイルスを精製・濃縮する．エーテル処理によりウイルス膜の脂質を除去して部分分解し，遠心分離後の水相（HA画分）を採取する．HA画分には，感染防御免疫の主要抗原であるHA以外にも他のウイルス蛋白や未分解のウイルス粒子が含まれる．これをさらにホルマリン処理で完全に不活化するとともに，抗原蛋白を凝集塊として免疫原性を増強する．これに防腐剤や安定剤を加えて原液とする．3種類の原液を濃度を調整して混合し，バイアルに分注して小分最終製品とする．最終製品は自家検定，国家検定により安全性と力価が検査され，国家検定に合格したものには検定証を貼付して出荷する．

現行HAワクチンの製造上の問題点としては，

(1) ワクチン製造株の選定時期：ワクチン供給の確保には製造株の早期決定が必要で，正確な流行予測には直近の感染情報や分離ウイルスの解析結果が必要である．

(2) 発育鶏卵の安定供給：発育鶏卵は前年度に農家と契約して供給されるので，次シーズンのワクチン必要量を事前に確定する必要がある．

(3) チメロサールとゼラチン：安全性確保のために水銀性防腐剤とアレルギー問題のある安定剤を除去する必要がある．これらについては，すでにすべての国内製品では除去されている．

(4) ワクチン安定供給の確保：一方ではワクチンが買い占められ，一方ではワクチンが不足する事態が毎年起こっている．ワクチンの返品制度を廃止し，計画的な安定供給制度を構築すべきである．

国内外で実用化されている，または実用化に近いインフルエンザワクチンとしては以下のものがある．

(1) 不活化全粒子ワクチン：　発育鶏卵で増殖したウイルスを精製し，ホルマリンで不活化したものであり，HAワクチン導入以前に用いられた．発熱や局所反応，神経系副作用などが問題となったが，その後，発育鶏卵の品質管理と精製法が改良され，副反応の少ない高品質で安価なワクチンとして，米国の一部などで使用されている．製造期間が短く，製造効率が良いこと，免疫増強効果に加えて免疫記憶を賦与できるので，新型インフルエンザに対するワクチンとして検討されている．

(2) スプリットワクチン：　発育鶏卵で増殖した精製ウイルスをエーテルまたは界面活性剤で処理して，発熱などの原因となるウイルス膜の脂質を除去し，HAやNA蛋白などの有効成分の濃度を高めた製剤である．安全性が高く，現在最も広く用いられており，わが国のHAワクチンもこれに相当する．免疫記憶のある人に対しては血清抗体価が増強され，高齢者においては重症化や入院，死亡の危険が軽減される効果が認められる．免疫記憶の賦与能力については疑問もあり，新型インフルエンザの際には，ブースターの目的で二度目に接種することが検討されている．HA ワクチンの皮下接種では，細胞性免疫や気道粘膜の分泌型 IgA 抗体を誘導できないので，ウイルス感染防御効果は低いと考えられる．

(3) 成分（コンポーネント）ワクチン： 感染防御にかかわる HA と NA 抗原のみを含むワクチンである．ウイルス粒子からこれらの成分を単離・精製したり，組換え遺伝子から発現させて製造され，米国の一部で使用されている．安全性は高いが若干高価であり，有効性はスプリットワクチンとほぼ同等である．

(4) アジュバント添加ワクチン： スプリットワクチンやコンポーネントワクチンに，アジュバントとして深海軟骨魚の MF59 や結核菌の MDP などの脂質を加え，人工リポソームやミセルとしたものである．免疫記憶賦与能力と免疫原性が増強されて，力価と有効性が高くなっている．局所反応などの副反応が強い傾向がある．MF59 添加ワクチンはヨーロッパの一部で認可された．

(5) 組織培養増殖不活化ワクチン： 現行の不活化ワクチンは，安全性の問題から発育鶏卵増殖ウイルスを原料としている．しかし，ヒトのインフルエンザウイルスを発育鶏卵で継代すると，卵への馴化が起こり，抗原性が不可逆的に変化してワクチン効果が減弱する問題がある．そこで，品質保証された Vero（サル腎）細胞や MDCK（イヌ腎）細胞で増殖したウイルスを用いて，スプリットワクチンを製造する技術が開発された．MDCK 細胞増殖ウイルスを用いた不活化ワクチンがオランダで認可されたが，発育鶏卵分離ウイルスを種に用いているので，卵馴化による抗原性変化の問題は未解決である．鳥強毒株ウイルスによる新型インフルエンザの際には，発育鶏卵の確保が困難になる事態も予想されるので，組織培養を用いたワクチン製造は重要な選択肢である．組織培養分離ウイルスをワクチン製造に用いるには，ウイルス分離施設においても，細胞の継代維持などに関して適切な品質管理体制の導入が必要である．

(6) 経鼻接種不活化ワクチン： 分泌型 IgA による局所感染防御免疫を誘導するために，HA ワクチンを単独，あるいは局所免疫を誘導するアジュバント（無毒化コレラ毒素や大腸菌毒素）とともに経鼻接種するものである．ヒトに対するワクチン単独接種やアジュバントを用いたマウス実験系では，血中抗体に加えて局所 IgA 抗体が誘導され，アジュバント添加では連続抗原変異株に対しても交差防御免疫が誘導される．ヒトに応用するには，気道常在微生物による感作やアレルギー誘発などに関して，安全性の検討が必要である．

(7) 低温馴化弱毒生ワクチン： 弱毒化インフルエンザウイルスを経鼻感染して，自然の感染免疫と同様に，血中抗体，細胞性免疫，局所免疫を賦与するものである．病原性の野生株ウイルスは 39 ℃の高温で増殖できるが，25 ℃では増殖できない．野生株を徐々に低温馴化させて，25 ℃でも増殖可能な低温馴化（ca）ウイルスが作製されたが，これはヒトに病原性を示さず，感染防御免疫を誘導できる変異株であった．これを親の生ワクチン株として，流行ウイルスと一緒に発育鶏卵に感染させて，遺伝子分節が交雑した再集合体を作製する．これらの中から，HA と NA 遺伝子は流行株由来で，残り 6 本は ca 生ワクチン株由来であるウイルスを選択し，発育鶏卵で増殖させたものである．経鼻接種すると，低温の鼻腔粘膜では増殖するので，血中抗体，細胞性免疫，気道粘膜の IgA 局所免疫が誘導される．しかし，気管，気管支などでは体温が高いので増殖できず，病原性を示さない．A 型と B 型について既に開発されており，ヒトでの安全性と有効性が確認されて，実用化も近い．免疫記憶のない小児においては，HA ワクチンに比べて高い有効性が期待される．旧ソ連でも，弱毒性の実験室継代株を用いた同様の遺伝子分節再集合体生ワクチンが開発されて実用化された．

16.3　接種方法と効果

a. 接種方法

わが国では，HA ワクチンを毎年インフルエンザシーズン前（通常 10 月下旬～ 12 月中旬）に，13 歳以上～成人では 1 回，13 歳未満では 1 ～ 4 週間の間隔をあけて 2 回，皮下に接種する．これは，過去に何回もインフルエンザに罹患したり，既にワクチン接種による免疫記憶をもっている成人では，1 回のワクチン接種でも十分なブースター効果が期待できるが，免疫記憶の低い小児においては，強い免疫を賦与するには 2 回の接種による十分なブースターの必要があるためである．したがって，免疫記憶を欠く新型インフルエンザの際には，成人でも 2 回接種が必要である．

接種部位は上腕伸側で，橈骨神経をさけて，肩峰から肘頭を結ぶ線のおおよそ下 1/3 の部分が適している．接種量は年齢別に規定されているが，根拠は明確でない．1 歳以下は 0.1 m*l*，1 ～ 6 歳未満は 0.2 m*l*，6 ～ 13 歳未満は 0.3 m*l*，13 歳以上は 0.5 m*l*.

b. 効　果

現行の HA ワクチンはウイルス感染やインフルエンザ発症を完全には防御できない．しかし，高齢者においては重症化や合併症を予防する効果が証明されている．施設入居中の高齢者に対してワクチン接種すると，非接種の場合に比べて，死亡の危険を 1/5 に，入院の危険を 1/3 ～ 1/2 に減少させることが期待できる．

健康な小児～成人においても発熱の程度を低下させ，有熱期間の短縮，医療費の節減，学校や職場の欠席日数の減少，経済的損失の軽減など，さまざまな効果に関する報告があり，健康面および社会活動に対する効果も期待される．ウイルス排泄量と排泄期間を低下させるので，ハイリスク群にウイルスを伝播する可能性の高い医療従事者，介護者，家族などへのワクチン接種はハイリスク群における健康被害の減少効果をもつと報告されている．一方，社会機能の維持・確保のために教員，警察官，消防官などへの接種も考慮される．

1962年から1994年までわが国で行われた小・中学生全員に対するインフルエンザワクチン集団接種については，小児での感染防御効果は明らかではなく，社会のインフルエンザ流行も抑制されなかったとの批判がなされた．しかし最近，長期間にわたる全死亡やインフルエンザ・肺炎死亡を日米間で比較した結果，わが国でワクチン集団接種が行われていた時期に一致して，超過死亡が減少していたとする報告がなされ，集団接種による集団免疫効果が再認識されている．

高齢者以外のハイリスク群，特にさまざまな基礎疾患をもつ患者や乳児における重症化，肺炎などの合併症，死亡の危険に対する抑制効果については，試験成績は乏しい．インフルエンザ脳症に対する予防効果についても不明である．

ヒトのインフルエンザウイルスに対する免疫に関しては，出生後最初に感染をうけたウイルス株の抗原に対して最も強固な免疫記憶が誘導される．このため，その後にインフルエンザの感染をうけた場合にも，最初に経験したウイルスに対する免疫（血清抗体など）が強く反応して上昇してくる．これを抗原原罪現象という．ワクチンについてもこの現象がある程度認められ，流行株と抗原性が一致したワクチンを接種しても，流行株よりも，初めて感染をうけた過去のウイルスに対する免疫がより強く刺激される．これを繰り返していくと，次第に接種ワクチンに対する免疫反応が抑制されてワクチン効果が低下する（Hoskins効果）との指摘もあるが，最近は否定的である．

インフルエンザワクチンの効果に対する不信感の多くは，インフルエンザと「かぜ」を区別しないことに起因する．インフルエンザワクチンは当然インフルエンザにしか効果を示さないが，インフルエンザ以外の「かぜ」に罹患した多くの人は，ワクチンを打ったにもかかわらず「かぜ」をひいたとして，ワクチンが効かなかったとの印象をもつ．この誤解を解くためにも，「かぜ」とインフルエンザを区別する習慣を定着させる必要がある．

16.4 免疫の持続性

免疫記憶をもつ成人に対してHAワクチンを1回接種した場合には接種後1週間目に，また小児において1～4週間の間隔で2回接種された場合には2回目接種の1週間後には血清抗体価が十分に上昇して，防御効果が期待される．いずれもその後3～5カ月間は多少の抗原変異株に対しても有効である．その後徐々に抗体価は減少して，次シーズンの流行ウイルスに対しては十分な防御免疫が期待できないので，毎年シーズン前にそのシーズン用のワクチンを接種しておく必要がある．

16.5 副　反　応

副反応を防止し，紛れ込み事故を除外するために，接種前に既往疾患を発見しておくことが重要である．このため，接種前の体温測定，予診および予診票による健康状態のチェックが行われる．また接種後30分以内の健康状態の変化には注意するように接種者に説明し理解を得ておく．

重大な副反応としては，ごくまれにショック，アナフィラキシー様症状（蕁麻疹，呼吸困難，血管浮腫など）が主に接種後30分以内にあらわれることがある．そのほか，接種後数日から2週間以内に，発熱，頭痛，痙攣，運動障害，意識障害などの症状を示す，ギラン-バレー症候群，痙攣，急性散在性脳脊髄炎（ADEM）があらわれるなどの報告がある．1976年に米国で実施されたブタ型A/H1N1型インフルエンザに対するワクチン接種の際には，ギラン-バレー症候群の多発が問題となったが，その後の調査では因果関係は否定的である．

その他にも，まれに接種直後から数日中に，過敏症として発疹，蕁麻疹，紅斑，掻痒などがあらわれることがある．全身症状としては，発熱，悪寒，頭痛，倦怠感を認めることがあるが，通常2～3日中に消失する．発赤，腫脹，疼痛などの局所症状を認めることがあるが，通常2～3日中に消失する．

16.6　禁　　忌

(1) 接種当日，37.5℃以上の発熱を呈している者．検温は，接種医療機関で行う．

(2) 重篤な急性疾患にかかっている者．「重篤かつ急性」の疾患の場合には接種しない．「重篤でない急性」や「急性でない重篤」の疾患に罹患している場合には，予防接種による症状の悪化などを想定しないと判断できる者には，慎重に判断し，予防接種による効果と副反応について十分にインフォームド・コンセントをとった上で接種を行う．

(3) インフルエンザワクチンの接種液の成分によってアナフィラキシーショックを呈したことがある者．卵などでアナフィラキシーショックを起こした既往歴のある者にも接種を行わない．

(4) その他，予防接種を行うことが不適当な状態にある者．

［田代眞人・岡田晴恵］

17

B型肝炎ワクチン

17.1 病原ウイルス

B型肝炎ウイルス（hepatitis B virus；HBV）の宿主域はきわめて狭い．自然宿主はヒトであるが，チンパンジーなどの一部のサル類も実験的に感染が成立する．最近，初代ヒト肝培養細胞などでHBVの増殖が報告されているが，効率の良い増殖系は発見されていない．

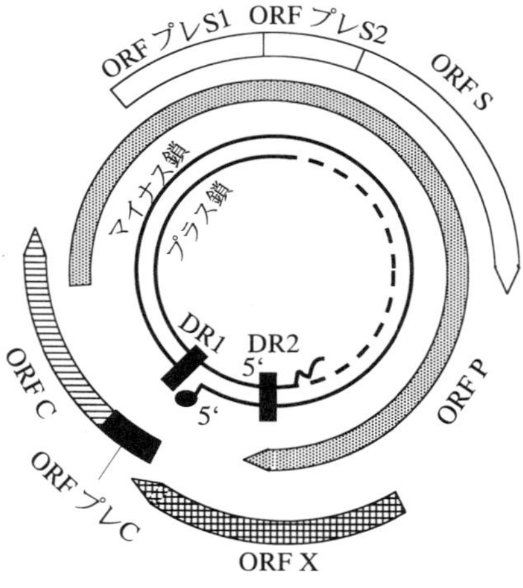

図17.1 HBV遺伝子の構造

内部の二重円弧はウイスルDNAであり，プラス鎖の未定部を点線で示す．外部の4個の矢印付き円弧はプラス鎖上のオープンリーディングフレーム（ORF）の位置と大きさを示し，断端がアミノ末端，先端がカルボキシル末端である．DR1，DR2は直列反復配列（direct repeat；DR）であり，レトロウイルスに似た様式でHBVのゲノムの複製が行われるときに制御配列として働く．マイナス鎖の5′末端の黒丸はHBV DNAポリメラーゼ由来の5′末端結合蛋白質を示す．

このHBVはヘパドナウイルス科（*Hepadnaviridae*）に分類されている．ウイルス粒子は直径42 nmの球形粒子であり，外側はリポ蛋白エンベロープ（HBs抗原）で覆われ，内部にヌクレオカプシドである直径27 nmのコア粒子（HBc抗原）が存在する．HBVキャリアの血液中にはウイルス粒子のほかに，ゲノムDNAを含まない直径22 nmの小型球形HBs抗原粒子と直径22 nmで長さが不定の管状HBs抗原粒子が存在する．

ウイルスゲノムは約3,200塩基対の二本鎖環状DNAであるが，一部が一本鎖であり，DNAポリメラーゼ（P）が付着している（図17.1）．HBV DNAのマイナス鎖上にHBs，HBc（183アミノ酸残基（以下a.a.））とHBe（159a.a.），P（832a.a.），X蛋白質（154a.a.）をコードする4個のオープンリーディングフレームがある．HBs蛋白質のフレームはプレS1，プレS2，S領域に細分される．S蛋白質には共通抗原基aと二組のサブタイプ特異抗原基（d/y, w/r）が存在する（図17.2）．したがって，HBs抗原は4種類のサブタイプ（adw, adr, ayw, ayr）に分かれる．共通抗原部位aはS蛋白質のN末端から数えて124～147番のアミノ酸残基とされている[4]．aの抗原性はこの部位の三次元構造に依存し[5]，142番のプロリン残基と124，および147番のシステイン残基が特に重要とされる[6]．サブタイプ抗原に関与するアミノ酸残基は122番目と160番目で，122番目がリジンは（d），アルギニンは（y）であり，160番目がリジンは（w），アルギニンは（r）である[6]．遺伝子の塩基配列解析によりHBVは6群（A–F）に分類される．

HBeは血液中に分泌される非構造蛋白質で，HBVの複製に相関し，HBe抗原陽性血液は感染価が高いが，抗HBe抗体陽性血液は感染価がきわめて低い．

血清中の感染性HBVは98℃1分，60℃10時間の加温処理では失活しないが，沸騰水中2分間処理，121℃20分の高圧滅菌処理，160℃1時間の乾熱滅菌処理，1：10希釈次亜塩素酸で10分間処理，0.1％グルタールアルデヒド，70％イソプロピル

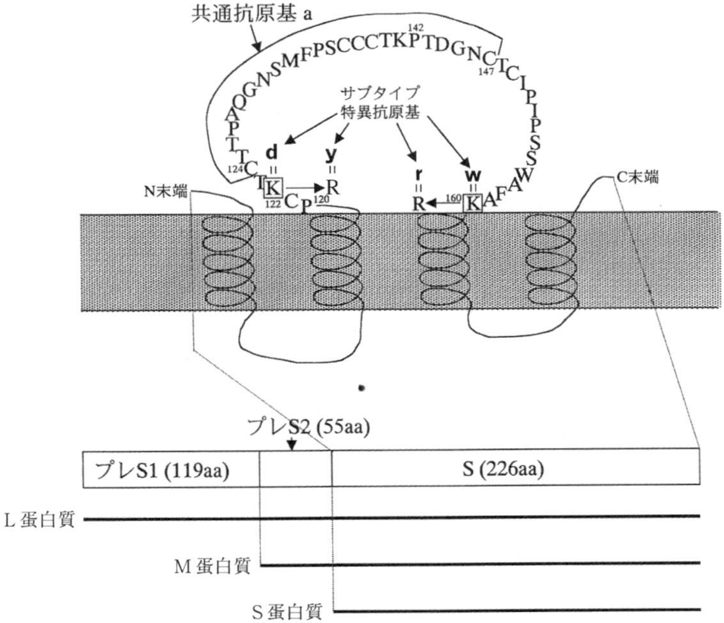

図17.2　HBs抗原（S蛋白質）の二次構造と共通抗原基（a）

図中下部に，HBs蛋白質の各フレーム（プレS1，プレS2，S）を示した．図中上部には，S蛋白質の二次構造を示す．コイルは膜貫通領域を示す．また，共通抗原決定基（124–147番のアミノ酸残基）を線で示した．N末端から数えて124番目のアミノ酸残基がK，Rのときはそれぞれのサブタイプはd，y，160番目のアミノ酸残基がK，Rのときはそれぞれのサブタイプはw，rとなる．

アルコール，80％エタノール処理で失活する．

17.2 病　　態

a. 疫　　学

HBVのキャリアは全世界に分布するが，キャリアの頻度とサブタイプ分布は地域により異なる．アジア，東ヨーロッパ，中近東，アフリカ，中南米などでは人口の2〜20％がキャリアであるが，西ヨーロッパ，北米などでは1％以下である．わが国のキャリアは約1％（120〜140万人）[7] である．ヨーロッパと南北米大陸の代表的な抗原サブタイプはadw型であるが，東アジア地域ではadr型，中近東，地中海沿岸，アフリカ大陸ではayw型である．日本では約70％がadr型キャリアである．残る30％はadw型であり，ayw型とayr型はまれである．また，遺伝子の分子疫学的解析によれば，東南アジアとヨーロッパのadwは別遺伝子型に属する．このように，血清型よりも遺伝子型で分類した方がHBV同士の関連を理解しやすい[8]．

b. 臨床経過

通常，HBV感染後一過性の経過を経てウイルスが排除され，治癒するが，幼児，特に新生児が感染した場合は高頻度にキャリアが発生する．このようなキャリアは無症候性であり，肝障害をともなわないが，思春期以降に肝障害が発生する場合があり，一部のキャリアは治癒しないで慢性B型肝炎と呼ばれる状態に移行する．

成人がHBVに感染した場合には一過性の急性肝炎が発生する．急性B型肝炎の主な要因は輸血，外科的治療，注射などの医療処置，医療処置時などに発生する事故などであったが，献血者のスクリーニングなどにより消滅した．現在では性行為や薬物の回し射ちなどが主な原因とされる．

急性B型肝炎の潜伏期間は6週間から6カ月である．初発症状は軽度の発熱，全身倦怠感などである．悪心，嘔吐，食思不振，上腹部不快感などが随伴し，やや遅れて尿濃染と黄疸が発生する．発病の1〜2週前から血清中にHBs抗原が出現し，S-GPT（ALT），S-GOT（AST）などの血清トランスアミナーゼ値が上昇する．発病初期のS-GPTの上昇時にIgMクラスのHBcが上昇し，2〜6カ月間持続する．トランスアミナーゼは通常2〜4週後に極期に達し，6〜8週後に正常化する（図17.3A）．HBs抗原は発病の初期が最高値であり，その後次第に低下，消失する．抗HBs抗体はHBs抗原が消失し，数カ月経過後に出現する．抗HBs抗体が出現すれば完全治癒である．ウイルス粒子に付随する内在性DNAポリメラーゼ，ウイルスDNA，プレS抗原などがHBs抗原の上昇期から極期にかけて短期間出現する．HBe抗原も同じ頃短期間検出される．急性B型肝炎の経過中にまれに糸球体腎炎，関節炎，血管炎，発疹などが発生する場合がある．

HBVによる肝障害が6カ月以上持続した状態が慢性B型肝炎と呼ばれる．まれに急性B型肝炎からの移行例があるが，大部分は無症候性のHBVキャリアからの発生である（図17.3B）．肝障害が長期間持続する場合には肝硬変や肝癌が発生する．ま

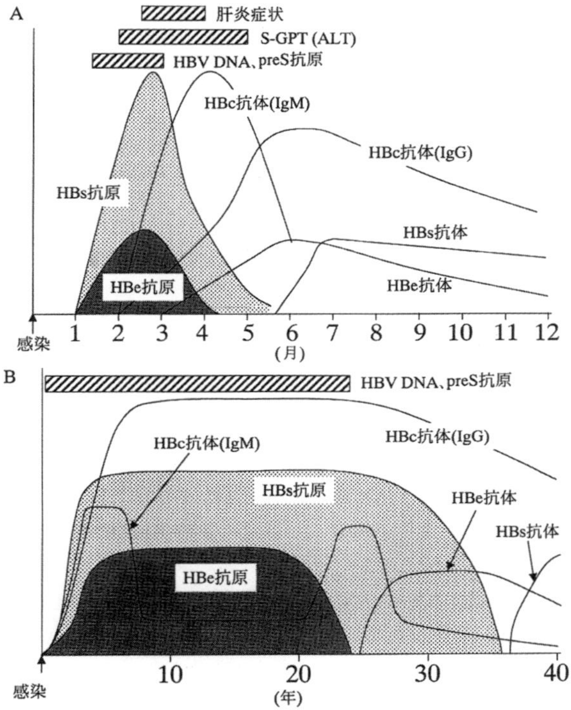

図 17.3　急性 B 型肝炎 (A) と慢性 B 型肝炎 (B) の経過 [10)]

れに劇症肝炎が発生する場合があるが，慢性 B 型肝炎は自覚症状も他覚症状も乏しい疾患である．全身倦怠感，食思不振などを主訴として病院を訪れ，肝機能検査により初めて慢性肝障害が明らかにされる例が多い．

c. 診　　断

B 型急性肝炎の病状は全身倦怠感，食思不振，嘔吐，黄疸などであるが，症状のみによる他のウイルス肝炎との区別が難しい．B 型肝炎は比較的軽症であり，発熱例は少ない．B 型肝炎の診断にはウイルス抗原と抗体，ウイルス核酸，内在性 DNA ポリメラーゼなどのウイルスマーカーの検査が重要である．

慢性 B 型肝炎（図 17.3B 参照）は持続的なウイルス感染状態であり，HBs 抗原，HBe 抗原，内在性 DNA ポリメラーゼ，ウイルス DNA，プレ S 抗原などのウイルスの存在を示すマーカーが持続陽性である．抗体系では IgG クラスの抗 HBc 抗体価の高値持続陽性が特徴である．

d. 治　　療

急性肝炎については安静と高蛋白食，その他の対症療法を行う．慢性肝炎についてはこれまで，インターフェロン療法，ステロイド脱離法など限定された範囲内で有効とされているが，近年，ラミブジン（Lamivudine；ゼフィックス）が新たな治療薬として使用できるようになり，治療効果の向上が期待されている．

e. 予　　防

献血者のスクリーニング以外に，キャリアである母から出生する児，医師，看護婦，検査技師，その他の感染の危険度が高い職種の従事者や腎透析患者などに対するワクチン接種が行われる．1985 年から母子感染を遮断する目的で B 型肝炎母子感染防止事業が開始され，妊婦の HBs 抗原検査が行われ，HBs 抗原陽性妊婦から出生する児に対する感染防御措置がとられてる．この事業により，わが国でも母子感染の発生がほとんど消滅した[9]．

17.3 ワ ク チ ン[3]

a. 製品と性状

1）血液由来ワクチン　B 型肝炎ワクチンには血液由来ワクチンと組換えワクチンがある．日本では 1980 年代のはじめに血液由来ワクチンが実用化した．HBs 抗原陽性血液から HBs 抗原を精製し，60 ℃ 10 時間の加熱処理後，37 ℃ 96 時間ホルマリン処理により不活化し，アジュバントとしてアルミニウムゲルに吸着させる．このワクチンは，adr 抗原と adw 抗原がおよそ 7：3 の比率で含まれる日本の現状に即した adr 型主体ワクチンであるが，現在では生産されていない．

2）組換えワクチン　日本では酵母由来と CHO 細胞由来の組換えワクチン製剤として認可されている．化血研（抗原サブタイプ；adr），阪大微研（adr），武田薬品工業（プレ S 含有 adr），ウェルファイド社（ayw）が酵母由来ワクチンの認可を取得したが，2004 年 3 月現在では化血研が製造している．萬有はメルク社の酵母由来ワクチン（adw）を輸入販売している．また明治乳業は，ヒトの肝癌から樹立した HuGK 細胞由来ワクチン（adr）を製造している．このワクチンは自然界でできた組換えワクチンである．

これらのワクチンは高度に精製した HBs 抗原粒子をアルミニウムゲルに吸着させた沈降ワクチン製剤である．保存剤として水銀化合物であるチメロサールが添加されている．

b. 接 種 方 法

日本では初回接種の後 1 カ月と 6 カ月の 2 回，都合 3 回，0.5 *ml* ずつ皮下注射されている．なお，10 歳未満では 1 回量は 0.25 *ml* である．

HBs 抗原陽性の母から生まれる児の場合は，生後 48 時間以内と 8 〜 9 週後の 2 回，筋肉内に抗 HBs ヒト免疫グロブリンを接種する．第 2 回目のグロブリン接種時からワクチン接種を開始し，通常 0.25 *ml* ずつ 3 回皮下に接種する．最初の 2 回は 1 カ月間隔，第 3 回目は初回ワクチン接種の 3 カ月後に行う．

c．効果および，免疫の持続

通常，3回の接種により85～90％の抗体産生がみられる．抗体産生の弱い人（弱応答群）や，まったく陽転しない人（無応答群）も少数例存在する．無応答者に追加接種をしても良い結果が得られないことが多い．しかし，透析患者などのハイリスク群には追加接種を行うべきであるという意見が強い．また，接種後上昇した抗体価も次第に低下する．成人では7年以内に50％は検出できなくなるという．しかし，抗体価が低下しても防御効果は持続する．このため，追加接種は必要ないという考えもあるが，検出できなくなったような場合（10 mIU/m*l* 以下）には，数年おきには追加接種を行いたい．一般には1回の追加接種で15～25％に抗体上昇が得られるといわれる．また，ワクチンと抗体測定キットそれぞれの抗原亜型の違いが，抗体測定結果に影響することを考慮する必要がある．

d．副　反　応

本剤は高度精製HBs抗原のワクチンである．HBs抗原自体には毒性はない．夾雑物もきわめて微量であるが，阪大微研のみが安定化剤としてゼラチンを添加している．一般的副反応は，接種部位の疼痛と掻痒感，倦怠感，頭痛などが主であり，重篤なものはない．ただ最近，酵母由来組換えワクチンでは，多発性硬化症，急性散在性脳脊随炎が重大な副作用として製剤の添付文書に加えられた．　［下池貴志・戸塚敦子］

文　　献

1）Ganem D：Hepadnaviridae and their replication. In：Virology 3rd ed（ed by Fields BN, *et al*）, pp 2703－2737, Lippincott－Raven Publishers, Philadelphia, 1996

2）Hollinger FB：Hepatitis B virus. In：Virology 3rd ed（ed by Fields BN, *et al*）, pp2739－2807, Lippincott－Raven Publishers, Philadelphia, 1996

3）Moritsugu Y, Totsuka A：Hepatitis B vaccine. In：Vaccine Handbook［ed by Researcher's Associates National Institute of Health（National Institute of Infectious Diseases）］, pp171－180, Maruzen, Tokyo, 1996

4）Brown SE, Howard CR, Zuckerman AJ, Steward MW：Affinity of antibody responses in man to hepatitis B vaccine determined with synthetic peptides. *Lancet* **2**：184－187, 1984

5）Vyas GN, Rao KR, Ibrahim AB：Australia antigen（hepatitis B antigen）：a conformational antigen dependent on disulfide bonds. *Science* **178**：1300－1301, 1972

6）Okamoto H, Imai M, Tsuda F, Tanaka T, Miyakawa Y, Mayumi M：Point mutation in the S gene of hepatitis B virus for a d/y or w/r subtypic change in two blood donors carrying a surface antigen of compound subtype adyr or adwr. *J Virol* **61**：3030－3034, 1987

7）肝炎に関する基本的な知見「肝炎対策に関する有識者会議」報告書．日本醫事新報　No. 4018：89－91，2001

8）Howard CR, Allison LM：Hepatitis B surface antigen variation and protective immunity. *Intervirology* **38**：35－40, 1995

9）Shiraki K：Vertical transmission of hepatitis B virus and its prevention in Japan. In：Viral Hepatitis and Liver Disease, pp530－532, Springer－Verlag, 1994

10）赤羽賢浩：肝炎ウイルスマーカー．In：肝炎―増補C型肝炎（鈴木　宏編），pp32－44，南江堂，1991

18

A型肝炎ワクチン

18.1 病　　態

A型肝炎はB型肝炎，C型肝炎などと並ぶ代表的なウイルス肝炎である．主な感染経路は経口感染であり，A型肝炎ウイルス（hepatitis A virus；HAV）に汚染された飲食物の摂取などにより発病する．A型肝炎の臨床像は一過性急性肝炎である．B型肝炎，C型肝炎などと異なり遷延化せず，慢性肝炎，肝硬変，原発性肝癌などにはならない．

18.2 病原ウイルス

HAVはピコルナウイルス科のヘパトウイルス属に所属する．ウイルス粒子は直径27 nmの裸の正20面体であり，ゲノムは5'端末にVPg蛋白，3'端にポリA鎖が結合した約7.5 kbのプラス鎖RNAである（図18.1）．HAV粒子の構造と性状，ゲノムの構造と機能，粒子形成などは基本的には他のピコルナウイルスと共通である[1]．HAVの遺伝子型は7種類に分けられているが[2]，血清型は1種類しかない．HAVは培養細胞に増殖性であるが，培養細胞に馴化した株でも，増殖速度は他のピコルナウイルスに比較して遅く，一般的に細胞変性効果（CPE）は示さない．HAVは肝臓に強い親和性をもっているが，他の肝炎ウイルス同様，ウイルスの増殖により直接細胞を殺すことはない．肝炎は宿主免疫反応を介して起きる．HAVは酸耐性であり，熱，乾燥などにも強い．エーテルなどの脂溶性物質，界面活性剤，蛋白分解酵素などに耐性であるが，高圧滅菌，UV照射，ホルマリン処理，塩素剤・ヨウ素剤処理などで感染

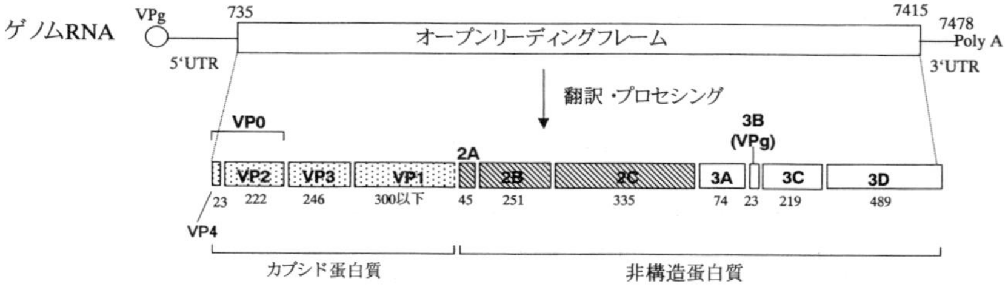

図18.1　A型肝炎ウイルスの遺伝子構造．塩基番号はHM175株にもとづく[1]．

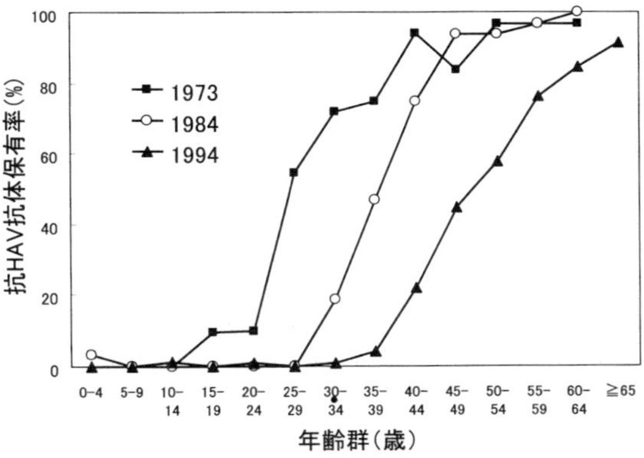

図 18.2 日本人の抗A型肝炎ウイルス抗体保有状況の推移[3)]

性は失活する.

18.3 疫　学

HAVは全世界に分布している. 衛生環境が劣悪な地域では乳幼児期の感染が主である. こうした地域では肝炎発生率が低く, 流行もない. 上下水道などが整備され, 生活環境が改善されると感染率が低下し, 感受性者が蓄積されて流行が認められるようになる. 1988年に中国上海市で発生した約30万例の大流行は好例である. 生活環境がさらに整備されると大流行の発生が止まる. 1973, 1984, 1994年の血清検体で調査された一般日本人の年齢別抗体保有状況によると, 抗体保有率曲線が調査間隔年に相当して高年齢層にシフトしていた (図18.2)[3)]. 日本ではA型肝炎の大規模な流行発生は終焉し, 過去30年以上の期間, 大きなHAV感染はない. その結果, 抗体保有率が著しく低下し, 現在では50歳未満の抗体保有率はきわめて低いと考えられる. そのため, 海外渡航者の感染, 飲食物による感染, 知的障害者施設における感染[4)], 家族内感染[5)] などが発生しやすい状況にある. また罹患年齢とA型肝炎の臨床経過には関連があり, 高齢者では重症化しやすいことが問題となっている[6)]. A型肝炎には年次変動と季節変動がある. 日本では冬から春先にかけての発生と地域集積性が特徴である.

18.4 臨 床 経 過

感染の約1週後から大便中にウイルス排泄が始まり, 2～4週間継続する. ウイルス排泄期に血液中にも微量のウイルスが出現する. 潜伏期間は2～6週であり, 発熱, 倦怠感などに続いて血清トランスアミナーゼ (ALTまたはGPT, ASTまたはGOT) が上昇する. 食思不振, 嘔吐などの消化器症状をともなうが, 典型的な症例では黄疸, 肝腫脹, 黒色尿, 白色便などを認める. トランスアミナーゼの上昇期にIgMクラス

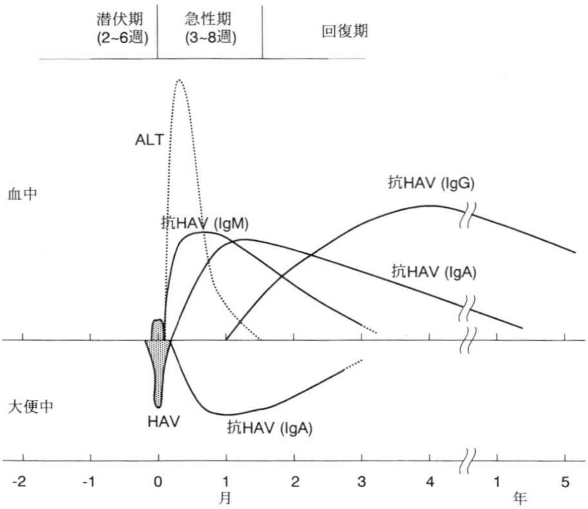

図 18.3　A 型肝炎の臨床ウイルス学的経過

の抗 HAV 抗体が出現する．さらに約 1 週後に IgG クラス抗体と IgA クラス抗体が出現し，感染性のウイルス排泄が止まる（図 18.3）．IgM クラスの抗 HAV 抗体は急性期の血清診断に用いられている．IgM クラス抗体は発症の約 1 カ月後が極期であり，その後急速に低下し 3 カ月以降に陰転化する．IgA クラスと IgG クラスの抗体は発症の約半年後に極期に達し，その後は徐々に低下する．IgA クラスの抗体は 1 ～ 2 年後に消失するが，IgG クラスの抗体は長期間持続する．

まれに劇症化し死亡する例を除き，1 ～ 2 カ月の経過の後に回復する．他の急性ウイルス肝炎と比較して，A 型肝炎の臨床症状での特徴は，発熱，頭痛，筋肉痛，腹痛などの肝炎症状が強いことがあげられる．しかし，臨床症状や肝障害の改善は早い．肝機能検査では，AST，ALT，ALP，LDH などの各値が他の急性肝炎より高い傾向があるが，通常 2 カ月以内に異常値は正常化する．AST，ALT の正常化に 3 ～ 6 カ月を要する例や正常化後に再上昇する例もあるが，慢性化せず予後は良好である．他の血清検査では IgM の増加，膠質反応（TTT 値）の上昇が特徴的である．一般的に小児は軽症であるが，高年齢層や慢性肝疾患をもつ人は重症化する傾向がある．肝外合併症としては急性腎不全，貧血，心筋障害などが知られている．

18.5　治　　療

特異的な治療法はない．原則として急性期には入院し安静臥床をする．入院中は血液検査などで重症化，劇症化，肝外症状の有無を観察して症状に応じた治療法がとられる．

18.6 予防とワクチンの役割

手洗いの励行などの一般的予防法のほか，以前はHAV常在地域への海外渡航者に対する免疫グロブリン（ISG）接種が行われてきた．しかしながら受動免疫であるために予防効果の持続は短く，汚染地域に長期間滞在する場合には接種を繰り返す必要があった．日本では1995年からA型肝炎ワクチンが使用できるようになった．当初，生ワクチン，不活化ワクチン，組換えワクチンなどの開発研究が行われたが，培養細胞で増殖したHAVを精製してホルマリン不活化したワクチンが実用化した[7, 8]．1992年にSmithKline Beecham社のワクチンがヨーロッパで，1994年に化血研・デンカ生研・千葉血清研の共同開発のワクチンが日本で認可された．現在欧米では数社のワクチンが使用され，東南アジアにも輸出されている．欧米のワクチンはアルミニウムアジュバントを加えた沈降製剤であるが，日本のワクチンはアジュバントやチメロサールなどの抗菌剤も一切添加していない凍結乾燥品である．

18.7 ワクチン適応者

HAV汚染地域への海外渡航者，厚生福祉施設の関係者，男性同性愛者，血液製剤使用者などのハイリスク群や，慢性肝疾患のある人，また感染を他人に広げる可能性のある飲食店や食品販売業従業者などがあげられている[9]．

18.8 ワ ク チ ン

日本のワクチンには1979年に福岡県の患者大便から分離され，培養細胞に馴化したKRM003株が用いられている．アフリカミドリザル腎由来のGL37細胞で増殖したウイルス粒子を高度に精製し，ホルマリン不活化し，凍結乾燥してつくられる[10]．KRM003株は遺伝子型がⅢBであるが，HAVの血清型は1種類であり，予防効果に問題はない．

ワクチンは接種量0.5 m*l*当り0.5 μgの抗原蛋白を含む．安定剤として25 mg乳糖，5 mg D-ソルビトール，0.5 mg L-グルタミン酸ナトリウム，0.5 mg塩酸アルギニン，0.01 mgポリソルベート80を添加，緩衝剤として4 mg塩化ナトリウム，0.58 mgリン酸水素ナトリウム，0.1 mgリン酸二水素ナトリウム，0.1 mg塩化カリウムが添加されている．この溶液を0.65 m*l*ずつ分注，凍結乾燥してつくられる．

18.9 接 種 方 法

添付の溶剤（日本薬局方注射用蒸留水）0.65 m*l*で溶解する．標準的接種法では，皮下または筋肉内に0.5 m*l*を2～4週間隔で2回，約6カ月の間隔をおいて0.5 m*l*を追加接種する．海外渡航などで急ぐ場合には0.5 m*l*用量を2週間隔で2回接種することでも免疫は得られるが，長期に抗体を維持するためには3回目の追加接種を行うことが望ましい．

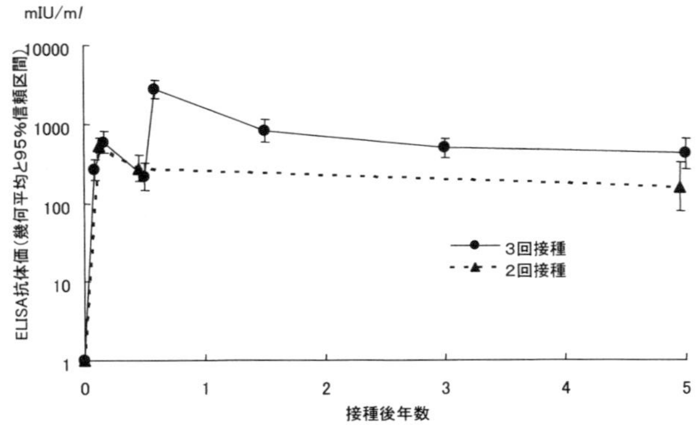

図 18.4　不活化 A 型肝炎ワクチン接種後の抗体価の長期観察結果[11)]

18.10　効果と免疫の持続性

臨床試験結果によれば，ワクチン 1 回接種後に 100 %抗体が陽転し，2 ～ 4 週間隔で 2 回接種すると，平均抗体価は約 500 mIU/m*l* となった．6 カ月後に抗体価は約 300 mIU/m*l* まで低下するが，この時点で 3 回目の接種を行うと，約 3,000 mIU/m*l* に上昇し，5 年経過後でも約 400 mIU/m*l* の抗体価が保たれていた（図 18.4）[11)]．感染防御レベルは 10 mIU/m*l* 程度と考えられることから[12)]，標準接種法により長期間の感染防御効果が期待できる．ただし，多くの体外診断薬キットによる HAV 抗体の判定下限値は 100 ～ 500 mIU/m*l* なので，ワクチン接種後も抗体陰性と判定される場合がある．

18.11　副　　反　　応

局所の発赤，疼痛，全身倦怠感，発熱などが数%にみられる程度で，小児を含めて特に重篤な副反応は認められていない[13, 14)]．　　　　　　［戸塚敦子・下池貴志］

文　　献

1）Cohen JI, Rosenblum B, Ticehurst JR, Daemer RJ, Feinstone SM, Purcell RH：Complete nucleotide sequence of wild－type hepatitis A virus：comparison with different strains of hepatitis A virus and other picornaviruses. *J Virol* **61**：50－59, 1987

2）Robertson BH, Jansen RW, Khanna B, Totsuka A, Nainan OV, Siegl G, Widell A, Margolis HS, Isomura S, Ito K, Ishizu T, Moritsugu Y, Lemon SM：Genetic relatedness of hepatitis A virus strains recovered from different geographic regions. *J Gen Virol* **73**：1365－1377, 1992

3）Kiyohara T, Satoh T, Yamamoto H, Totsuka A, Moritsugu Y：The latest seroepidemiological pattern of hepatitis A in Japan. *Jpn J Med Sci Biol* **50**：123－131, 1997

4）左近直美，山崎譲治，奥野良信：大阪府下の厚生福祉施設で集団発生した A 型肝炎．病原体微生物情報 Vol.18，No.10（No.212）：2（233），1997

5) 山下照夫，栄　賢司，石原佑弌，磯村思旡，戸塚敦子，森次保雄：A型肝炎ウイルスの家族内感染— 1990年に愛知県で発生した患者とその家族について．感染症誌 **66**：781－785，1992
6) 恩地森一：重症A型肝炎，劇症A型肝炎．日本臨床 **53**（1995年増刊号）：863－867，1995
7) Andre FE, Hepburn A, D'Hondt E：Inactivated candidate vaccines for hepatitis A. *Prog Med Virol* **37**：72－95, 1990
8) Iino S, Fujiyama S, Horiuchi K, Jyo K, Kuwabara Y, Sato S, Saika S, Morita M, Odoh K, Kuzuhara S, Watanabe H, Tanaka M, Mizuno K.：Clinical trial of a lyophilized inactivated hepatitis A candidate vaccine in healthy adult volunteers. *Vaccine* **10**：323－328, 1992
9) CDC：Prevention of hepatitis A through active and passive immunization：Recommendations of the Advisory Committee on Immunization Practices（ACIP）. *MMWR* **48**/No. RR－12：1－37, 1999
10) Totsuka, A, Moritsugu, Y：Hepatitis A vaccine development in Japan. In：Viral Hepatitis and Liver Disease（eds Nishioka K, Suzuki H, Mishiro S, Oda T）, pp509－513, Springer－Verlag, 1994
11) 遠藤　修，田中克明，岩田滉一郎，斎加志津子：不活化A型肝炎ワクチン接種後の抗体価の長期観察．臨床とウイルス **25**：43－47，1997
12) Fujiyama S, Iino S, Odoh K, Kuzuhara S, Watanabe H, Tanaka M, Mizuno K, Sato T：Time course of hepatitis A virus antibody titer after active and passive immunization. *Hepatology* **15**：983－988, 1992
13) 飯野四郎，谷川久一，三宅和彦，藤山重俊，升田隆雄，鈴木司郎，山田剛太郎，柏木征三郎，中田恵輔，矢野右人，森　　厳，手塚　博，石川和克，岩田滉一郎，中村　明，畦元亮作，遠藤修，黒木哲夫，松嶋　喬，新沢陽英，高木　徹，上村朝輝，清沢研道，日野邦彦，奥野忠雄：DCK－171（乾燥組織培養不活化A型肝炎ワクチン）の第Ⅲ相臨床試験．基礎と臨床 **27**：237－244，1993
14) 白木和夫，富樫武弘，成瀬　宏，宮津光伸，神谷　齊，吉村公一，武内可尚，大國英和，小池道夫，加藤達夫，岡田純一，山本よし子，植田浩司，佐田道夫，堺　春美，木村三生夫：DCK－171（乾燥組織培養不活化A型肝炎ワクチン）の小児領域第Ⅲ相臨床試験．小児内科 **27**：313－319，1995

19

肺炎球菌ワクチン

肺炎球菌性肺炎は市中肺炎の 20 ～ 30 %を占め[1]，市中肺炎中世界的にも第 1 位を占めている．その理由として，肺炎球菌は肺をはじめとした気道系に強い親和性をもつことがあげられるほか，肺炎球菌の莢膜血清型も 90 種をこえ，さらに世界的にペニシリン耐性菌が 1990 年代[2] に入り急増していることがあげられる．

気道系親和性が強いことから，肺炎のほか二次的細菌性気管支炎，急性中耳炎としても注目され，かつ血管内侵襲性も莢膜型によっては強いので，菌血症→髄膜炎，急性副鼻腔炎→髄膜炎，大葉性肺炎から敗血症の発生もみられる点は，今日でも注目される本菌感染症が少なくない．現段階の米国での疫学調査では年間の肺炎球菌性肺炎は 15 ～ 57 万人，本菌菌血症 2 ～ 5 万人，本菌髄膜炎 2,600 ～ 6,200 人とされ，その死亡率は順に 5 %，20 %，30 %とされている．

ペニシリンをはじめとした多くの抗生物質の開発とその臨床応用によって，昭和 30 年代の初め頃までに感染症は激減し，感染症は根絶しうるとの誤解まで生ずるに至り，その傾向は拡大した．その誤解は肺炎の動向にもあらわれていた．しかし，第 2 次世界大戦前の第 1 位の死亡率を細菌性肺炎が占めており，その約 95 %が肺炎球菌によるものであることは，第 37 回日本内科学会宿題報告[3]「肺炎の臨牀」で新潟大学柴田経一郎教授の内容から明らかであった．柴田教授は，その菌型はⅠ，Ⅲ，Ⅴ型の強毒株であること，さらにこの莢膜抗体投与が肺炎患者に有効であることまで報告しているにもかかわらず，ペニシリンなどの登場はこれらの血清療法までを葬り去ったのである．

しかし Austrian ら[4] は，ペニシリンなどが広く投与されていても肺炎球菌性肺炎の死亡率が低下しないことに気づき，莢膜多糖体ワクチン（以下，莢膜ワクチン）の臨床に研究の方向性を見出し，以後研究が進展した．

肺炎球菌でヒトに感染発症を惹起する細菌はすべて莢膜保有のものであり，グラム染色では周辺が抜けてその存在が知られ，最近アイカム社の研究陣により，墨汁の生標本で明らかな厚い莢膜が認められることが知られた．

現在日本では 23 価莢膜ワクチン（Pneumovax®）がハイリスク患者や高齢者に向けてその使用が認可されており，その重要性が認識されつつあるとともに，インフルエンザワクチン同様に一部公費負担の市町村が少しずつ増加している．

また米国あるいは欧州で2歳以下の幼児にも有効な肺炎球菌ワクチンとして，後述のように7価蛋白結合ワクチンが認可され用いられつつあるが，日本での開発は最近始まった由である．

さらに新しい肺炎球菌ワクチンの候補としてPspA（Pneumococcal surface protein A）が検討されつつあり注目されているが，世界的に承認はうけていない現状で，開発中であるというのが正しい現在の評価であろう（後述）．

19.1　莢膜抗体の重要性と莢膜ワクチン開発の経緯

莢膜は多糖体であり，莢膜抗体の産生が肺炎の治癒に深く関係することは，戦前よりよく知られていた．すなわち，肺炎球菌性肺炎発症より5～10日で莢膜抗体が産生されて後，この莢膜に直接に結合しさらに補体が活性化して肺炎球菌が溶菌する系と，この結合された肺炎球菌が肺炎病巣に集中する好中球やマクロファージに容易に貪食される系が働いて，急速に肺炎が治癒に向かう．この病理過程は，病理学でも学生によく教え，臨床的には，この急速な回復（急性の平熱化，肺炎症状の改善）をCrisis：分利と呼んだ．この過程は実験肺炎でも実証されていた．第2次世界大戦前は病原性の高い，当時endemic strainとされたⅠ，Ⅲ，Ⅴ型による肺炎が多かったこともあり，初期に莢膜ワクチンとして用いられたのは，これらの限られた菌型であった．

したがって，ペニシリンなどが普及してもアフリカ金鉱山夫や[4]アボリジニ[5]のような低栄養かつ肺炎多発の地域の人々には莢膜ワクチンが予防として用いられており，その臨床効果は著しかった．肺炎発生の完全抑制や菌血症皆無という結果であった．この理由は，この地域の流行肺炎球菌の菌莢膜型が限られており，侵襲性型の肺炎が多かったからではないかと筆者は推定している．

日本においては，先記の柴田経一郎教授は昭和15年に，莢膜ワクチンではないが，動物で作製された莢膜抗体が有効であったと報告しており，Fedson[6]は，Finlandらも莢膜抗体の有効性を1931年に確認したと紹介している．

以上のような事情から，有効成分である莢膜抗体の産生のために莢膜ワクチンの接種が始められ，この発展のためのAustrianの努力は大いに評価されるのである．Fedson[6]によれば，莢膜ワクチンの先進国である米国では1946年に一度6価ワクチ

表19.1　肺炎球菌ワクチンの野外実験（米国議会OTA報告書，1979）

試験者	ワクチン莢膜価数	対象	有効率 肺炎球菌性肺炎	有効率 肺炎球菌性菌血症
Anmanら 1974～1976	8	ワクチン接種者 control	(0) (8)　100％	—
Austrianら 1972～1976	12	ワクチン接種者 control	—	0 4　100％

ンを承認したが，ペニシリンの有効性からこのワクチンは市場から姿を消したとのことであり，米国の先進性が読みとれる事実であった．

その後，表 19.1 に示すように多くの研究が推進され，その対象人数もその成績を評価するに十分なものであった．その後 14 価ワクチンは 1977 年に，現行の 23 価ワクチンは 1983 年に米国の FDA により認可された．

19.2　23 価ワクチンの構成とその特性

1977 年に米国で認可された 14 価ワクチンの精製莢膜多糖体はおのおの 50 μg が含入された 0.5 m*l* の溶液であった．今日世界で使用されている 23 価ワクチンはおのおの 25 μg の精製莢膜多糖体が 0.5 m*l* に入っているので，14 価ワクチンのときより抗原として半量となっている．23 価ワクチンの内訳は表 19.2 に示した．

表 19.2　23 価莢膜多糖体ワクチンの含有内訳

1，2，3，4，5，6B，7F，8，9N，9V，10A， 11A，12F，14，15B，17F，18C，19A，19F，20， 22F，23F，33F	0.5 m*l* 中に各 25 μg 含

皮下または筋注する．皮内は行わない．現行 1 回のみ承認．

莢膜多糖体ワクチンはすべて，蛋白ワクチンとは異なり，T 細胞を活性化せずに直接抗体産生細胞の前駆となる B 細胞上に表現された特異免疫グロブリンと結合し，B 細胞を活性化し，形質細胞より特異抗体を長期にわたり産生する．このワクチン接種で 5 ～ 8 年間は正常成人では抗体レベルは維持されるが，以後低下する．80 歳以上の高齢者では抗体維持の年数は少なくなる．T 細胞の活性化ルートはないので，免疫記憶細胞がない．2 歳以下の乳幼児でこの 23 価ワクチンによる抗体産生ができない点はこのワクチンの大きな弱点である．23 価ワクチンの抗体測定は正式には WHO の collaboration center として英国の Goldblatt と米国のアラバマ大学の 2 カ所で実施されるが，日本の研究陣は現在 Goldblatt と協調してその研究が進展しており，抗体測定が実施されている（国立感染研）[7]．

19.3　日本における 23 価ワクチンの開発

1981 年当時のメルク萬有（現 万有）の東郷靖専務が，時の長崎大学福見秀雄学長に本ワクチンの開発を依頼したのが，このワクチン開発の糸口となった．この開発のために実施すべき検討眼目は 3 点あり，その第 1 は日本における肺炎球菌感染症の起炎肺炎球菌の収集と莢膜血清型（莢膜型と同義）の分布の検討，第 2 は 23 価ワクチン接種時の副作用調査，第 3 は接種前後の莢膜型抗体の比較であった．

メルク社の要請では，この対象肺炎球菌はすべて無菌部位（血液，胸水，リコールなど）より得られたものであった．しかし実際に肺炎が明確に存在し，さらに肺炎球

表 19.3　23 価肺炎球菌ワクチンによる抗体反応（日本 30 例）[9]

Danish types	Geometric mean titer *		Significant responder **		
	接種前	接種後	Fold increases	対象	%
1	571.1	2044.9	3.6	30/30	100
2	955.1	3350.8	3.5	28/30	93
3	2460.1	7694.7	3.1	28/30	93
4	2840.6	8080.2	2.8	25/30	83
5	290.5	1596.3	5.5	26/29	90
6B	787.5	2997.3	3.8	25/30	83
7F	935.1	2936.6	3.1	25/30	83
8	739.0	4587.3	6.2	30/30	100
9N	1418.7	5598.1	3.9	25/30	83
9V	944.2	4180.7	4.4	27/30	90
10A	110.0	428.1	3.9	26/30	87
11A	2562.1	7038.8	2.7	22/30	73
12F	1391.9	5923.2	4.3	30/30	100
14	560.7	3544.9	6.3	26/29	90
15B	1928.1	10119.2	5.2	28/30	93
17F	442.8	220.2	4.8	26/30	87
18C	1845.8	7665.9	4.2	26/30	87
19A	585.2	2229.1	3.8	27/30	90
19F	1048.2	4904.2	4.7	28/30	93
20	237.7	1296.7	5.5	26/30	87
22F	231.4	999.8	4.3	27/30	90
23F	1869.1	10839.3	5.8	26/30	87
33F	1805.6	12323.7	6.8	27/30	90
平均			4.4		89

* ng/Ab N/m*l*

** 2-fold and greater increase in titer

菌が肺炎の起炎菌であることが明確である場合（良質痰のグラム染色所見の結果や喀痰定量培養法で＞ 10^7/m*l*）でもメルク側の要望に該当するのではないかとの筆者らの主張も強く打ち出された．実際に重症肺炎での血液培養では当時沖縄で多く陽性であり，Ⅰ，Ⅲ型であったが，本州での陽性はきわめて少なかった．これらの日本側の主張を容認しながら得た結果は，莢膜型の分布は欧米と同様で，この 23 価は約 80 % をカバーするとの結論であった．

第 2 の接種後の副作用については，先記福見研究班の班員であった島田馨や筆者らもその接種をうけて検討された．その副作用は，局所の痛みと発赤があったが重症例はなく，2 ～ 3 日で寛解した．

第 3 の莢膜抗体上昇については，30 例の接種前後の血清が米国メルク本社に送られ，測定された．その結果は表 19.3 に示した．接種前に相当量の抗体の保有が認められていたが，23 価すべてで明確な十分な抗体上昇が認められている．

以上3点は23価ワクチンの福見研究班の成績[8, 9]によりクリアされた．

Fedsonらの成績[7]でもワクチン接種前の抗体保有率は3, 19, 23の3型で高く，IgG特異抗体もこの3莢膜型で高値であった．彼らの成績でも，接種後の抗体上昇は1, 3, 18C, 23Fで特に上昇が著しかった．すべての上昇値は有意の値であった（12Fでは19％→75％上昇で，19Fでは58％→99％であった）．

福見研究班でも再接種の意義について討議されたが，その折の考えでは，再接種するとアレルギー反応が強くなるであろうとの推論であった．

接種部位と方法は0.5 mlを1回皮下か筋肉注射が行われるが，皮内接種は否定的であり，その理由はアレルギー反応を誘発しやすいという点である．

上記の結果から当時の厚生省へ承認申請されたが，ワクチン接種委員長の大谷明の判断もあり，1988年に本ワクチンの任意接種が承認された．米国より遅れること5年であった．このワクチンの実際の効果については日本で実証されたわけではない．

承認当時の本ワクチンの日本の薬剤接種費用は0.5 ml（1バイアル）で1万円と高価であり，予防ワクチンであることもあり，実際に長期間，用いられたワクチン量はきわめて少量に推移した．

19.4　諸外国の23価ワクチン使用の経緯

米国では認可した1981年に人口1万人当り100バイアルの接種があり，インフルエンザの接種率をこえた程度であった．その後減少したものの1991年以降急増し，1998年には300バイアルになった．23価ワクチンは毎年接種するわけではないので急増することはないが，2000年には250となっている．現在65歳以上の高齢者には50％以上が接種されている．カナダ，オーストラリア，ニュージーランドは1995年までは低調で1万人当り15～20人程度であったが，1996年以降急増し180人となり，2000年では米国に匹敵するほどになった．一方欧州の先進国での反応は鈍く，ドイツ，スペインは2000年に200～250人に急進しているものの，英国は1994年以降100～150人と推移し，フランスは50人程度である．スペインでの急増は肺炎球菌耐性率がきわめて高い点を反映しているものと考えられる．

19.5　CDC（ACIP）による勧告[10]と日本の認可状況の差異

CDCのACIP（Advisory Committee of Immunization Practice）は1997年，このワクチンについて勧告を公表した．その要点は，65歳以上の高齢者ならびに重症肺炎球菌感染症を惹起しやすい基礎疾患を有する患者を対象として勧めるもので，表19.4に示した．再接種については65歳以下で一度接種し，5年以上経過している65歳以上の高齢者には，これを勧めている．ただし，肺炎球菌感染症に罹患しやすい基礎疾患群について，その疾患があるからという理由だけでは再接種を勧めてはいないが，HIV陽性者，先天性免疫不全患者，白血病などの免疫低下者にはこの再接種を5年後に勧めている．ただし3回の接種については，その経験症例も少ないことから勧

表 19.4　米国 CDC（ACIP）による 23 価肺炎球菌使用勧告（1997）の要点

1. 2 歳以下の乳幼児には実施しない．
2. 65 歳以上の高齢者に勧める． 65 歳以前に一度接種をうけていて，65 歳になった時点で 5 年以上たっている場合，再接種を勧める．前回接種が不明の場合には 65 歳以上のとき接種してよい．
3. 65 歳以下でも勧められる． ［対象］ 以下の基礎疾患保有者 (1) 機能的脾不全または脾摘されている人*：10 歳以上で接種後 5 年以上経過していたら再接種を勧める．10 歳以下では 3 年後に再接種を考慮してもよい． (2) 慢性心・血管病や慢性肺疾患，糖尿病，アルコール中毒または肝疾患：再接種対象にならず（65 歳以上は上記を適用する） (3) その他 i ）HIV 陽性者，先天性免疫不全：5 年後再接種 ii ）白血病，リンパ腫，ホジキン病，骨髄腫：5 年後再接種 iii ）全身性悪性腫瘍，免疫抑制療法をうけている人や副腎ステロイド薬長期投与者：5 年後再接種 iv ）慢性腎不全：5 年再接種 v ）ネフローゼ症候群：10 歳以下なら 3 年後再接種考慮 vi ）臓器移植あるいは骨髄移植側：5 年後再接種

①最初の接種で重症の副反応を惹起した人には再接種は禁忌．
②日本では 2003 年 9 月現在すべての再接種は認められていない．
*本疾患のみ，このワクチンは健保適用されている（日本）．

めてはいない．この方向はオーストラリアでも同様であり，欧州も同様である．

肺炎球菌ワクチン接種による抗体の持続期間[6]は 5 ～ 8 年であるが，80 歳以上になると抗体の持続期間が少なく，3 年程度のこともあり，再接種の必要性とその安全性についての検討については，米国で特に臨床検討が進んでいる．Mufson[11]は，2 回目の接種がその間隔 6 年では安全性に特に問題はなく，抗体も被検莢膜型すべてでよく上昇していることを示しているが，第 2 回目の接種時の局所の反応（発赤，疼痛）は第 1 回目よりやや強く認められている．米国では今日でも再接種に関する検討が続けられているが，重大な副作用の発現はない．豪州[12]ではハイリスク患者では 5 年後の再接種を認めている．ただし，3 年以内には行ってはならないと明記している．

日本で 23 価ワクチンが 1988 年に認可された折に，本ワクチンは 1 回のみと能書に明記されているため，ACIP の勧告との差異が臨床的に問題となっている．筆者らは現在，メルク社（万有製薬）とともに米国と同様のレベルにするよう厚生労働省に働きかけている．

19.6　現行 23 価ワクチンの効果

第 1 に明記しておくべきことは，細菌性ワクチンで成人用に用いられているのは本ワクチンのみであり，蛋白結合ワクチンは成人では米国でも承認されていないことで

表 19.5　23 価肺炎球菌ワクチンの効果（Butler）[13]

ワクチン含有株に対応する抑制効果	57 %
糖尿病	84 %
冠動脈疾患	73 %
うっ血性心不全	69 %
慢性肺疾患	65 %
脾不全	77 %
接種後 5 ～ 8 年までの抑制効果	71 %
接種後 9 年以上の抑制効果	80 %

14 年間（1978 ～ 1992）の追跡調査〔米国立感染症センター，CDC の協力〕

ある．

第 2 は最初に記述したように，Austrian らが南アフリカ連邦で実施した臨床効果がきわめて明白であり，肺炎球菌肺炎，その菌血症の抑制の両者で明確であった点であるが，その際の各抗原量は現在の 2 倍量であったことも考慮に入れておくべきであろう．

第 3 は，1993 年 Butler ら[13] は COPD，糖尿病，心臓疾患などの症例について，retrospective での各群間追跡であるが表 19.5 のような結果を報告した．この論文の強調点は，23 価ワクチンの方が 14 価より優れていること，かつ長期にその効果が維持されるということである．

これまで 23 価ワクチンの臨床効果については，初期の Austrian らの莢膜ワクチンの効果と異なり，肯定的なものと否定的な論文[14] があらわれ，やや混乱したのは事実である．

ただし，一貫して有意差で確認された 23 価ワクチンの臨床効果は，血中に肺炎球菌が陽性となる肺炎ももちろん含む，いわゆる侵襲性肺炎球菌感染症（invasive pneumococcal pneumonia あるいは invasive pneumococcal infection）に有効であるということである．すなわち，血中菌が陽性になる（bacteremia）ような感染症の防止ということである．筆者は日本でこの抑制を考えた場合に，肺炎という観点からみて中等症以上，重症の肺炎球菌肺炎の抑制とおきかえてよいと考えている．その理由は，日本では肺炎のとき，化学療法前に血液培養が実施されていることが少ないこと，血液培養の判定が誤っているのではないかという点にある．具体的に述べると，血液培養では肺炎球菌の場合，培養液全体が白濁するのではない．肺炎球菌は患者血液の液体培養では，培養液で認められる沈殿血液の表面に，少しモヤモヤした溶血や，小さいコロニーが 2，3 日後に観察されるので，これを改めて血液寒天培地に継代するとよく判定できる．この点が腸内細菌であるグラム陰性桿菌や黄色ブドウ球菌の血液培養陽性所見とは異なるのである．このような事実を考えると，肺炎球菌肺炎の中で侵襲性肺炎の数が実際に多く存在するものと推定している．

莢膜抗体が血中に十分存在すれば，血中への侵入肺炎にこの抗体が付着し，それに補体が付着して殺菌する系と，肺炎病巣中に集まった好中球が容易に貪食殺菌する系の両者が働き，治癒方向に導くはずだからである．

肺炎球菌の菌体表面は他の陽性球菌と異なり，殺菌されにくい構造になっているので，この莢膜抗体はきわめて重要である（図 19.1）．

ただし今日の段階では，日本では抗生物質の投与が早期から使用されるので，血中の莢膜抗体の実際の効果がわかりにくくなっている可能性がある．

なお，血中に入った肺炎球菌は血管細胞の表面にある PAF（血小板活性化因子）のレセプターに結合[15] することがよく知られている（図 19.2）．

また慢性気管支炎の急性増悪のとき，肺炎球菌の再感染を防止するのかという点については，筆者はその効果はないと考えている．その理由は，莢膜抗体が血管より滲出していてもきわめて少なく，かつ SIgA 抗体をともなっていないからである．我々の研究[16] によると，慢性気管支炎の肺炎球菌による急性増悪は気道粘膜への付着能の高さに比例する．

Hanna ら[5] は肺炎球菌感染を惹起しやすいアボリジニの人々に対する 23 価ワクチンの効果は明白で，case-control 研究でも 50 ～ 80 %の減少率を得，さらに，このワ

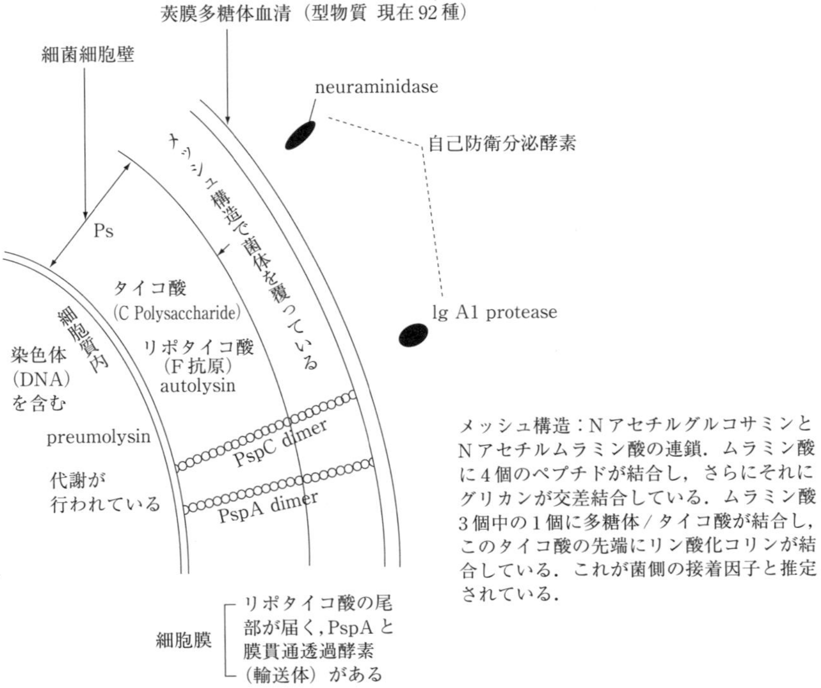

図 19.1　肺炎球菌の切断図とその表層構造[15]

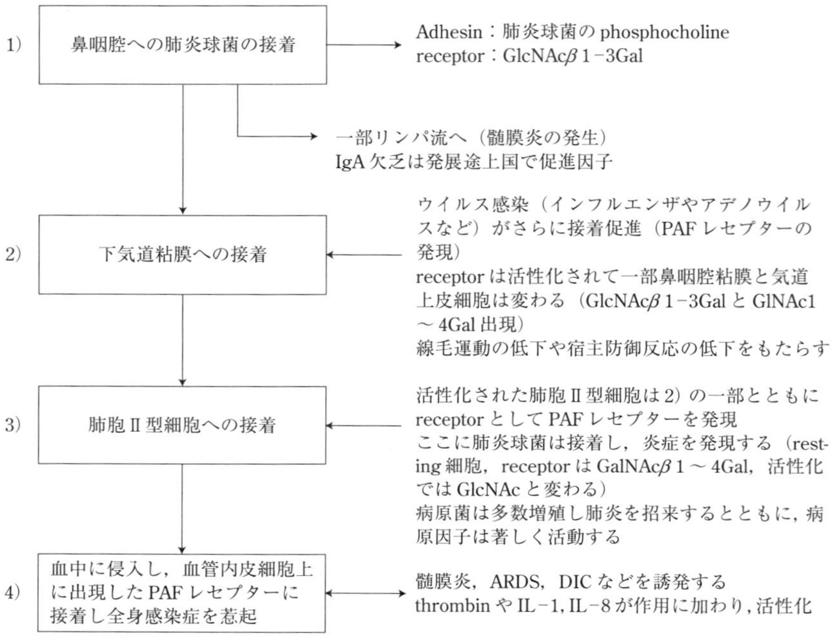
1)
鼻咽腔への肺炎球菌の接着
Adhesin：肺炎球菌の phosphocholine
receptor：GlcNAcβ 1－3Gal
一部リンパ流へ（髄膜炎の発生）
IgA 欠乏は発展途上国で促進因子
2)
下気道粘膜への接着
ウイルス感染（インフルエンザやアデノウイルスなど）がさらに接着促進（PAF レセプターの発現）
receptor は活性化されて一部鼻咽腔粘膜と気道上皮細胞は変わる（GlcNAcβ 1－3Gal と GlNAc1 ～ 4Gal 出現）
線毛運動の低下や宿主防御反応の低下をもたらす
3)
肺胞Ⅱ型細胞への接着
活性化された肺胞Ⅱ型細胞は 2）の一部とともに receptor として PAF レセプターを発現
ここに肺炎球菌は接着し，炎症を発現する（resting 細胞，receptor は GalNAcβ 1 ～ 4Gal，活性化では GlcNAc と変わる）
病原菌は多数増殖し肺炎を招来するとともに，病原因子は著しく活動する
4)
血中に侵入し，血管内皮細胞上に出現した PAF レセプターに接着し全身感染症を惹起
髄膜炎，ARDS，DIC などを誘発する
thrombin や IL－1, IL－8 が作用に加わり，活性化

図 19.2　肺炎球菌感染症の pathogenesis のステップ[15)]

肺炎球菌感染症は局所感染症ととらえるべきではなく，究極的には全身感染症を惹起する．細胞活性化に働く因子は IL－1，TNFα，IL－8，thrombin などである．この図は接着面を中心に示しているが，病原因子の各因子については文献 15 を参照のこと．

クチン投与後 10 万人対 120 が 10 万人対 40 と 1/3 に減少したと述べている．

ただし先述のように，このワクチンの効果に否定的な見解[14)]が出されたが，この場合臨床試験の不備（症例数が少なく，かつ脱落不適例が多いので評価すべきではないとの見解）が強く指摘された．

19.7　日本における本ワクチン使用の状況と副作用

1988 年に当時の厚生省認可で脾摘患者のみが健康保険適疾患となっていたものの，高価なこともあり，その使用数は 2000 年まできわめて少なかった．しかし 2001 年に入り，肺炎球菌ワクチン研究会（大谷明，島田馨，神谷齊，松本慶蔵が世話人，代表は筆者）が中心になり，本ワクチンの普及使用が打ち出された．多くの関係専門医の協力もあり，2001 年に 2 万バイアル，2002 年には 15 万バイアルが接種され，急速に普及しつつある．2003 年には 17 万人に接種された．65 歳以上の人口に対し，約 1.5 %接種されたことになる．

日本における重症の副作用は皆無であるが，表 19.6 のように世界的にはきわめて

表 19.6　23 価肺炎球菌ワクチンの世界的安全性*（副作用報告）（日本を含む）

対象	3,100 万症例
副反応総発現数	1,644 件
総発現率	5.3/10 万件
重症疾患発現数**	266 件
発現率	0.9/10 万件

*約 2 日の注射部の痛みや少しの腫脹あるも 3 日目に消失.

**アナフィラキシー 11 件，過敏症 20 件，心停止，脳血管障害，ギラン-バレー症候群など 10 件以下（Fedson，2001 年肺炎球菌ワクチン研究会発表）

〔特記：日本では重篤な副反応（アナフィラキシー，ギラン-バレー症候群など）の報告は 2003 年 9 月までまったくない〕

表 19.7　主要先進国 14 カ国における肺炎球菌ワクチンの承認，勧告および償還

国	23 価肺炎球菌ワクチン			すべての高齢者（65 歳以上）に対するワクチン接種の勧告	国または社会健康保険によるワクチン接種の償還
	承認の年	最近の勧告の年	使用量/1 万人（2000 年）		
アメリカ	1983	1997	233	○	○
カナダ	1983	1993	303	○	○
スウェーデン	1984	1994	86	○	—
デンマーク	1996	1996	44	○	—
ノルウェー	1996	1996	58	○	—
イギリス	1989	1996	110	—	○
オランダ	1984	1993	3	—	○
フランス	1984	1995	41	—	—
ドイツ	1984	1995	205	—	○
イタリア	1992	—	48	—	○
スペイン	—	—	253	—	○
ポルトガル	—	—	44	—	○
オーストラリア	1986	1986	265	○	○
ニュージーランド	1984	1986	33	○	—

D.S. Fedson, *et al*：Vaccines Third Ed. 22；584, 1999 より作図．一部改変（2002）

少数ながら重症の発現が認められている．

このワクチン使用にあたって北海道瀬棚町での 65 歳以上の高齢者に対する公費負担の実施は強いインパクトを与え，現在この年齢層の接種率は 60 %を越えている（村上智也，2003）．後述のインフルエンザのワクチン接種の普及とも相まって全体の肺炎発症数も減少している由である．その後，全国的に公費一部負担を実施している自治体が次第に増加している（宮城県白石市など 18 市町村）．

表 19.7 は世界的にみたワクチン費用の負担あるいは後払いの実施を示したものである．

現実に，大半の小児に対するワクチンは公費で負担されていることと対比し，高齢化が進み，世界第 1 の長寿国であるわが国としても医療のあり方の一端として，高齢

者に対するワクチン費用負担を考慮すべき段階にきていると考えられる．

19.8　23価ワクチンとインフルエンザワクチンの併用とその効果

筆者は肺炎球菌ワクチンの適応患者を考慮し，インフルエンザワクチンと同じ範疇に入ること，米国では両ワクチンともに著しく高率に用いられていることが肺炎球菌ワクチンの効果をますます高めているのではないかとの考えを強めていた．2002～2003年，インフルエンザワクチンは日本で1,340万バイアルが生産され，2003～2004年には前年と同じ構成の3ワクチン株（A型H3，A型H1，B型）でSARS（severe acute respiratory syndrome）との兼合いもあり，1,500万バイアルが生産された．その65歳以上の接種率は米国と比較しても遜色がないが，肺炎球菌ワクチン接種率は明らかに劣る．

Nichol[17]は両ワクチンの接種を勧め，その有効性を，COPDをもつ患者で立証した．

Christensonら[18]は最近この両ワクチンの接種をストックホルム州の65歳以上の高齢者に手紙を出して勧め，その結果全体の26万人中約10万名の接種者（うち75％は両ワクチン接種）と約16万名の非接種者の比較を行った．その結果は表19.8のように，肺炎の発生率，肺炎球菌肺炎の発生率，および死亡率にきわめて明確な有意差の減少が接種者に認められた．特に死亡率の減少が57％にわたり，10歳毎の分析でもほぼ同様の減少率であったこと，侵襲性肺炎球菌肺炎の発生率も52％抑制したことは実に印象的な成績であった．

この結果は肺炎の研究を実際に行ってきた筆者にも，インフルエンザの場合，気道粘膜細胞はウイルス感染の結果剥脱して肺炎球菌を下気道に誘導感染しやすく，そのうえPAFレセプターも過剰発現するため接着もしやすく，感染も容易にして肺炎も

表19.8　65歳以上の高齢者に対する23価肺炎球菌ワクチンとインフルエンザワクチンの併用効果（Christenson *et al*）[18]

疾患	入院頻度10万人当り ワクチン群/非接種群	入院の減少	P
インフルエンザ（肺炎併発も含む）	263/453	46％	＜0.0001
肺炎	2,199/3,097	29％	＜0.0001
肺炎球菌肺炎	64/100	36％	0.0290
侵襲性肺炎球菌感染症	20/41	52％	0.0356
65歳以上の死亡数（千人）	15.1/34.7		＜0.0001
65歳以上の死亡数の減少*	57％		

ワクチン群 n = 100,242名，非接種群 n = 159,385名，両ワクチン接種 n = 76,177名（すなわち75％が両ワクチン）

*年齢区分で判別しても（65～74歳 53％，75～84歳 56％，＞85歳 54％）と同様の死亡数の減少が認められた

（大規模比較試験．スウェーデン，ストックホルム州，1998年12月～1999年5月）

惹起し，血中への本菌の侵入することも容易にするのであるから，よく理解できる．アジア型インフルエンザの流行時（1957～1958年）には黄色ブドウ球菌が最も先進国に優位な菌であったために黄色ブドウ球菌肺炎が主流を占めたのであるが，今日のように肺炎球菌が優位の時代には，肺炎球菌肺炎が一般的になる．先述したように，抗生物質の登場がないときには断熱肺炎球菌肺炎が最も重要であった．肺炎球菌はきわめて呼吸器親和性が高いことを改めて認識すべきであろう．

日本の現状を振り返ってみると，インフルエンザワクチンは公費負担のためもあって，高齢者とハイリスク患者に毎年接種されて，接種率も高いので，肺炎球菌ワクチンの接種率をCDC（ACIP）の勧告のように高める必要がある．米国での目標は2005年までに65歳以上の高齢者接種率を90％にするとのことであり，わが国のように2％に満たない現状は速やかに改善すべきである．

我々の健康保険システムは国家的なものであり，治療を主眼にし，予防をその主要眼目においていないのはきわめて遺憾であるというべきであろう．米国では健康保険を扱うのは民間会社であり，費用効果も詳細に調べられ，Ament[19]らもその効果を証明している．

19.9　接種患者年齢の医師の判断

現時点で喫煙が長く肺気腫で，かつ咳・痰をともなう症例があって，年齢が55歳であったとする．現行の再接種が認められていない場合にこの年齢で肺炎球菌ワクチンを接種すると，65歳まで10年間あり，65歳まで待つべきか否かの質問を寄せられることがある．筆者の答えは現時点での接種が良いということである．というのは，肺炎球菌ワクチンをうけた場合，年齢も高齢ではないために抗体上昇がよく認められ，その上インフルエンザワクチンは毎年うけるように勧めれば，その効果はますます良い結果を生むことが期待されるからである．また今後5～8年の間により優れた肺炎球菌ワクチンの開発も期待されている（今日，喫煙は肺炎球菌感染症のハイリスクに加えられている）．以上の点は65歳以上の高齢者でも同様である．

19.10　肺炎球菌蛋白結合ワクチン（pneumococcal conjugate vaccine；PCV）[21]

莢膜多糖体ワクチンがその後conjugate vaccineとして成功したものにインフルエンザ菌b型菌があり，米国ではこのワクチン接種により*H. influenzae* type b髄膜炎は急速に激減した．それらの経緯から，肺炎球菌についても2歳以下の乳幼児にも有効とされる7価のPCVが開発され，その有効性も確認されて米国では認可され広範に使用されている（ワイス・レダリー社）．この場合の結合蛋白は無毒性のジフテリア毒素（CRM197蛋白）であり，PCV_{CRM197}と表記されている．

7価の内訳は4, 6B, 9V, 14, 18C, 19F, 23Fであり，生後2, 4, 6, 12カ月の4回接種する．PCVは樹状細胞が抗原として取り込み，MHC IIをもともに認識してT細胞が活性化し，次いでB細胞が活性化し，特異抗体が産生される．したがって免疫記憶細胞もあり，これらの免疫学的側面で莢膜多糖体のみの抗原とは明確に異なり，免疫原性は高く，特異抗体も十分産生される．

このワクチンは上記の莢膜血清7型が含まれているが，6Bのみは4 μgで，他の型はおのおの2 μgで，18Cはoligosaccharideで2 μgであり，すべてにCRM197蛋白が結合している．筋肉内に接種される．

PCVの小児に対する効果は乳幼児での肺炎球菌中耳炎の発生予防にその主目的があり，この点が成人と異なっている．急性中耳炎の発症数は米国で2,000万人で，うち18％は救急車で来診し，その年間費用は20～53億ドルに達する．なお急性中耳炎の28～55％は肺炎球菌で，主要血清型は3, 6B, 9V, 14, 19F, 23Fであると報告されている．

PCVの優れた点は次の6点である．①乳・幼児にも免疫原性をもつ，②免疫学的記憶の成立，③粘膜免疫で証明される特異抗体の粘膜表面での証明（SIgA），④含有莢膜型肺炎球菌の鼻咽腔からの消失，⑤侵襲性肺炎球菌感染症の激減，⑥乳・幼児からの高齢者への含有莢膜型肺炎球菌の水平感染の阻止効果，である．

Escolaら[21]は1,662名を対象とした急性中耳炎でのコントロール試験で4回接種終了までに57％減少させた．

一方この7価PCVで示された問題点は，①4回投与のため費用は米国で日本円に換算し3万円を要する，②この7価以外の莢膜型による中耳炎の発生が増加し，鼻咽腔にもそれらの菌型が出現し増加したことである．

近年②に対処するために11価（1, 3, 4, 5, 6B16A, 7, 9V, 14F, 18C, 19F, 23F）のPCVがつくられ，73～92％の乳・幼児の起炎莢膜型がカバーできるとFedsonは記載[6]している．しかも，現時点での主要肺炎球菌耐性菌をもカバーしている点も注目すべきであろう．

Klugmanら[22]は発展途上国での中耳炎や肺炎で肺炎球菌の関与が高いことから，早期かつ安価なPCVのこの地域での導入を期待している．現段階でPCVは日本では開発の初段階の由である．

PCVを先に注射して後に23価を接種すると23価全体の抗体価がよく上昇するとの報告もあり，PCVの費用節減もあり注目されている．

PCVを成人に接種した場合の効果については有効ではないとするまとめ[23]もあり，まだ成人での効果の評価が定まっていない．

19.11 新しい肺炎球菌ワクチン研究の現状［PspA（pneumococcal surface protein A）を中心に］

現在莢膜を血清型で分類すると90種を数え，このうち約1/4がヒトに病原性を発揮するとされている．莢膜型別の抗体産生の有用性も重要であるが，肺炎球菌の抗原の中で，莢膜の枠をこえた強い抗原性を発揮する物質を探求して得られたものがPspA[24]であり，簡略化した図19.1（p.175）にその部位を示した．現在米国のBriles,

McGeeや日本の清野らによりその研究が進められ，その重要性が確認されていて，清野[25]のワクチンはPspA＋アジュバントであり，アジュバントとしてコレラ毒素の低毒素のものが用いられ，*in vivo*，*in vitro*の成績では経口，経鼻接種の有用性が確認されている．一方，PspA＋PsaA（Pneumococcal surface adhesin A）の有用性の方が高いとの成績[26]も報告されている．PspAの場合，莢膜抗体としては幅広くつくられることが知られていて，かつ蛋白含有である点が従来のワクチンと異なる特性であり注目されている．ヒトレベルでの比較試験までには達していない．

これまで高齢者も含めた成人中心の細菌性ワクチンは肺炎球菌のみであり，高齢者での安全性も高く[27]，WHO[28]も成人への接種を勧めている．今後の医療を考慮するとき，予防の重要性は成人以上の年齢層でも特に強調されるべきであり，公費助成のひろがりを強く期待するものである．　［松本慶蔵］

文　献

1）Ishida T, *et al*：Etiology of community－acquired pneumonia in hospitalized patients：a 3 years prospective study in Japan. *Chest* **114**：1588－1593, 1998
2）Ubukata K, *et al*：Incidence of penicillin resistant Streptococcus pneumonise in Japan, 1993 ～ 1995. *J Infect Chemothe* **1**：177－184, 1996
3）柴田経一郎：肺炎の臨牀．日内会誌 **28**：553－644，1940
4）Austrian R, *et al*：Prevention of Pneumoccal pneumonia by vaccination. *Trans Assor Am Phys* **89**：184－194, 1976
5）Hanna JN, *et al*：Pneumoccal vaccination：an important strategy to prevent pneumonia in Aboriginal and Torres Strait Island adults. *Aust NZ J Public Health* **21**：281－285, 1997
6）Fedson DS, Musher DM, Eskola J：Pneumococcal vaccine. In：Vassines 3rd ed（Plotkin, Orenstein ed）, pp553－607, WB Saunders, Philadelphia, 1990
7）永井英明ほか：第4回肺炎球菌ワクチン研究会発表，東京，2003
8）福見秀雄ほか：肺炎球菌ワクチンの臨床応用に関する研究―わが国における血清型分布．感染症誌 **58**：39－53，1984
9）福見秀雄ほか：肺炎球菌多糖体23価ワクチン（ニューモバックス）の安全性と抗原性に関する臨床報告．感染症誌 **58**：495－511，1984
10）CDC（ACIP）：Prevention of pneumoccal disease 46（No.RR.8）：1－23, 1997
11）Mufson MA, *et al*：Revaccination with pneumoccal vaccine of elderly persons 6 years after primary vaceination. *Vaccine* **9**：403－407, 1991
12）The Australian Immunization Handbook 7th ed, 2000, National Health and Medical Reserch Council
13）Butler JC, *et al*：Pneumococcal polysaccharide vaccine efficacy ― An evaluation of current recommendation. *JAMA* **270**：1826－1831, 1993
14）Örtgivst Á, *et al*：Randamized trial of 23－valent pneumococcal capsular polysaccharide vaccine in prevention of pneumonia in middle aged and elderly people. *Lancet* **351**：399－403, 1998
15）松本慶蔵：肺炎球菌感染症の pathogenesis．化学療法の領域 **17**：1643－1650，2001
16）松本慶蔵：呼吸器感染症―急性・慢性の pathogenesis．結核 **71**：477－494，1996
17）Nichol KL：The additive benefits of influenza, and pneumococcal vaccinations during influenza seasons among elderly persons with chronic lung disease. *Vaccine* **17**：S91－S93, 1999
18）Christenson B, *et al*：Effects of a large scale intervention with influenza and 23－valent pneumococ-

cal vaccines in adults aged 65 years or older：A prospective study. *Lancet* **357**：1008－1011, 2001
19) Ament A, *et al*：Cost－effectiveness of pneumococcal vaccination of older people：A study in 5 Western European countries. *Clin Inf Dis* **31**：444－450, 2000
20) Black S, *et al*：Efficacy, safety and immunogenicity of heptavalent pneumococcal conjugate vaccine in children. *Pediat Inf Dis J* **19**：187－195, 2000
21) Escola J, *et al*：Efficacy of a pneumococcal vaccine against acute otitis media. *N Engl J Med* **344**：403－409, 2001
22) Klugman KP：Efficacy of pneumococcal conjugate vaccines and their effect on carriage and antibacterial resistance. *Lancet Inf Dis* **1**：85－91, 2001
23) Artz AS, *et al*：Pneumococcal vaccination and revaccination of older adults. *Clin Microbiol Rev* **16**：308－318, 2003
24) Briles DE, *et al*：Pneumococcal diversity：Considerations for new vaccine strategies with emphasis on pneumoccal surface protein A（PspA）. *Clin Microbiol Rev* **11**：645－657, 1998
25) Yamamoto M, Kiyono, H, *et al*：Oral immunization with PspA elicits protective humoral immunity against Streptococcus pneumoniae infection. *Infect & Immun* **65**：640－644, 1997
26) Briles DE, *et al*：Intranasal immunization of mice with a mixture of the pneumococcal proteins PsaA and PspA is highly protective against nasopharyngeal carriage of Streptococcus pneumoniae. *Infect Immun* **68**：796－800, 2000
27) 内山美寧：23 価肺炎球菌ワクチンの安全性について．化学療法の領域 **18**：1830－1833，2002
28) WHO：Pneumococcal vaccines. *Weekly Epidemiological Record* **73**：110－119, 2003

20

ワイル病秋やみ混合ワクチン

20.1 病　　態

a. 疫　　学

1）病原体　レプトスピラ感染症は，病原性レプトスピラの感染によって起こる人獣共通感染症である．レプトスピラ（*Leptospira*）は，スピロヘータ目レプトスピラ科に属するグラム陰性細菌で，この科には他にレプトネマ（*Leptonema*），ツルネリア（*Turneria*）が含まれる[1]．レプトスピラには，病原性と非病原性の 2 種類があり，免疫学的性状によりレプトスピラは現在 250 以上の血清型に分類されている．

レプトスピラは，通常長さ 6 ～ 20 μm，直径 0.1 μm のらせん状の細菌で，両端あ

表 20.1　わが国におけるレプトスピラ症の起因血清型とその分布および主要保菌動物[1,2]

血　清　型	分　　布	主要保菌動物
Australis	本州，四国，九州，沖縄	イヌ，ウシ
Autumnalis	全国	アカネズミ，ウシ
Bataviae	本州	？[3]
Canicola	全国	イヌ
Copenhageni	本州，四国，九州，(北海道)[4]	ドブネズミ，クマネズミ，ハタネズミ，イヌ
Grippotyphosa	沖縄	ドブネズミ
Hebdomadis	全国	ハタネズミ，ハツカネズミ，ウシ，マングース
Icterohaemorrhagiae	全国[4]	ドブネズミ，クマネズミ，ハタネズミ，イヌ
Javanica	北海道，南西諸島	ドブネズミ，クマネズミ，ハツカネズミ，ジャコウネズミ
Kremastos	本州，沖縄	ウシ
Poi	北海道	エゾヤチネズミ
Pomona	沖縄	？[5]
Pyrogenes	沖縄	ドブネズミ，クマネズミ，ヨナグニハツカネズミ
Rachmati	沖縄	マングース

1）参考文献 27 ～ 29 より改変．
2）ここにあげた血清型以外にも，未同定の血清型や PCR でドブネズミの腎臓から DNA が検出された遺伝種が存在する．
3）群馬県の患者より分離．
4）北海道では菌未分離．
5）患者血清抗体価を検出．

るいはその一端がフック状に曲がっているのが他のスピロヘータにはない特徴となっている．レプトスピラ細胞は，細胞質膜，細胞壁，それらを被う外膜からなり，両端から1本ずつ中心に向かって走る鞭毛をペリプラズム空間にもっている．またレプトスピラは，微好気もしくは好気的な環境で生育するスピロヘータで，中性あるいは弱アルカリ性の淡水中，湿った土壌中で長期間生存できる．

2）保菌動物と感染経路　齧歯類をはじめ多くの野生動物や家畜（ウシ，ウマ，ブタなど），ペット（イヌなど）がレプトスピラの保菌動物となりうる．表20.1にわが国でみられるレプトスピラの血清型とその保菌動物をあげる．病原性レプトスピラは保菌動物の腎臓に保菌され，動物種により異なるが，ある一定期間その尿中に排菌される．ヒトは，この保菌動物の尿で汚染された水や土壌，あるいは尿との直接的な接触によって，経皮的に感染する．したがって，レプトスピラの感染は，保菌動物の尿で汚染された水などとの接触機会が多い場所でみられ，水田での農作業，土木建設，下水工事現場や屠畜場での作業，河川での水泳などの機会に感染することが多い．特に最近は，河川でのスポーツやレジャーを介した集団感染が増加している[2～6]．また，汚染された水や食物の飲食による経口感染の報告もある．

亜熱帯・熱帯地域では，雨量の多い季節や洪水の後にレプトスピラ症が流行する傾向がある．日本では，2000年の10月に起きた鳥取西部地震の際，汚染された井戸水の飲用による経口感染が報告された[7]．このように自然災害時のレプトスピラ症の発生にも注意する必要がある．

3）世界のレプトスピラ症の現状　レプトスピラ症は，全世界的に発生のみられる感染症であり，特に東南アジアや中南米などの熱帯地域では深刻な問題となってい

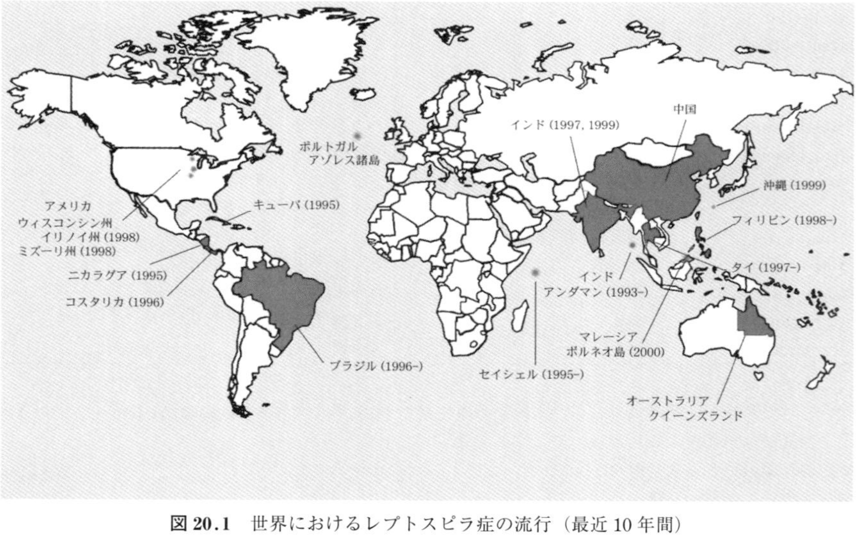

図 20.1　世界におけるレプトスピラ症の流行（最近10年間）

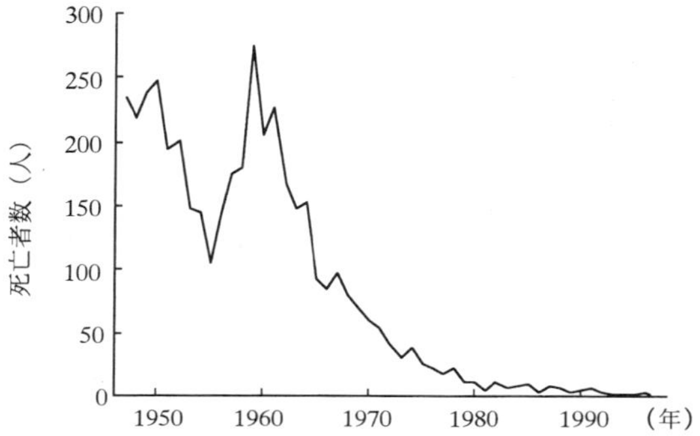

図 20.2　わが国におけるレプトスピラ症による死亡者数の推移
（人口動態統計，死因別死亡者数より）

表 20.2　最近の日本人レプトスピラ症患者の事例

年	発生地	発生件数	感染源	感染血清型（血清群）
1999	沖縄県[1]（本島，八重山地域）	19	川での水泳，水田での農作業など	**Hebdomadis, Grippotyphosa, Pyrogenes, Kremastos,** 未同定
1999	宮崎県	1	水田での農作業	**Australis**
2000	マレーシア	1	川での水泳（エコチャレンジ2000 参加者）	**Hebdomadis**
2000	沖縄県[1]	1	畑での農作業	**Javanica**
2000	鳥取県	1	地震後の井戸水の飲用（排水溝の掃除）	**Autumnalis**
2001	富山県[2]	1		**Autumnalis**
2001	マレーシア	1	川での水泳	**Hebdomadis**
2001	沖縄県（西表島）	1	（川での水泳）	**Pyrogenes**
2001	神奈川県	1	畑での農作業	**Icterohaemorrhagiae**
2001	神奈川県	1	用水路に転落	**Icterohaemorrhagiae, Hebdomadis, Copenhageni**[3]
2002	マレーシア	1	川での水泳	**Bataviae**
2003	沖縄県（本島）[1]	14	川での水泳	**Hebdomadis, Autumnalis** 群
2003	沖縄県（西表島）	2	（川での水泳）	**Hebdomadis, Grippotyphosa**
2003	東京都	1	（土木作業）	**Copenhageni**
2003	徳島県	1	水田での農作業	**Hebdomadis**
2004	東京都	1	下水工事	**Icterohaemorrhagiae, Copenhageni**[3]

1）情報提供：沖縄県衛生環境研究所微生物室
2）情報提供：静岡県立大学薬学部微生物学教室
3）それぞれの血清型に同等の抗体価を示した.

る（図 20.1）．フィリピンの首都マニラでは年間数百人，タイでは年間数千人規模の患者の報告がある．また，患者や動物から分離されるレプトスピラの血清型は，わが国のものとは異なっている．近年，海外渡航者は年々増加し，海外で感染し，帰国後発症する輸入感染例も報告されている[8]．また，家畜やペットの輸入によりレプトスピラが海外より持ち込まれることも考えられ，輸入感染症としてのレプトスピラ症にも注目していく必要がある．

4）わが国のレプトスピラ症の現状　2003年に改正された感染症法により，レプトスピラ症は全数報告疾病（第4類）となったが，それ以前は届け出対象とはなっていなかった．したがって，近年の患者発生状況を正確に把握することは困難ではあるが，その動向を人口動態統計の死因別死亡数からみると，'60年代中頃までは毎年100人以上の死亡数が報告されていたが，この頃より，農作業の機械化や水田の乾田化，流行地でのワクチン接種，衛生環境の向上やインフラの整備により死亡者数は著しく減少した（図20.2）[9, 10]．しかしながら，現在でも散発的な発生は各地で認められている．特に沖縄県では散発，多発事例が報告され，沖縄県衛生環境研究所の調査では，1988年から2003年までの16年間で81例のレプトスピラ症の発生を確認している．この81例は，ほとんどが沖縄県内で発症した事例であり，旅行者が地元に戻ってから発症したものは含まれていないため，実際沖縄県を感染源とする患者数はもっと多いものと考えられる．特に1999年の沖縄県八重山地域での流行では，カヌーやシーカヤックのインストラクターなど水のレジャー産業に携わる人たちの感染が半数近くを占めていた[11]．近年，エコツアーなどの自然を体験する観光コースが増加している同地域では，今後患者発生の増加が危惧され，早急な対策が必要とされる．表20.2に，最近の日本人のレプトスピラ症の事例をあげる（国立感染症研究所細菌第一部で把握している事例のみ）．今後は前項でも述べたが，輸入感染症としてのレプトスピラ症，また沖縄県での河川でのレジャーによるレプトスピラ症に注意する必要がある．

b. 臨床経過

1）臨　床　レプトスピラ症は，急性熱性疾患であり，感冒様症状のみで軽快する軽症型から，黄疸，出血，腎障害をともなう重症型まで多彩な症状を示す[1, 12, 13]．表20.3に重症型である黄疸出血性レプトスピラ病（ワイル病）と，軽症型のひとつであるイヌ型レプトスピラ病の臨床症状をあげる．レプトスピラ症の症状は，約1週間ほど続く発熱期（acuteあるいはsepticemic phase）と，その後に続く抗体産生と尿からのレプトスピラの排菌を特徴とする回復期（immune phase）の2期からなる．ワイル病の場合は，5～8病日目に「ワイル病の三主徴」といわれる黄疸，出血，蛋白尿などがあらわれはじめ第2病週に強まることから，発熱期，黄疸期，回復期の3期に分けることがある．

レプトスピラ症の多くは軽症型である．レプトスピラの潜伏期は，短いもので2日から長くは30日であるが，多くの場合は5～14日である．その後突然38～40℃の発熱を呈し，そのほか悪寒，頭痛，筋痛，腹痛，結膜充血，また頻度はさほど高くはないが皮疹をともなう初期症状をもって発病する．この初期症状は重症型でも同じであるが，レプトスピラが標的組織に到達してから，すなわち2週目以降の回復期に次

表 20.3　レプトスピラ症の症状[1)]

症状	ワイル病	イヌ型レプトスピラ病	
	(240 例)	流行例 1　(42 例)	流行例 2 (98 例)
発熱	100 %	100 %	96.9 %
全身倦怠	100	100	93.9
蛋白尿	95.0		
食欲不振	95.0	90.5	87.8
頭痛	94.2	97.6	91.8
黄疸	93.7	2.4	14.3
筋痛	92.5	90.5	46.9
不眠	75.0		
出血	71.7	7.1	6.1
腱反射消失	71.7	26.2	
悪心	70.0	21.4	62.2
便秘	67.0		
結膜充血	61.6	61.9	25.5
嘔吐	60.8	11.9	45.9
腹痛	47.9	0	37.8
肝腫脹	47.1	33.3	31.1[2)]
鼓腸	35.0		
意識障害	30.0		
リンパ節腫脹	25.0	33.3	79.7[2)]
咳嗽	21.3	28.6	33.7
しゃっくり	14.5		
下痢	11.2	2.4	36.7
痙攣	5.8		
悪寒		92.9	59.2
髄膜刺激症状		4.8	29.6
発疹		7.1	

1) 小林讓愛媛大学名誉教授よりデータを提供していただいた.
2) 74 例中

のような症状があらわれる.

（i）黄疸：黄疸は，4 ～ 6 病日に出現しはじめ，その後増強し 9 日目まで続く．軽症型の場合にも黄疸がみられることがあるが，軽度であり，持続期間も短い．血清ビリルビンの濃度は非常に高くなることがある．血清アミノトランスフェラーゼは 2 ～ 3 倍の上昇がみられることもあるが，ほぼ正常値である．このことから，アミノトランスフェラーゼの値が正常で，血清ビリルビン濃度に上昇が認められる場合は，肝炎よりもレプトスピラ症が疑われる．以前は，黄疸が重症型の典型的な特徴とされていたが，最近では黄疸をまったくともなわない死亡例も報告されている．

（ii）腎不全：レプトスピラ症による死亡の原因の多くは腎不全によるものである．乏尿をともなう急性腎不全は，死につながる危険な徴候である．患者の 80 ～ 90 %に尿検査での異常がみられる——高頻度で蛋白尿，グロブリン尿，膿尿，血尿などが認められる．血清ウレア濃度，クレアチニンの上昇もみられる．レプトスピラ症の急性腎不全は低カリウム血症をともなう．また血小板減少も観察されるが，汎発性血管内凝固症候群（DIC）によるものではなく，一過性である．

（iii）呼吸器：近年レプトスピラ症による死亡の原因として，呼吸器症状に注目が集まっている．その症状は，咳，喀血など軽症なものから，肺浮腫，成人呼吸促迫症候群（ARDS）のような重症のものまである．多くの患者に肺出血が認められる．近年中南米を中心に，死亡をともなう肺出血型のレプトスピラ症が流行している[14]．これらの事例では，透析を必要とするような，あるいは死亡原因となりうる腎障害や黄疸は認められていないことが多い[15]．

（iv）その他：レプトスピラ症で心臓に症状が出ることは一般的とされているが，正確な数字などは出ていない．急性腎不全の完治後に心筋炎で死亡した例がいくつか報告されている．レプトスピラ症における無菌性髄膜炎は軽症であり，その症状は回復期に入ってからあらわれる．頻度は少ないものの，虹彩炎，虹彩毛様体炎，脈絡網膜炎などのブドウ膜炎が報告されている．

2）診　断　レプトスピラ症の診断は，初期症状とともに，保菌動物の尿に汚染された水との接触の機会，流行地域への旅行歴などの疫学的背景から行う．特に黄疸や腎障害をともなう重症型の場合は，半日あるいは1日の治療開始時期の遅れによっても重篤となりやすく，予後を左右する．

（i）病原体の分離：レプトスピラの分離は，血液や髄液，尿から行われている．血液や髄液は抗生剤投与以前の発熱期のものを，尿は発熱期および発病後2週目以降のものを用いる．レプトスピラは一般に用いられる細菌用の培地では増殖できず，分離にはコルトフ培地あるいはEMJH培地などが用いられる．血液からの分離は1，2滴を，髄液の場合は0.5 m*l*を，5～10 m*l*の培地に接種する．尿からの分離の場合は，レプトスピラはヒト尿中での生存時間が短いため，検体採取後速やかに弱アルカリ性(pH 7.0～7.4）とするか，遠心分離で菌を沈殿させ，PBSに懸濁後培地に接種する．培養は30℃で行い，数日毎に新鮮な培地に植え継ぐことで，検出率は高まる場合もある．培養は3カ月間行う．レプトスピラは明視野顕微鏡では観察できず，暗視野顕微鏡下で，ひも状らせん型の回転運動をする菌体が観察される．

（ii）血清診断法：血清診断法には，レプトスピラ属特異的な診断法と，血清型（血清群）特異的な診断法がある．前者には，ラテックス凝集法，マイクロカプセル凝集法，Dipstick法やELISA法などのキットがある．しかしながら，これらの方法では感染血清型までは特定することができず，確定診断にはペア血清を用いた顕微鏡下凝集試験（MAT）による血清型特異的抗体の検出が必要となる．MATは，使用するレプトスピラの発育状態，反応条件などにより結果にばらつきが生じるため，検鏡による判定に習熟を要する．ペア血清で4倍以上の抗体価の上昇が認められた場合を陽性と判定する．

（iii）PCR：レプトスピラの分離，特異的抗体の検出には少なくとも1週間以上は必要なことから，最近は，早期診断のためにPCR法が用いられるようになった．血液や髄液，尿，房水からPCRにより，レプトスピラDNAの検出が行われている．我々の研究室では，PCRによるレプトスピラの鞭毛遺伝子（*flaB*）の血液からの検出系を確立している[16]．

3）鑑　別　鑑別すべき疾患は，チフスなどの不明熱を呈する細菌感染に加え，インフルエンザ，HIV感染症，デング熱などのウイルス感染がある．その他，脳炎，ポリオ，伝染性単核球症，リケッチア症，ブルセラ症，マラリア，ウイルス性肝炎，肺炎，エーリキア，ツラレミア，梅毒，黄熱などがある．

最近，肺出血をともなうレプトスピラ症が中南米の流行地で増加しているが，この場合はハンタウイルス肺症候群（HPS）との鑑別が重要になる．同じハンタウイルスで腎障害をともなう腎症候性出血熱（HFRS）との鑑別も，流行地では重要である．

さらに最近，アフリカへの旅行者が，ウイルス性の出血熱に似た症状を引き起こすレプトスピラ症に感染した事例が報告されている．この場合は，デング，ラッサ，コンゴークリミア，リフトバレー，エボラ，マールブルグなどのウイルス感染症も考慮に入れる必要がある．

c. 合　併　症

妊婦へのレプトスピラ感染による流産や死産の報告がある．また母乳を通じて母親から子供に感染したと推定される事例もある．まれな合併症としては，脳卒中，横紋筋融解，血栓性血小板減少性紫斑病，急性胆嚢炎，結節性紅斑，大動脈狭窄，川崎病，反応性関節炎，精巣上体炎，神経麻痺，生殖機能不全，ギラン-バレー症候群，モヤモヤ病などがある．

d. 治　　療

レプトスピラは多くの抗菌薬に対して感受性である．国内では小林らの研究により，ストレプトマイシンがレプトスピラに対して殺滅作用が強く，特に早期使用によって著効を示すとされている．通常1日1～2gずつ2～4日間投与すると，再発することなく治癒させうる．一方海外では，軽，中度のレプトスピラ症の場合には，1日2回ドキシサイクリン100mgを7日間服用することが勧められている．また重度の症状の場合は，ペニシリンによる治療が一般に行われる．ペニシリンGを6時間毎に1.5メガユニット静脈注射を7日間行う．他のスピロヘータ感染と同様に，レプトスピラ症の治療にペニシリンを用いた場合はJarisch-Herxheimer反応（抗生剤投与後に起こる，破壊された菌体成分によるとみられる発熱，低血圧を主症状とするショック）がみられることがあるので，静注投与をうけた患者の観察が必要である．通常，ヒト-ヒト感染はまれとされている．

e. 予　　後

重症型であるワイル病の死亡率は5～40％であり，治療開始時期が遅れるほど死亡率は高くなる．その他のレプトスピラ症の予後は一般に良好である．しかしながら，数は少ないものの長期間頭痛が持続する場合や，ブドウ膜炎による視覚障害の報告も存在する．

20.2 ワクチンの種類と性状

日本のレプトスピラ症ワクチンは，「ワイル病秋やみ混合ワクチン」と称し，ワイル病と秋やみの予防を目的に開発された[17]．本ワクチンは，表 20.4 に示す 4 血清型のレプトスピラを含む，4 価の不活化全菌体ワクチンである．現在はデンカ生研株式会社 1 社のみが製造を行っている．

表 20.4 ワイル病秋やみ混合ワクチンの構成

含有血清型	（菌株名）	1 ml 中の含有菌数
Copenhageni	（芝浦）	5.0 億個
Autumnalis	（秋やみ A）	2.5 億個
Hebdomadis	（秋やみ B）	2.5 億個
Australis	（秋やみ C）	2.5 億個

本剤は，不活化したレプトスピラ全菌体を含む白濁した液剤である．pH は，6.8 ～ 7.1，蛋白窒素含有量は 100 μg/ml 以下である．

本剤の製造方法の概要は次の通りである．各血清型のレプトスピラを，個別にコルトフ培地，またはこれと同等の適当な培地を用いて培養し，遠心してレプトスピラを集め，緩衝性生理食塩液で洗浄し再浮遊させる．不活化は 0.25 %ホルマリンで行い，遠心によりホルマリン除去後，再浮遊させる．このレプトスピラ浮遊液を原液とする．それぞれの原液を表 20.4 の通りの菌濃度に緩衝性生理食塩液で調製し，保存剤として 0.5 % (w/v) フェノールを加える（最終バルク）．その後 10 ml ずつ小分けする（小分製品）．原液，小分製品について，生物学的製剤基準に規定された試験を行う[18]．

本剤に関する WHO の基準あるいは勧告はない．本剤はわが国で開発され，基準もわが国に独特のものである．

20.3 接種方法と効果

a. 接 種 方 法

初回免疫は，通常 1.0 ml ずつを 7 日の間隔で 2 回皮下に注射する（小学生の場合は 0.5 ml/回）．追加免疫には，通常 1.0 ml を 1 回皮下に注射する．

b. 効　　果

レプトスピラに対する免疫は液性免疫であり，レプトスピラ症に対するワクチンの予防効果は病原体の発見直後から明らかとなっている．ワクチンの野外試験の成績のいくつかを表 20.5 に示す．また，この表にある試験のワクチン接種回数は 2 回であるが，1 回では効果が弱い，あるいはないことが明らかとなっている．このことからも，現行の初回免疫で接種を 2 回行うということは重要である．

表 20.5　レプトスピラ症ワクチンの野外試験結果

試験年 実験者	試験地	ワクチンの血清型	ワクチン 接種者数	 非接種者数	発症者数 接種者	 非接種者	前年度 発症者数
1955 Bebudieri[19]	イタリア	**Icterohaemorrhagiae** **Bataviae**	5,010	5,040	2	158	
1960 北岡ほか[20]	茨城	ワイル病秋やみ混 合ワクチン	2,099	648	0	4	63
	宮城		12,410	357,415	0	178	627
1974 ～ 1978 陳ほか[21]	四川省雲嶺	**Lai** **Autumnalis** **Hebdomadis**	21,946	6,231	0	8	23.7/10,000
	四川省安谷		41,223	7,416	7	22	120.6/10,000

表 20.6　沖縄県伊是名島におけるワクチン接種前後の患者数

血清型	ワクチン接種前 （1973 ～ 1976）	ワクチン接種後（1977 ～ 1983） **Pyrogenes** 単価ワクチン	 3 価ワクチン
Pyrogenes	85	0	0
Autumnalis	27	7	0
Hebdomadis	4	1	0

表 20.7　ワクチン接種にともなう副反応

副反応の種類	第 1 回接種後 熊野	 一本松	 佐久	第 2 回接種後 熊野	 一本松	 佐久
全身反応						
発熱	1.0 %	4.0 %	0 %	7.8 %	1.3 %	0 %
頭痛	3.9	5.9	1.4	13.0	5.0	5.9
倦怠感	3.9	9.0	8.5	3.9	7.6	8.8
局所反応						
発赤	18.6	73.3	30.9	27.4	83.5	55.9
腫脹	2.9	57.4	38.0	11.8	46.8	48.5
痛み	9.1	5.9	0.0	17.8	1.3	0.0
かゆみ	3.9	11.9	18.3	9.8	34.2	41.2

またレプトスピラに対する免疫は，ほとんどが血清型特異的であり，このことはワクチン接種を行ってもそのワクチンに含まれていない血清型に対しては防御効果がないことを意味している．実際，流行地の血清型とあわない血清型からなるワクチンを導入して効果が得られなかった例がある[22]．ワクチンの導入に際しては，その地域の流行血清型の把握が非常に重要となってくる．しかしながら，病原性レプトスピラには現在 230 以上もの血清型が存在し，すべての血清型のワクチンを製造し，ヒトに接種することは不可能である．そこで，血清型を越えてすべてのレプトスピラに共通の抗原を探索し，ワクチンとして利用することが今後の大きな課題となっている[23, 24]．

20.4 免疫の持続性

本ワクチンは，免疫を保持するために，少なくとも5年に1回追加接種を勧めている．福村による沖縄県伊是名島での野外試験の結果では，単価ワクチン（**Pyrogenes**），また多価ワクチン（3価；**Pyrogenes, Autumnalis, Hebdomadis**）ともに，接種後少なくとも6年間はワクチンに含まれる血清型に対しては防御効果が顕著にみられた（表20.6）[10]．また，ワクチンの効果の指標として抗体価測定法があるが，秋山らによるワクチン接種後の抗体価測定の結果でも，5年に1回の追加免疫で効果を維持できることを支持している[9]．

20.5 副 反 応

本ワクチンの副反応に関しては，赤真らにより，三重県熊野市，愛媛県一本松町，長野県佐久市の3カ所での観察結果が報告されている[25, 26]．表20.7に3カ所の結果の抜粋を示した．全身反応では症状別に特定の傾向はみられないが，発赤や腫脹のようなアレルギーと関係のある反応は，2回目接種後の方がいくぶん多かった．しかしながら，これらの副反応は，いずれも積極的な問診やアンケート調査などが行われなければわからない程度のもので，特別の対策を必要とする副反応は皆無であった．

ワクチンのためのレプトスピラの培養はコルトフ培地が使われているが，これにはウサギの血清が含まれており，この血清による副作用を指摘する声もある．そこで化学合成培地を用いたワクチンの製造を行い，その副反応を調査する研究も行われたが，血清添加培地との差はみられなかった[26]．

20.6 禁 忌

本剤に特有の禁忌はない．一般禁忌としての指示を守って接種する．

［小泉信夫・渡邉治雄］

文 献

1) Faine S, *et al*：*Leptospira* and Leptospirosis 2nd ed, MediSci, Melbourne, 1999
2) Reisberg BE, *et al*：Outbreak of leptospirosis among white-water rafters — Costa Rica, 1996. *MMWR* **46**：577-579, 1997
3) CDC：Outbreak of acute febrile illness among athletes participating in triathlons — Illinois and Wisconsin, 1998. *MMWR* **47**：585-588, 1998
4) CDC：Update：leptospirosis and unexplained acute febrile illness among athletes participating in triathlons — Illinois and Wisconsin, 1998. *MMWR* **47**：673-676, 1998
5) CDC：Outbreak of acute febrile illness among participants in EcoChallenge Sabah 2000 Malaysia, 2000. *MMWR* **49**：816-817, 2000
6) CDC：Update：outbreak of acute febrile illness among athletes participating in Eco-Challenge-Sabah 2000 — Borneo, Malaysia, 2000. *MMWR* **50**：21-24, 2001
7) 青木智宏ほか：自然災害時のレプトスピラ症—鳥取西部地震による井戸水汚染が原因と考えられるレプトスピラ症の1例．病原微生物検出情報 **22**：165，2001

8) 坂本光男ほか：マレーシア・ボルネオ島で感染したレプトスピラ症の1例．感染症学雑誌 **75**：1057－1061，2001
9) 秋山和夫ほか：宮城県におけるワイル病，宮城県保管環境センター，1983
10) 福村圭介：沖縄県のレプトスピラ症の疫学的調査．山口医学 **33**：257－268，1984.
11) 平良勝也ほか：1999年夏季に八重山地域で多発したレプトスピラ症．沖縄県獣医師会年報 **24**：41－45，2000
12) Plank R, Dean D：Overview of epidemiology, microbiology, and pathogenesis of *Leptospira* spp. in human. *Microbes Infect* **2**：1265－1276, 2000
13) Levett PN：Leptospirosis. *Clin Microbiol Rev* **14**：296－326, 2001
14) Zaki SR, *et al*：Leptospirosis associated with outbreak of acute febrile illness and pulmonary haemorrhage, Nicaragua, 1995. *Lancet* **347**：535－536, 1996
15) Trevejo RT, *et al*：Epidemic leptospirosis associated with pulmonary hemorrhage — Nicaragua, 1995. *J Infect Dis* **178**：1457－1463, 1998
16) 小泉信夫ほか：PCRにより早期診断が行えたレプトスピラ病の1例．感染症学雑誌 **77**：627－630, 2003
17) 北岡正見，井上裕正：ワイル病ワクチン及びワイル病秋疫混合ワクチンの基準．日本醫事新報 **1478**：2845－2847，1952
18) 生物製剤協会：ワイル病秋やみ混合ワクチン．In：生物学的製剤基準，pp182－185，細菌製剤協会，1993
19) Babudieri B：Vaccine against Leptospirosis. In：Proceedings of 5th International Meetings of Biological Standardization, pp313－336, Weizman Science Press of Israel, Jerusalem, 1959
20) 北岡正見：ワイル病ワクチンおよびワイル病秋疫混合ワクチン．In：日本のワクチン（国立予防衛生研究所学友会編），pp208－223，丸善，1967
21) 陳廷祚：中国のレプトスピラワクチンの発展と現状及びワクチン製造技術について．日本細菌学雑誌 **40**：755－762，1985
22) Phillip NA, Tennent RB：Leptospirosis：a report from one practice on the use of a leptospiral vaccine for a period of three years. *New Zealand Med J* **65**（suppl.）：13－19, 1966
23) Haake DA, *et al*：Leptospiral outer membrane proteins OmpL1 and LipL41 exhibit synergistic immunoprotection. *Infect Immun* **67**：6572－6582, 1999
24) Matsuo K, *et al*：Control of immunologically crossreactive leptospiral infection by administration of lipopolysaccharide from nonpathogenic strain *Leptospira biflexa*. *Microbiol Immunol* **44**：887－890, 2000
25) 野村新爾ほか：三重県熊野地方に発生したワイル病の概要と予防接種について．メディア・サークル **140**：16－25，1971
26) 赤真清人ほか：レプトスピラ症ワクチンの改良に関する研究．厚生省特別研究報告書（昭和53年度），1979
27) 回帰熱，レプトスピラ等の希少輸入細菌感染症の実態調査および迅速診断法の確立に関する研究．厚生労働科学研究研究費補助金．新興・再興感染症事業，平成12～14年度総合研究報告書
28) 中村正治：我が国におけるレプトスピラ病の現状．化学療法の領域 **17**：2154－2159，2001.
29) 増澤俊幸：げっ歯類を起源とする人畜共通感染症「レプトスピラ病」．日本獣医師雑誌 **55**：324－330，2002.

謝　辞：稿を終えるにあたり，貴重な資料と情報を頂いた以下の先生方に深謝いたします．森守（国立感染症研究所名誉所員），小林譲（愛媛大学名誉教授），中村正治（沖縄県衛生環境研究所），川端寛樹（国立感染症研究所）（敬称略，順不同）．

21

コレラワクチン

21.1 病　　態

コレラは激しい水様性の下痢を主徴とする細菌性の感染症で，水あるいは食品を介して摂取された菌が小腸上皮で定着増殖し，菌の産生するコレラ毒素（cholera toxin；CT）が上皮細胞に作用して下痢を惹起する．ヒトのみを宿主とし，世界中で毎年 500 ～ 700 万人が感染し，およそ 12 万人の死者が発生していると推定されている．

原因菌 *Vibrio cholerae* は *Vibrionaceae* に属するグラム陰性の桿菌で，菌体抗原であるリポ多糖（LPS）の構造に起因する抗原性の違いにより O1 から O206（未発表）の血清群に分けられている．このうち，コレラ様の下痢を示すものは CT を産生するものだけであり，また，“コレラ菌”として認められているものは O1 および O139 の 2 つの血清群のみである．さらに血清群 O1 には小川，稲葉，彦島の 3 つの血清型が存在する（今日では彦島型が分離される例はない）．血清群 O1 は生物型も古典型（またはアジア型）とエルトール型の 2 種類存在しているが，血清群 O139 には古典型に相当するものはない．

コレラ菌の産生する CT はまったく同一の 5 分子の B サブユニットと 1 分子の A サブユニットからなっており，5 分子がリングを形成している B サブユニットが上皮細胞側のレセプターである GM_1 ガングリオシドに結合し，B ペンタマーの中心を通って A サブユニットが小腸上皮細胞内に注入される．A サブユニットは，細胞内のアデニル酸シクラーゼ（adenylate cyclase）を ADP リボシル化して抑制型の G 蛋白質の結合を阻害し，アデニル酸シクラーゼを常に活性化することで，cAMP の産生量を増加させる．結果として，塩素イオンや重炭酸イオンの分泌が起こり，細胞内のイオンバランスの崩壊により大量の水分やミネラルが分泌される．

1996 年，Wolder らにより，CT 遺伝子（*ctx*）がファージ（CTXΦ）によって運ばれることがわかり，*ctx* をもたないコレラ菌に CTXΦ を感染させることにより，CT 産生菌を試験管内で作成することに成功しており，自然界でも *ctx* のやり取りが行われている可能性が示唆された[1]．

a. 疫　　学

紀元前 400 年頃から存在したといわれるコレラは元来インドで流行していた病気で

あるが，1817年に始まった第1次世界流行（パンデミー）以来，1961年より今日まで続いている第7次パンデミーへと180年以上にわたって世界を席巻している（表21.1）．第5次パンデミー時において初めてRobert Kochによりコレラ菌が分離された．第1次から第6次まではすべてインドのベンガル地方から始まる古典型（アジア型）コレラ菌によるものであったと考えられる．しかし，現在でも流行し続けている第7次パンデミーは，古典型にはない強い溶血性をもったエルトール（El Tor）型コレラ菌による流行である．インドネシアのセレベス島に端を発し，アジア，アフリカ，ヨーロッパ，北米へと広がり，初発から30年を経た1991年には，1895年の流行（第5次パンデミー）を最後にコレラの流行が100年近くなかった南米にまで広がった．インドではエルトール型侵入後，1年にも満たないうちに古典型の発生に取って代わった．南米のコレラは今日でもまだ続いており，アフリカの新たな流行やアジア地域での流行の繰り返しなど完全に世界を制覇する大流行となっている．さらに，古典型，エルトール型ともに病原体は*Vibrio cholerae*で血清群はO1のみであったが，1992年にインドのベンガル地域でO1血清型によるコレラとまったく同様の症状を引き起こす*Vibrio cholerae*血清群O139 “Bengal” が出現した[2]．インドでは一時期それまでのO1型菌がまったく検出されず，O139型菌に取って代わったかにみえたが，現在では両菌ともに検出されている．

世界的にみればコレラの発生はここ数年減少傾向ではあるが，依然としてアジア，アフリカを中心として起こっている（図21.1，21.2）．2000年にWHOに報告のあった（未報告の国あり）コレラの発生数は，56カ国で事例数137,071例，死者4,908例であった[3]．

一方わが国でも，第1次パンデミーから侵入をうけ，文政5年（1822）に九州，中国，四国，近畿地方で流行があったと記録されている．第3次パンデミーでは，「安政の虎狼痢（ころり）」（安政5年（1858））として，死者十数万人を数えたという．

現在はまだ第7次パンデミーの最中であるが，国内の発生数は過去30年間でみて

表21.1　コレラのパンデミー（世界流行）

第1次	1817～1824	インド，中国，東南アジア 文政5年（1822）秋，九州，中国，四国，近畿で流行
第2次	1829～1837	1831年から欧州に拡大
第3次	1840～1860	安政5年（1858）夏，長崎，江戸で大流行
第4次	1863～1875	アジア，アフリカ，欧米
第5次	1881～1896	Robert Kochがカルカッタでコレラ菌を分離（1884）
第6次	1898～1923	ロシアで大流行 シナイ半島El Tor検疫所でエルトール型菌を発見（1905）．しかしコレラ原因菌ではなかった
第7次	1961～	エルトール型コレラ菌の大流行 南米で大流行（1991） 新型菌O139 “Bengal” 出現（1992）

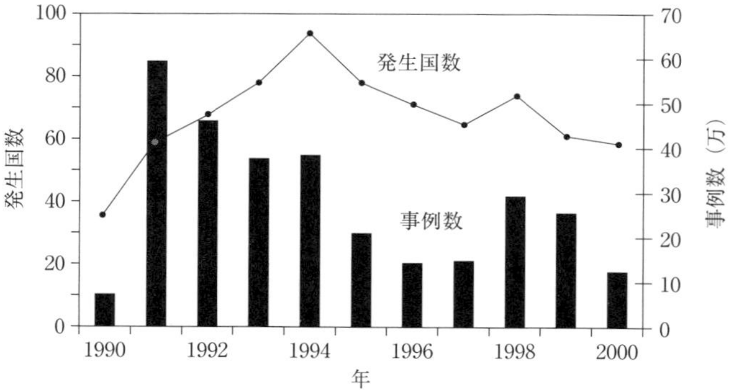

図 21.1　コレラ発生報告国・地域数，事例数（1990 ～ 2000 年）(http://www.who.int/wer/pdf/2001/wer7361.pdf)

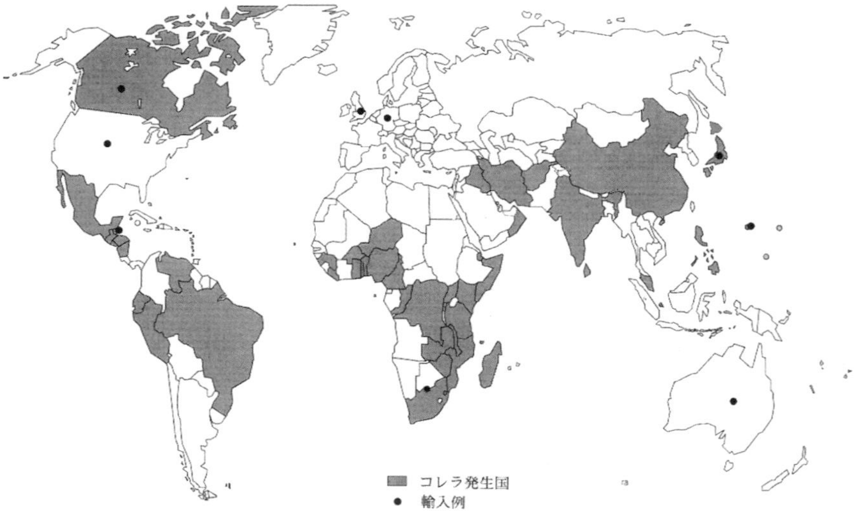

図 21.2　コレラ発生報告国・地域（2000 年）(http://www.who.int/wer/pdf/2001/wer7361.pdf)

も，年間多くて 100 例ほどであり，しかもそのほとんどが海外渡航者による輸入例である（図 21.3）．1995 年春，バリ島帰国者から多数のコレラ患者が発生し，近年にない発生数をみた．このような同一地域帰国者に多数の発生がみられることは，海外旅行が安価で手軽にできるようになり，団体で衛生環境の完備されていない地域を訪れ，国内と同じ感覚で行動するのが原因と考えられる．

一方，1997 年には海外渡航歴のないコレラ患者の発生率が 35.6 %にも達した．いずれも散発例で一般の食中毒同様夏場に多発し，その多くは高齢者であった．海外例からの二次感染や食品由来などの原因が考えられたが，特定はできなかった．しかし

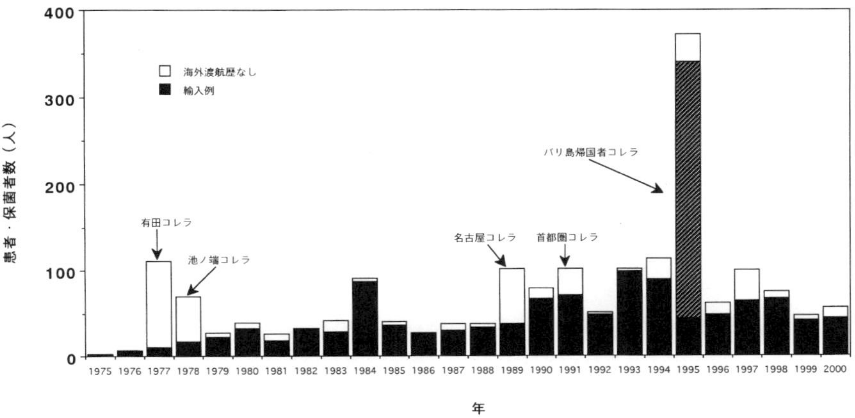

図 21.3　わが国におけるコレラ発生事例

ながら，原因菌を遺伝学的手法（主にパルスフィールド・ゲル電気泳動）によって解析したところ，そのほとんどが1995年にバリ島で流行したタイプと同一のパターンを示していた[4)].

b. 臨 床 経 過

数時間から5日，通常1日前後の潜伏期で，水様性の下痢を主症状とする．典型的な場合は，褐色の水様便に始まり，やがて“米のとぎ汁”様（rice water stool）の白色ないし灰白色の水様便となり，1日数リットルから数十リットルに及ぶこともある．嘔吐をともなうとさらに大量の水分を失うことになる．そのため半日から1日のうちに著しい脱水症状となり，“コレラ顔貌”（目がくぼみ，鼻，頬骨が張り，無表情）や“洗濯婦の手（washwoman's hand）”，“skin tenting”（腹の皮をつまみ上げてももとに戻らない）などがみられるようになる．通常，発熱や腹痛はみられない．

一方，最近のコレラは軽症化傾向にあり，1リットル以下の水様便や軟便で経過することが多い．

c. 合　併　症

典型的症状の場合には，脱水症状にともなってチアノーゼ，体重の減少，頻脈，血圧の低下，皮膚の乾燥や弾力性の消失，無尿，虚脱，低カリウム血症による腓腹筋（時には大腿筋）の痙攣がみられることもある．幼児の場合には，成人にはみられない腹部膨満が著明である．

d. 治　　療

脱水に対する水分と電解質の補給が重要であり，経口輸液（oral rehydration solution；ORS）としてGES（glucose-electrolytes-solution；水1Lに対し，食塩3.5 g，塩化カリウム1.5 g，ブドウ糖20 g，重炭酸ナトリウム2.5 gを溶解させたもの）を通常下痢便相当の量を投与する．重度の脱水や嘔吐が激しく経口輸液をうけつけない場合は，静脈からブドウ糖加乳糖リンゲル液を点滴注入する．ただし，点滴注入の場合はカリウムイオンの濃度が低いので，嘔吐がみられなくなったら速やかに経口輸液に切り替える．

重症の場合は抗生物質を投与する．抗生物質の投与は，症状の軽減と経過の短縮，排菌期間の短縮に効果がある．第1選択薬としてはニューキノロン系薬剤を常用量，3日間用いる．テトラサイクリンやドキシサイクリンも有効であるが，これらに耐性の場合はエリスロマイシンやST合剤などを使用する．服薬中止後48時間以上経過した後に24時間以上の間隔を置いた2回の検便で陰性の場合，治癒とみなされる．

e. 予　　後

経口摂取されたコレラ菌は，通常は胃酸によって大部分が死滅し，発症しないか軽症になることが多いが，胃切除や胃酸欠乏症などの人は発症しやすく，かつ重症になることも多い．乳幼児や高齢者も発症しやすい．また，汚染飲料水を摂取した場合は，胃酸が一時的に希釈されるため発症しやすくなる．無症状病原体保有者（健康保菌者）として経過する場合も多い．脱水症状の治療に成功すれば，後遺症を残すことなく完治する．

21.2 ワクチンの種類と性状

大きく分けて，皮下に死菌体などを投与する非経口ワクチンと，経口的に死菌体あるいは遺伝子組換えの生菌を飲ませる経口ワクチンがある．

a. 非経口ワクチン

コレラ流行にともなって古くからワクチンによる流行の拡大抑制が試みられてきた．1884年にFerranによる最初のコレラワクチンの記録があるが，これはKochによってコレラ菌が発見される以前のもので，培養液を接種したものとなっているが，他の菌が混ざっていたと考えられ，しかも不活化されていないものであった[5]．1896年にKolleによって全菌体加熱死菌ワクチンが開発され[6]，このタイプのワクチンが大規模に使用されたのは1902年わが国においてであった[7]．

コレラ菌の主要病原因子であるCTをグルタルアルデヒドで不活化したコレラトキソイドも開発され，野外実験が行われたが，全年齢層に対して平均7～40％ほどの効果しかなく，3カ月後には防御効果は0％になっていた[8]．

表在抗原のLPSを用いたものでも効果が検討されており，小川型で43％と比較的高い効果が認められたが，10歳以上でないと効果がないことと，免疫持続期間が短いことが欠点であった[9]．

現在国内で使用されているワクチンは，Kolleのタイプのワクチンである．古典型の稲葉菌（NIH35A3）と小川菌（NIH41）をホルマリンで処理したものを1 ml当り各40億個ずつ含むものである．アメリカFDA（Food and Drug Administration）が承認しているものや，今日世界で使用されている非経口のコレラワクチンの内容は同様のものである．

b. 経口ワクチン[9)]

経口ワクチンも古くは1893年に既に試みられている．1920年頃に行われた死菌を乾燥錠剤として投与する野外実験でも82％の高い効果を示していたが，非経口ワクチンとの差は認められなかった．また，当時は胆汁とともに投与されたため吐き気や急性の下痢などの副作用が認められた．その後コレラの大きな流行もなかったことと相まって進展しなかったものと考えられている．

1960年代の第7次世界流行時に再びワクチンの開発が開始され，経口ワクチンの検討が行われた．経口ワクチンとしてCTトキソイドや菌体成分ワクチンが検討されたが，十分な効果は得られなかった．

［死菌ワクチン］ 経口全菌体死菌ワクチンは，コレラ菌を1回当り10^{10}～10^{11}個含む重曹-クエン酸緩衝液（胃酸を中和する目的）として経口的に投与するものである（WCV）．

この死菌ワクチンにさらに免疫原性を高めるとされるCTのBサブユニットを添加したものがある（WCV-BS）．CTのBサブユニットは今日では遺伝子組換えによって生成されたもの（rBS）を使用している．Bサブユニットを添加した方が防御効果は高いものの，Bサブユニットの精製技術を必要とする．したがって，設備や技術のない地域では死菌のみでの検討も行われている．また，このワクチンは妊娠中や授乳児をもつ女性にも使用可能である．

WCV-rBS株は野外実験での成績も古典型，エルトール型，稲葉株，小川株のいずれにも良好で，現在市販されている死菌ワクチンはこのタイプである．しかし，わが国では製造も販売もされていない．

［生菌ワクチン］ 遺伝子組換え技術の進歩により，野生株の病原性に関係する遺伝子を不活化し弱毒化したワクチン株を開発することが可能になった．以下に開発の歴史を追ってみた．

最初に開発された株はJBK70株で，エルトール小川株N16961の*ctxAB*を両方とも不活化したものである．しかし，この株は投与菌量を増やすと軽度の下痢を起こした．

次にCVD101株が開発された．この株は，古典型小川395株由来で，*ctxAB*の活性サブユニットAをコードしている領域だけを不活化させたものである．しかし，これもJBK70株同様下痢を起こした．

その後CVD104とCVD105株が作成された．それらはエルトール株由来のJBK70株の溶血毒と，古典型由来のCVD101株の新たに見つかった溶血毒をそれぞれ不活化した株である．しかし，それらも投与後に下痢を起こさせてしまった．

さらに古典型小川395株の*ctxA*遺伝子を欠失させたO395-N1株やO395-N1株からTCP（toxin co-regulated pili）遺伝子を欠失させたTCP2株が作成されたが，別の副作用が出たり，腸管内での定着が悪かったりしたため追加試験は行われなかった．

CVD103株は古典型稲葉569B株から*ctxA*だけを不活化したものである．これは上記6種類よりも副作用が少なく，防御効果も優れていた．

CVD103株をさらに改良してCVD103-HgR株が作成された．CVD103株の溶血毒の遺伝子をコードしているところにHg^{2+}の耐性遺伝子を導入したものである．野生株のコレラ菌にはHg^{2+}の耐性遺伝子が存在しないことから，ワクチン株と容易に見分けがつく利点がある．このワクチンはHIV感染者においても有効であることが示されている．

CVD103-HgR株のコレラ非流行地での野外実験の成績は，古典型，エルトール型，稲葉株，小川株のいずれにも防御効果が良好であり，また現在市販されている生菌ワクチンである．しかし，わが国では製造も販売もされていない．

c. *V. cholerae* O139 ワクチン

これまでに血清群O139に対する有効なワクチンは実用化されていない．また，非経口，経口にかかわらず血清群O1に対する上記いずれのワクチンも血清群O139に対しては無効である．

このほかの開発中の経口弱毒生菌ワクチンには，*ctxA* と *recA* を不活化させ，運動性がなくなったPeru-15株など実用間近のものや，O139に対するワクチンがある．CTがCTXΦによって再導入されてCT産生性の野生株に戻る危険性をなくすため，ファージ挿入部位を欠失させ，より安全性を高めることも試みられている．

21.3 接種方法と効果

a. 非経口死菌ワクチン

13歳以上あるいは成人では初回に0.5 m*l*，2回目に1.0 m*l*を5～7日間の間隔をあけて皮下接種する．それより年少の場合，7～12歳では初回0.35 m*l*，2回目に0.7 m*l*を，4～6歳では初回0.25 m*l*，2回目に0.5 m*l*を，4歳未満には初回0.1 m*l*，2回目に0.25 m*l*をそれぞれ皮下接種する．有効期間は初回接種の6日後から6カ月で，有効期間内に追加接種（初回接種と同量）をうければさらに6カ月間が有効となる．効果は2回目接種後6日目からで，野外実験の結果からおよそ30～50％となっている．アメリカでは10歳以上に対して初回0.2 m*l*を皮内に，7～30日の間隔を置いて2回目に0.5 m*l*を皮下に接種する．有効期間が6カ月であるため，追加接種が必要なときは0.5 m*l*を筋内に接種する．

b. 経口死菌ワクチン（WCV-rBS）[10]

古典型，エルトール型それぞれの稲葉株，古典型の小川株を含む10^{11}の死菌と1 mgのCT-Bサブユニットを1回として，胃酸中和のための重曹-クエン酸緩衝液で150 m*l*にしたものを空腹時に服用する．服用2時間前と1時間後は飲食しない．これを7～42日間の間隔で2回服用する．2～6歳の場合は半量の75 m*l*を1回とする．追加免疫が必要な場合は成人では2年後に，2～6歳では6カ月後に服用する．効果は2回目服用後7日目からで，野外実験の成績では6カ月後で85％，12カ月後で62％，36カ月後で50％の防御効果があった．しかし，2～5歳では36カ月後に

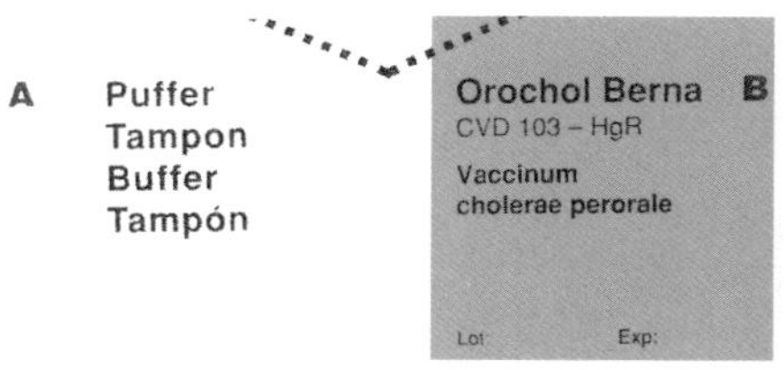

図 21.4　経口生菌コレラワクチン CVD103-HgR のパッケージ

緩衝液粉末のパックと凍結乾燥菌体のパックが別々になっており，100 m*l* の水にまず緩衝液粉末を溶解させ，次いで菌体粉末を溶かす．でき上がったワクチン溶液をそのまま経口投与する．塩素消毒された水を使用した場合でも，緩衝液中のアスコルビン酸で残留塩素が不活化されるため，生菌数は維持される．

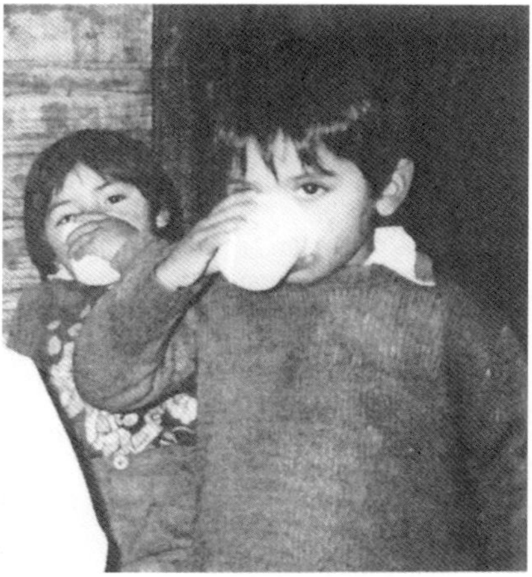

図 21.5　チリでの野外実験で経口生菌コレラワクチン CVD103-HgR を飲む子供たち

は 26 %にまで低下していた．

一方，このワクチンは毒素原性大腸菌に対しても防御効果が認められている．毒素原性大腸菌の産生する易熱性毒素（heat-lebile toxin；LT）は CT とはおよそ 76 %の相同性がある．野外実験から得られた防御効果は 3 カ月後で 67 %，12 カ月後で 21 %であった．

c. 経口生ワクチン（CVD103-HgR）

CVD103-HgR は古典型稲葉株 569B を遺伝学的に改変したもので（前節の［生菌ワクチン］参照），菌体の凍結乾燥末（5×10^8 cfu）と緩衝液粉末に分かれて包装されている（図 21.4）[11]．菌体末の方には甘味料としてアスパルテーム（アスパルチルフェニルアラニンメチルエステル）を使用しているため，フェニルケトン尿症患者には使用してはいけない．両粉末を冷水またはぬるま湯（体温以上にしてはいけない）100 m*l* に溶かし，1 回服用する（図 21.5）[11]．追加服用についての検討はされていないが，6 カ月ごとの服用が推奨されている．効果は服用後 8 日目からで，野外実験の成績では 62 ～ 100 %，6 カ月後で 60 %の防御効果があった[10]．

CVD103-HgR 以外にも経口生ワクチン候補は開発はされている．その中の 1 つである Peru-15 株はエルトール稲葉株の *ctxA* 不活化株で，さらに *recA* と運動性を不活化してあり，臨床試験では高い防御効果が認められているが，まだ野外実験は行われていない．

21.4　免疫の持続性

どのワクチンも，小腸上皮という限局された場所での感染防御に対する免疫反応を惹起させるには，小腸上皮での分泌型の抗体の力価を上昇させなければいけない．しかしながら，野外実験でも腸管分泌型の抗体価の測定は行われていないので，腸管粘膜免疫の正確な値は不明である．免疫後に野生株を投与して，コレラ症状が起こらなくなるかで防御効果およびその持続性が判定されている．それによれば，非経口ワクチンの持続期間は免疫後長くて6カ月であり，経口死菌ワクチンでは2年くらい持続する例もあるが，流行地域など接触機会の多い地域の場合においては，長期に持続させるために6カ月毎に追加免疫することが推奨されている．経口弱毒生菌ワクチンもほぼ同様と考えられ，6カ月毎の追加免疫が推奨されている[10]．特に年少の子供の場合は持続性が短いので，6カ月を目安に追加免疫をするのが妥当であると考えられる．

21.5 副　反　応

1）非経口ワクチン　全菌体を接種するため接種局所での発赤，腫脹や発熱，不快感や頭痛がみられるが，通常2，3日で消失する．

2）経口死菌ワクチン　溶解緩衝液の影響と考えられる軽度の腹部不快がある．

3）経口弱毒生菌ワクチン　軽度の吐き気，腹痛，軟便を認めることがある．

21.6 禁　　忌

コレラワクチンに対する特別な禁忌はない．しかし以下の点に注意が必要である．

1）非経口ワクチン　黄熱病ワクチン接種後3週間以内は，コレラワクチンを接種しても十分な免疫効果が得られない．

2）経口生菌ワクチン　甘味料としてアスパルテームを使用している場合は，フェニルケトン尿症患者に使用してはいけない．

抗マラリア薬であるクロロキンは免疫効果を低下させるので，コレラワクチン接種はクロロキン投与の少なくとも1週間前に行う．経口腸チフスワクチンカプセルの消化管通過に影響を与える可能性があるので，両ワクチンの投与には少なくとも8時間の間隔をあける．ワクチン接種後8日間は，できれば免疫力の低下した人との接触は避けた方がよい．

21.7 WHOの方針[12]

WHOが最近発表した方針文書では，非経口ワクチンはこれまで通り推奨しておらず，経口ワクチンのうち，死菌＋組換えBサブユニット（WCV-rBS）の2回投与または生菌CVD 103-HgRの1回投与を推奨している．

［荒川英二・渡邉治雄］

文　　献

1）Wolder MK, Mekalanos JJ：Lysogenic conversion by a filamentous phage encoding cholera toxin. *Science* **272**：1910－1914, 1996

2）Shimada T, Nair GB, Deb BC, Albert MJ, Sack RB, Takeda Y：Outbreak of *Vibrio cholerae* non－O1 in India and Bangladesh. *Lancet* **341**：1346－1347, 1993

3）WHO：Cholera, 2000. *Wkly Epidemiol Rec* **76**：233－240, 2001

4）Arakawa E, Murase T, Matsushita S, Shimada T, Yamai S, Ito T, Watanabe H：Pulsed－field gel electrophoresis－based molecular comparison of *Vibrio cholerae* O1 isolates from domestic and imported case of cholera in Japan. *J Clin Microbiol* **38**：424－426, 2000

5）Bornside GH：Jaime Ferran and preventive inoculation against cholera. *Bull Hist Med* **55**：516－532, 1981

6）Kolle W：Zur aktiven Immunisierung des Menschen gegen Cholera. *Zbl Bakt I Abt Orig* **19**：97－104, 1896

7）Murata N：Uber die Schutzimpfung gegen Cholera. *Zbl Bakt I Abt Orig* **35**：605－608, 1904

8）Curlin G, Levine MM, Aziz KMS, *et al*：Field trial of cholera toxoid. In：Proceedings of the 11th Joint Conference on Cholera, US－Japan Cooperative Medical Science Program, pp314－329, 1975

9）Levine MM, Pierce NF：Immunity and vaccine development. In：Cholera（ed by Barua D, Greenough WB Ⅲ）, pp285－327, Plenum, New York, 1992

10）Ryan ET, Calderwood SB：Special section：Travel medicine. *Clin Infec Dis* **31**：561－565, 2000

11）Levine MM, Tacket CO：Recombinant live cholera vaccine. In：*Vibrio cholerae* and Cholera：Molecular to global perspectives（ed by Wachsmuth IK, Blake PA, Olsvik O）, pp395－413, ASM Press, Washington, DC, 1994

12）WHO：Cholera vaccines. *Wkly Epidemiol Rec* **76**：117－124, 2001

22

ペストワクチン

22.1 ペスト疾患の定義および臨床的特徴[1〜3)]

感染症新法で第1類に分類されるペストは，腸内細菌科のエルシニア属の *Yersinia pestis* に起因する，きわめて死亡率の高い全身性の侵襲性感染症で，ノミやエアロゾルを介して伝播する．病型はその感染ルートや臨床症状によって腺ペスト，肺ペストおよび敗血症型ペストに分けられる．

a. 腺ペスト（人ペストの80〜90％を占める）

通例2〜6日の潜伏期の後，感染部位領域のリンパ節が腫脹し，40℃前後の突然の発熱．頭痛，悪寒，倦怠感，不快感，食欲不振，嘔吐，筋肉痛，疲労衰弱や精神混濁などの強い全身性の症状を発症する．さらに，鼠径部，腋窩，頸部のリンパ節に圧痛をともなうクルミ大もしくはアヒルの卵大の腫脹や出血性化膿性腫瘍が形成され，ペストに特異的な酩酊様顔貌（facies pestica）があらわれる．菌血症，エンドトキシンショック，DIC（皮膚のあちこちに出血斑や手，足，鼻の先に壊死や紫斑など）があらわれ，昏睡に至る．その後，2〜3日以内に全身に黒色の皮下出血斑ができ，死亡する（黒死病）．適切な治療が行われない場合の死亡率は40〜90％である．

b. 敗血症型ペスト（人ペストの10％を占める）

局所リンパ腺炎を起こさず，敗血症を主症状とするもので，通例2〜6日の潜伏期の後，40℃前後の突然の発熱，急激なショック症状や昏睡およびDICがあらわれ，通例発病後2〜3日以内に全身が黒色となり死亡する．無処置の死亡率は90％以上である．

c. 肺ペスト（人ペストの約2％を占める）

腺ペスト末期や敗血症型ペストの経過中に肺に菌が侵入して肺炎を続発し，肺胞が壊れて痰に菌を排出するようになると，エアロゾルを介して人から人へと伝播する肺ペストが発症する．潜伏期間は通例1〜3日であるが，最短12〜15時間という報告例もある．強烈な頭痛，嘔吐，40℃前後の突然の発熱，急激な呼吸困難，鮮紅色の泡立った血痰をともなう重篤な肺炎像（胸部X線で肺浸潤陰影）を示し，発病後12〜24時間（発病後5時間という例も記載されている）で死亡する．無処置の死亡率は100％である．

22.2　疫　　学

a. 世界の状況[4～7)]

Yersinia pestis（ペスト菌）は驚くべきことに1,500～2万年前に，激しい症状も死亡事例もほとんどない*Yersinia pseudotuberculosis* serotype O：1bから，ゲノムの大規模な変動を経て，きわめて毒性の強い菌に進化したことが最近明らかになった[4)]．ペストはエジプト近辺を起源とし，中近東，地中海沿岸を経て4回の大流行を起こし，全世界にひろがって，20億人以上の尊い命を奪った恐ろしい感染症である．

しかし，1894年に北里柴三郎やYersinがペストの原因菌（ペスト菌）を発見し，1905年にはSimondがペストはノミの咬刺によって伝播することを明らかにしてから，ペストに対する防疫対策が飛躍的に進んだ．その上，当時は免疫学も大きく発展した時代であったため，開発されたワクチンや血清治療が医療に応用された結果，20世紀に入ってからペスト患者は急速に減った．その後，さらにペストに有効な抗生物質が次々と発見され，治療薬として使われるようになってからは，もうペストは早期に治療さえすればかつてのような恐ろしい病気ではなくなった．かつて全世界にひろがったペストは現在は風土病となり，撲滅不可能な森林原野①アフリカ；特に南東部の森林原野，②アジア中南東部；特に雲南・蒙古地方，ヒマラヤ山脈周辺，③北米南西部；特にロッキー山脈周辺,④南米北西部；特にアンデス山脈周辺などにのみ残り，ここで生息する齧歯類の間で流行を繰り返している．

しかし，昨今事情が変わり，森林原野のペスト常在地域も開拓が進み，それにともない人居住区域も増加した．その結果，人とネズミの接触が増え，WHOの報告（図22.1）によると1991年を機に人ペストは増加の一途をたどり，1997年には患者5,419（死者274）が発生した[6)]．特に，アフリカ大陸で患者の顕著な増加がみられた．図22.2に1970～1998年の患者発生国24カ国と危険なペスト常在地域を示した．

b. 日本の状況[7)]

1899年にペストが輸入された後27年間に大小の流行が起こり，ペスト患者2,905人（死者2,420）が発生した．しかし，北里柴三郎の指導の下で日本政府のとったペスト防御対策（特に水際作戦，ペストネズミの撲滅作戦）が功を奏し，ペストが撲滅不可能な山野に生息する齧歯類に伝播するのを阻止することができた．1926年（大正15）以降，人ペストが発生していないことから，ペストは根絶されたと考えられている．

しかし，最近，オウム真理教やアメリカの炭疽事件が起き，さらに，国あるいは国際テロ組織でも細菌兵器を使う可能性があるという情報がある．ペスト菌は炭疽菌，天然痘の次にバイオテロに使用される可能性が高い菌として考えられている．厚生労働省は2001年10月11日以来，バイオテロへの警戒を強め，危機管理対策のマニュアル化や危機を想定した対応策の予行訓練を地方自治体とともに行っている．

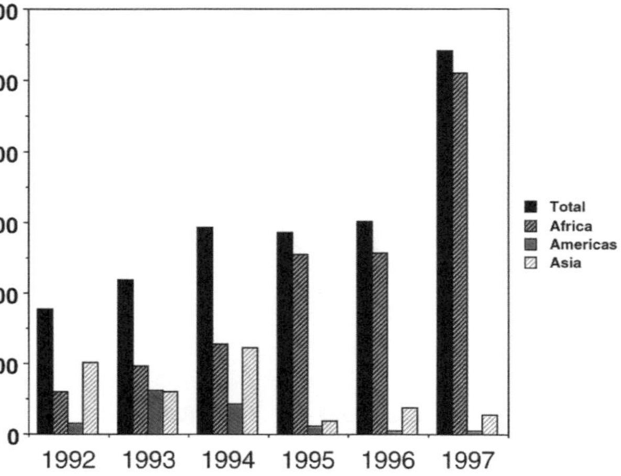

図 22.1　世界におけるペスト患者の推移

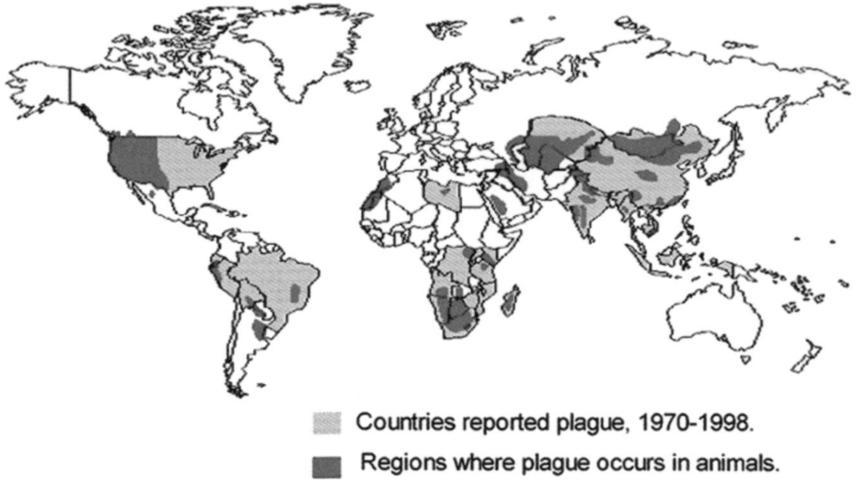

図 22.2　世界におけるペストの分布（CDC plague Home page. up dated 09－22－2001）

22.3　ワクチンの種類およびその特徴（効果，免疫の持続性，副反応など）

現在，人間への使用を認可されているペストワクチンには，ホルマリン不活化全菌体ワクチンと弱毒生菌ワクチンの 2 種類がある[1～3]．いずれのワクチンも，腺ペストによる死亡率をある程度低下させるが，肺ペストにはほとんど効果がない[8～10]．またワクチン投与により免疫を獲得するまでに2～3回の投与が必要で，その免疫持続期間も6カ月以内と非常に短いため，免疫を持続させるためには6カ月毎に追加免疫を行わなければならない[1～3]．したがって，ワクチン投与による集団防衛や流行の制御は期待できないと考えるべきである．

一般的に，ホルマリン不活化全菌体ワクチンと弱毒生菌ワクチンに対する評価は，ホルマリン不活化全菌体ワクチンの方が弱毒生菌ワクチンより効力が高く，副反応も少ないと考えられている[1～3, 8～10]．

いずれにしろ，現行のワクチンは劇的な効果はなく，副作用が強いことから，WHO，CDC と同様，厚生労働省でも，ワクチン接種は，特例としてペスト流行地（ペスト focus またはその周辺を含む）に長期に赴任する医療従事者，希望する旅行者，野外作業をする海外協力隊員や自衛隊員，ならびにペスト菌を扱う研究者など，常に濃厚なペスト菌に暴露される可能性が高い人に対して奨励している[1～3]．

a. ホルマリン不活化全菌体ワクチン

ホルマリン不活化全菌体ワクチンは，アメリカ，日本，西欧，オーストラリア，カナダなどで認可されている．日本のペストワクチンは，厚生労働省の依頼で国立感染症研究所が製造し，検疫所で入手可能である．日本のペストワクチンはアメリカの Greer 社のワクチンと比べると，菌の濃度が 1/10（前者が約 2×10^8 /m*l* に対して後者は 1.8 ～ 2.2 × 10^9 /m*l*）で，ワクチン株はいずれも強毒菌（日本；Yreka，Greer 社：195/p で LD_{50} 値が 10 未満）を使用するが，ほぼ同じ製法でつくられている[11]．また，オーストラリアの Commonwealth Serum Laboratories のペストワクチンも Greer 社のワクチンと類似したワクチンである[12]．

1）日本のワクチンの製造方法　日本で使用されているペストワクチンの製造方法は，製造されたワクチンの品質が常に一定に保たれるため製造基準や製造マニュアルが詳細に決められている．製造用株は一定の品質で保たれるために seed lot 方式を採用している．強毒 Yreka 株を，Fraction 1（主な protective antigen）の産生量を多くする E-agar 培地で増菌後，集菌し，ホルマリンを用いて殺菌ならびに毒素の不活化を行う．さらに，緩衝性の生理食塩水を用いて希釈し，ワクチンの最終濃度は菌（約 2×10^8/m*l*），ホルマリン（0.02％ w/v），石炭酸（0.5％ w/v）に調整する．さらに，この製造ワクチンに対して，マウスを用いた力価試験，異常毒性否定試験，無菌試験，化学試験の国家検定を行い，ペストワクチンの製造基準を満たした場合は合格品として一般に使用できる．

2）ワクチンの接種方法

（ⅰ）日本の接種法：2回注射法と3回注射法がある．急ぐ場合は2回注射法で行うが，3回注射法の方が副作用の軽減のために望ましい．

2回注射法：第1回目は 1.0 m*l* を，その後7から8日目に 2.0 m*l* を皮下に注射する．

3回注射法：第1回目は 0.5 m*l* を，その後4日目と7日目にそれぞれ 1.0，1.5 m*l*

を皮下に注射する．追加免疫は，いずれの場合も初回免疫の 12 カ月以内に 1 回 0.5 ml を皮下に注射する．

なお，これらの用量は強健な成人の用量を示したものであるから，年齢，体質に応じて用量を適量にする．年齢による減量の基準は 11 ～ 15 歳ならびに 51 歳以上の人は前期用量の 7/10，6 ～ 10 歳の人はこの 5/10，6 カ月～ 5 歳の人はこの 3/10 以下にする．

（ⅱ）アメリカの接種法：Greer 社のワクチンは 18 ～ 61 歳に対して 3 回注射法を推奨している．1 回目は 1.0 ml を，2 回目は 0.2 ml を 1 ～ 3 カ月後に，3 回目は 0.2 ml をその 5 ～ 6 カ月後に筋肉内に注射する．追加免疫は原則的には 1 ～ 2 年間隔で 0.2 ml 接種するが，危険な環境に曝されている人で PHA titer が 128 より低い人は 0.2 ml を 6 カ月の間に 3 回まで投与できる．

3）ワクチンの副反応および禁忌

（ⅰ）副反応：日本のワクチンは Greer 社のワクチンに比べて菌量/ml が約 1/10 になっているので，マウス，モルモットに対する臨床症状や体重減少度が軽減されている[14]．注射後全身症状としては，主に悪寒，発熱，頭痛，全身倦怠，食欲減退，時にはめまい，嘔吐，下痢，腹痛，腰痛，関節痛，発疹があらわれる場合がある．同時に，注射局所には発赤，腫脹，疼痛，または局所リンパ腺の腫脹，疼痛があらわれることがあるが，化膿することはない．これらの全身および局所症状は通常いずれも一過性で，1 ～ 2 日後には衰退する．

（ⅱ）禁忌：ワクチンの成分（牛肉プロテイン，大豆，カゼイン，フェノール，ホルマリンなど）によりアレルギーを呈する恐れがある人や，ワクチンを接種後，強い局所反応や全身症状が出た場合は再度の注射は行うべきではない．

b. 弱毒生菌ワクチン

現在認可されている弱毒生菌ワクチンは，強毒ペスト菌から毒力因子のひとつである鉄吸着能（pgm）を欠損させた株（EV76）をワクチン株として，1908 年から人への使用を認可されている．このワクチンは特に，旧ソ連邦や旧フランス植民地（パスツール研究所で力を入れていたため）で使用されていた．このワクチンは動物実験では腺ペストにも肺ペストにも効力が認められたが，人を対象とした野外実験では防御効果が疑われている[9, 10]．1908 年に Strong によってマニラで，1934 年に Otten によってマダガスカルで，1967 ～ 1969 年にはパスツール研究所の Liem と Lullien によって 1,000 万人以上のベトナム人を対象として大がかりな野外実験が行われたが，いずれもペスト患者を減らす有効な防御対策にはならなかった．その上，このワクチンは副作用が死菌ワクチンより強いことがわかったため，今では，WHO，CDC やほとんどの国で，このワクチンの使用に対して疑問を投げかけている[8～10]．しかし，いまだにソ連，中国，モンゴルではこの EV 株の生ワクチンが使用されている．

1）接種方法　凍結乾燥した EV 株（5.8×10^6 の生菌数）を 1 回だけ皮下に注射する．具体的な接種方法については国によって違うらしいが，不明である．

2）品質管理　ほとんど不明である．

c. 新たなるワクチン開発への試み

ホルマリン不活化全菌体ワクチンも弱毒生菌ワクチンも肺ペストにはまったく効果がなく，副作用も強い．また，多剤耐性ペスト菌がマダガスカルで検出されたり，いつバイオテロが起こらないとも限らない世界の現状では，腺ペストのみならず肺ペストにも効力をもち，かつ副作用の少ない新たなペストワクチンの開発の必要性が高まっている．しかし，新たなワクチンの開発は行われているが，まだ現状は，認可されるようなワクチンまで開発が進んでいない．開発の壁になっているのは，人道上の問題からワクチンの効果を人で確かめるのは難しいからである．

その中で注目されているのは，イギリスの応用微生物研究センターのWilliamson, E.D.のグループとアメリカのFort DetrickのFriedlander, A.M.のグループが開発途中のワクチンである．

1）Williamson, E.D.グループのワクチン　このワクチンは，ペスト菌のprotective antigenであるFraction 1とV antigenをベースとしたサブユニットワクチンである[13～15]．彼らは，Fraction 1のモノマー（15.5kD）とV antigenのサブユニット（37kD）を2：1に混ぜたワクチンを作製した．このワクチンをマウスに免疫後，マウスの皮下，ならびにエアロゾルにて菌を感染させた場合，それぞれ10^6MLD，10^4MLDの防御効果が示された．これらの2つのprotective antigenは単独でも防御効果をもつが，2つを合わせると相乗効果によってさらに強く免疫が誘導され，マウスモデルにおいて，腺ペストだけでなく，肺ペストにも強い防御効果が示された．さらに，マイクロカプセルやコレラトキシンサブユニットBがIgAの局所粘膜免疫を効果的に誘導するのに着目して，マイクロカプセル（poly-L-lactide）に封入されたサブユニットワクチン（Fraction 1とV antigenを抗原とする），コレラトキシンサブユニットBを添加したワクチンの開発を試みた．マウスを用いた動物実験で，マイクロカプセルの大きさにより防御効果に差が出ることや，コレラトキシンサブユニットBの添加により防御効果が増大することを，鼻腔内や気管内への投与で明らかにした．この結果をもとにして，現在，人間への実用化に向けて臨床実験を行っている[14～15]．

2）Friedlander, A.M.らのワクチン[16]　このワクチンも，ペスト菌のprotective antigenであるFraction 1（17kDa）とV antigen（36kDa）をベースとし，それにアルムニウムをアジュバントとして加えたサブユニットワクチンである．Williamsonのワクチンと同様，これらの2つのprotective antigenは単独でも防御効果をもつが，2つを合わせると相乗効果によってさらに強く免疫が誘導され，マウスモデルにおいて，腺ペストだけでなく，肺ペストにも強い防御効果が示されたので，人間への実用化に向けて開発の促進をすべきであると彼らは提案している．

22.4 治療・予防

a. 治　　療

ペストの治療には抗菌薬が非常に良く効くため．早く治療さえすればもう昔のように怖い病気ではない．予後は良好で，後遺症はほとんど残らない．肺ペストの場合は，病気の進行がきわめて速いので，特に抗生剤の早期の投与が必須である．

日本でペストの治療薬として保険が適用されているのはストレプトマイシンとスパルフロキサシンだけである．ストレプトマイシンは副作用があるので過度の投与はさけた方がよい．

(1) アミノ配糖体：ストレプトマイシン，ゲンタマイシンはすべてのペストに最も効果がある．

(2) テトラサイクリン系：テトラサイクリン，ドキシサイクリンは腺ペストおよび肺ペストの治療にアミノ配糖体と適宜に併用して使用する．

(3) クロラムフェニコール：ペストによる髄膜炎，胸膜炎，内眼球炎などの治療に用いる．腺ペストまたは敗血症型ペストの治療にはアミノ配糖体と適宜に併用して使用する．

(4) ニューキノロン系：レボフロキサシン，スパルフロキサシンがストレプトマイシンより優れているので（動物実験結果より），副作用（腎障害，耳力障害）の強いアミノグリコシド系よりペストの治療に期待がもてる．

b. 予　　防

抗生剤の予防投与　患者と直接接触した場合や肺ペスト患者に接近した場合など発病する可能性の高い人や，流行地への旅行者などのように短期間ペストの暴露をうける可能性がある人に対して，予防のためにテトラサイクリン，ドキシサイクリン，ST 合剤の予防投与を勧めている．

最　後　に

ペストの治療・予防には，抗菌薬が非常に良く効くため，ワクチンの使用は，ペスト菌に持続的に暴露される可能性のある人にだけ推奨されている．しかし，多剤耐性ペスト菌がマダカスカルで検出されてから，危険な菌だけに耐性菌の疫学調査が強化され，さらなる耐性菌の出現，伝播を警戒している．また今，いつ国や国際的テロ組織によるバイオテロが起こらないとも限らない世界の状況下でもあるため，世界的に危機管理体制が強化されている．いや，オウム真理教の炭疽菌事件にみられるように，分子遺伝学に関する知識や技術が一般に普及した結果，専門家でなくても菌や作製マニュアルさえ入手できれば簡単に想像もしない人がバイオテロを起こすことが可能な時代でもある．今後は，大量にペスト患者が発生した場合に対処できるワクチン，特に肺ペストにも効力をもつ，持続的，かつ強力な局所粘膜免疫が誘導できる，副作用の少ないペストワクチンを国際レベルで強力して開発されることが望まれる

［塚野尋子・渡邉治雄］

文　　献

1）Centrals for Disease Control and Prevention（CDC）：Prevention of plague. *MMWR* **45**（RR－14）1－11, 1996
2）World Health Organization（WHO）：Plague Manual：Epidemiology, distribution and cotrol, pp1－87, 1999
3）厚生省保健医療局エイズ結核感染症課および国立感染症研究所：ペストに対する検査体制などに関する研修会（資料），1995
4）Parkhill J, Wren BW, Thomson NR, *et al*：Genome sequence of *Yersinia pestis*, the causative agent of plague. *Nature* **413**：523－527, 2001
5）Hecker, JFC.：The Epidemics of the Middle Ages, London, 1844
6）WHO Weekly Epidemiolog. Rec., No.41, 1999
7）春日忠善：日本のペスト流行史．科学 **24**：687－700，1977
8）Jefferson T, Demicheli V, Pratt M：Vaccines for preventing plague. Cochrane Database System Review, CD000976, 2000
9）Meyer, KF：Effectiveness of live or killed plague vaccines in man. *Bulletin World Health Organization* **43**：653－666, 1970
10）Thomas B：Plague and other Yersinia Infections. In：Current Topics in Infectious Disease（Series Editors：William B, Greenough III, Thomas C. Merigan）, pp1－213, Plenum Press, New York, 1983
11）Plague vaccine, USP. Physician's Desk Reference
12）Russell P, Eley SM, Hibbs SE, Manchee RJ, Stagg AJ, Titball RW：A comparison of plague vaccine, USP and EV76 vaccine induced protection against *Yersinia pestis* in a murine model. *Vaccine* **13**：1551－1556, 1995
13）Titball RW and Williamson ED：*Yersinia pestis*（plague）vaccines. *Expect Opin Biol Ther* **4**：965－973, 2004
14）Williamson ED：Plague vaccine reseach and development. *J Appl Microbiol* **91**：606－608, 2001
15）Alpar HO, Eyles JE, Williamson ED, Somavarapu S：Intranasal vaccination against plague, tetanus and diphtheria. *Adv Drug Deliv Rev* **51**：173－201, 2001
16）Heath DG, Anderson GW Jr, Mauro JM, Welkos SL, Andrews GP, Adamovicz J, Friedlander AM：Protection against experimental bubonic and pneumonic plague by a recombinal capsular F1－V antigen fusion protein vaccine. *Vaccine* **16**：1131－1137, 1998

23

ヘモフィルスインフルエンザｂ型菌ワクチン

インフルエンザ桿菌タイプｂ（*Haemophilus influenzae* type b：Hib）のワクチンは1980年代より欧米では使用され，その有効性は高く評価されている．しかし，わが国ではワクチンの導入が遅れ，日常の臨床の中でHibによる髄膜炎はしばしば経験することから，正確な罹患率をグループ・スタディで出し，実態を正確に把握し，わが国への導入を積極的に行うための努力をしている．

23.1　概念・定義

インフルエンザ桿菌はヒトの上気道に常在するグラム陰性桿菌で，1890年Pfeifferにより患者の鼻咽頭から分離された．その後Margaret PittmanはHibを莢膜の有無により分類し，莢膜のあるグループでは莢膜多糖体の血清学的特異性によってa, b, c, d, e, fの6つの血清型に分け，莢膜のないものはnon typableとして区別した．特にtype bはpoly ribosylribitol phosphate（PRP）多糖体が主成分の莢膜多糖を産生するため，組織侵襲性（invasive）が強い．5歳以下の乳幼児の化膿性髄膜炎や敗血症の95％はtype bである．また，中耳炎や副鼻腔炎の患者の咽頭から原因菌としてnon typableがよく分離される[1]．インフルエンザ菌に対しては感受性の良い薬剤は多いが，βラクタマーを産生し，ABPCなどの抗生剤に対する耐性菌も出てきている．また最近，BLNAR（耐性インフルエンザ菌）の分離率が上昇している．BLNARは菌分裂時の隔壁合成酵素（PBP3）の遺伝子が変異した耐性菌である．この特徴はペニシリン系よりもセファム系薬の抗菌力が著しく低下している[2, 3]．

23.2　臨　床　症　状

インフルエンザ菌の感染は以下の特徴をもっている．大多数は無症状感染または上気道の感染である．最も普通にみられるのは中耳炎，副鼻腔炎，気管支炎などの粘膜の感染である．主にnon typable菌の感染であるが，耳管の逆流，異物の存在，気管支粘膜のタバコによる障害，ウイルスの先行感染，免疫不全状態などのときには重篤化する．重要な侵襲性感染はHibによる感染で，咽頭から血液中，全身へ感染が拡大する．最も重篤な型は化膿性髄膜炎で，侵襲性Hib感染の約半数を占める．早期診断がつき，有効な抗生物質の投与がされても化膿性髄膜炎の5％は死亡する．生存者の15～30％は聴覚障害，言語発達不全または遅延，知能障害，学習障害，運動神経障害および痙攣などの神経学的障害を残すことになる．発展途上国では，Hibやnon typableの感染は下気道炎を起こす重要な起炎菌となっている．Hib肺炎には菌血症，膿胸あるいは心外膜炎を合併する．Hibワクチンは Hibによる感染症のみを防御できるわけで Hib以外の菌種には効果はない．

23.3　診断と治療

診断の基本は髄液，肋膜腔液，痰，血液などからの菌分離とグラム染色である．検体の採取は早期に的確に採取し，好気培養にはインフルエンザ菌の特別な培地である赤血球中に含まれるX因子，V因子を含むチョコレート寒天培地が必要である．また，急速抗原把握，染色技術，蛍光抗体法は菌の検出の参考になり，特に先に抗生物質が使われている症例や菌が培養される前の診断には重要である[1]．

治療であるが，小児のHibによる化膿性髄膜炎には，脳脊髄関門を通過し，Hibに効果的な濃度が得られることが必要である．現在では第1選択はセフォタキシムまたはセフトリアキソンで，培養結果がはっきりすれば耐性菌が各国でみられているアンピシリン，クロラムフェニコール，ST合剤，リファンピシン，第2世代セファロスポリンなどが使用可能である．通常量の少なくとも倍量が必要なこともある[3]．

またHib髄膜炎に対しては，炎症をおさえ聴覚障害を少なくするために，0.6 mg/kg/日のデキサメサゾンを6時間間隔で4日間投与するのが一般的である．

23.4　Hib感染症の頻度

米国やカナダでは，Hib菌はHibワクチンが導入されるまでは侵襲性バクテリア感染症の主原因で，推定年間10,000～20,000人のHib髄膜炎と他の重症型疾患が毎年発生し，5歳未満の小児の3％が死亡し，25％が重症の神経合併症を起こした．Hib

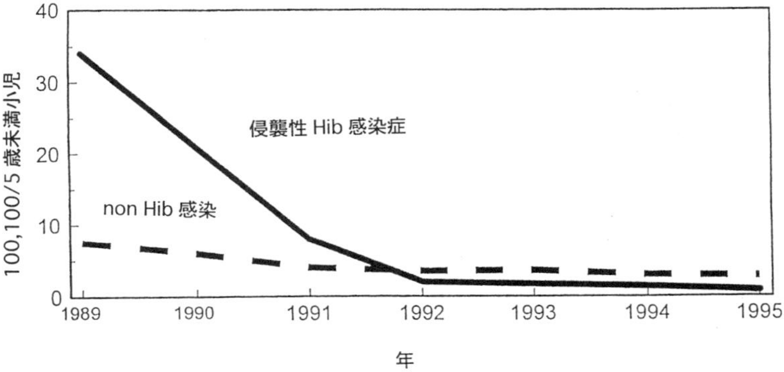

図23.1　5歳未満小児のHib感染症の推移（米国）

conjugate ワクチンの米国，カナダへの導入は，最初は 18 カ月以上から接種が始まり，後に乳幼児への接種となり，Hib 感染症は急激に減少した[4]．1995 年には予防接種開始前の 95 %以下に減少した[5]（図 23.1）．

一方，わが国の流行状況について調査するため，我々は「インフルエンザ菌性髄膜炎疫学調査研究会」を組織し，Hib 感染が小児にどのような影響を与えているかを調査した[6, 7]．レトロスペクティブ調査の対象病院は入院ベッドをもつ小児科標榜施設 3,990（回答数 1,649 施設）である．これらの病院で，1994 年の 1 年間にみられた 16 歳以下の細菌性髄膜炎の患者数を調査した（図 23.2）．この結果から，インフルエンザ菌はわが国の小児の細菌性髄膜炎において重要な起炎菌であることが示唆された．さらにプロスペクティブ調査を Hib 菌の確実な同定を目指して行い，表 23.1 の結果を得た．

これらの調査結果から推測すると，わが国では 5 歳未満人口 10 万人当り Hib 菌性

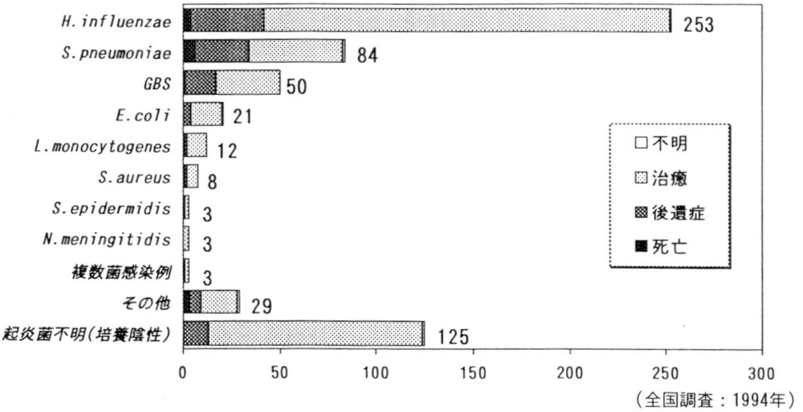

図 23.2　細菌性髄膜炎の起炎菌別転帰と症例数（合計 591 症例）

表 23.1　小児における小児インフルエンザ菌髄膜炎の罹患率

	罹患率 （対 5 歳未満人口 10 万人）
プロスペクティブ調査 第 I 期 1996 年 2 月～ 1997 年 1 月 6 都道府県	8.6 人
プロスペクティブ調査 第 II 期 1997 年 2 月～ 1998 年 6 月 6 都道府県	8.9 人

・年間患者数＝約 600 人
・患者の約 30 %が予後不良

髄膜炎は8.8例程度発症していると考えられる．この発症頻度を日本の5歳未満の人口にあてはめてみると，年間600人程度が発症していることになる．

23.5　Hibワクチンの開発と効果[1)]

米国ではHib菌は小児の重要疾患の病原菌であるとの認識が高く，1980年頃からワクチンの開発が進められた．インフルエンザ菌の感染防御にかかわる抗原は先にも示したごとく莢膜多糖体（PRP）で，最初これを分離精製してワクチン開発が試みられた．強力な免疫を得るためにPRP（ハプテン）をキャリア蛋白と結合させ結合型ワクチンを製造した．キャリアとしてはジフテリアトキソイド（D），破傷風トキソイド（T），髄膜炎菌の膜蛋白（OMP）などが使われてきた．

23.6　結合型インフルエンザ菌ワクチン

a.　PRP－diphtheria toxid conjugate（PRP－D）vaccine

PRP－DワクチンはSehneerson，Robbinsらにより開発されたが，18カ月未満児では免疫抗原性が発揮できないため，PRPのキャリア蛋白を結合させてT細胞依存性としたHib結合体ワクチンにConnaught Laboratorisで改善され，1987年に認可を得た．アジュバントや抗生剤の添加はない．チメロサールは保存剤として使用されている．ワクチンは0.5 *ml*を筋注する．

b.　Hemophilus b oligosaccharide conjugate（HbOC）vaccine

HbOCワクチンはロチェスター大学のPortaer Andersonによって開発され，Praxis Laboratoriesにより製造され認可をうけた．現在Ayerst－Wyeth－Lederle社により市販されている．このワクチンが他の結合型ワクチンと違う点は，約20のPRPの繰り返しからなる短い多糖類をスペーサーなしにキャリアのCRM197に結合させている点にある．CRM197（cross reacting material）は無毒性のジフテリア菌変異株の毒素である．水溶性になっており，アジュバントも抗生剤も添加されていない．単味のワクチンとDTPと結合型ワクチンがある．チメロサールは添加されており，1回接種量は0.5 *ml*で筋注である．

表23.2　Hibワクチンの種類と接種年齢

ワクチン	製品名	接種年齢（月）
PRP－D	Pro－HIBiT	15～59
HbOC	HibTITER	2, 4, 6, 12～15
PRP－OMP	PedvaxHIB	2, 4, 12～15
PRP－T	ActHIB	2, 4, 6, 12～15
HbOC－DTP	TETRAMUNE	2, 4, 6, 15～18
DTaP－PRP－T	TriHIBit	15～18
PRP－OMP－Hep B	Comvax	2, 4, 12～18

c. PRP－outer membrane protein conjugate（PRP－OMP）vaccine

このワクチンはMerck Sharp & Dohmeにより開発され，PRPを血清グループb *Neisseria meningitis* 菌の外膜に結合させたものである．このワクチンは他のワクチンに比し年齢差による免疫誘導能にあまり差がないのが特徴である．ワクチンは凍結乾燥させてあり，アルミニウムアジュバントの入った液で注射直前に溶解する．チメロサールは添加されている．1回0.5 m*l* を筋注する．

d. PRP－tetanus toxoid conjugate（PRP－T）vaccine

PRP－Tワクチンは最初のPRP蛋白結合ワクチンとして米国NIHのSchneersonらにより開発され，Pasteur Merieux Connaughtにより開発・製造されたHib結合体ワクチンで，キャリア蛋白として破傷風トキソイドを用いている．これは分子量の大きな多糖体ポリマーで構成されており，破傷風毒素と6つの炭素分子のスペーサーにより結合されている．本剤が最も新しく認可されたもので，フランスで1992年，米国で1993年に承認され，ActHIBの名称で世界90カ国で発売されている．ワクチンは凍結乾燥されているので，使用に際してはアジュバントも抗生剤も入っていない溶解液で溶かす．0.5 m*l* を筋注する．投与は2，4，6カ月と12～15カ月にブースター接種をする．1993年にFDAは，本ワクチンとDTPワクチンと接種時，同時接種を認可している．

23.7 結合型Hibワクチンの使用と効果

インフルエンザb型菌ワクチンの使用に関しては，米国のCDCより1985年より数度勧告として公表されている[8]．髄膜炎などの発症率は米国でも高くはないのでワクチンの効果判定は容易ではない．人口，地域などによりかなりの差がみられるが，図23.1に見られるように，米国では効果がみられたという有名な報告がある[4]．フィンランドでは結合型インフルエンザ菌を広範囲に接種した結果，1986年に人口10万人当り80人くらいあった髄膜炎が1991年には0に近くなったとの報告[9]もある．

23.8 Hibワクチンの今後

Hibワクチンは米国，欧州（主としてフランス，フィンランド）を中心に開発が進められ，生後2カ月からのルーチンの接種により髄膜炎の発症が著明に減少したことが報告されている．今後の検討課題としては以下のことがある．

(1) Hib発症率があまり高くないのでワクチンの有効性を調べるのは簡単ではない．数種類ある結合型Hibワクチンの比較成績はないが，わが国ではPRP－Tワクチンを海外データとのブリッジング試験として治験し，有効であるという最終結論が出ている．ワクチン効果の持続性などについての成績をみる限り採用される日は近いであろう．

(2) 外国で実施された臨床試験では，PRP－Tワクチンの有効性が111,000例で検討され，副反応は全般的に軽度，有効性の評価は3回接種後の被験者の90％が長期感染予防に必要な抗体価を獲得し，4種類のHib結合体ワクチンの中でも高い免疫原性を示している．また2回以上接種をうけた被験者では，Hib全身感染症は1例も発症せず，感染予防効果が証明されている．

(3) Hibワクチンは混合型ワクチンとして使用したい．現在はDTaP-Hib，Hib-Hep Bが発売されている．今後コンビネーションも含めて検討することになろう．

Hibワクチンの導入は世界の先進国と比較して完全に遅れをとったが，基礎データが少なかったことが原因であろう．また抗生物質の発達が考え方を変えさせた感じもあったが，Hib耐性菌，MRSA，VREなどの出現によって予防の重要性が再認識されている．子供たちをHib感染から救うためには絶対必要なワクチンである．

すでにわが国ではPRP-Tワクチンのブリッジングスタディによる治験が終了し，導入へ向けての申請中である．わが国の小児に投与した成績では，抗体の上昇もよく，副作用も少ないという結果が出ており，まもなく認可されることを期待している．

［神谷　齊］

文　献

1) Joel IW, Kenneth MZ：Haemophilus influenza vaccines. In：Vaccines 3rd ed (ed by Plotkin SA, Orenstein WA), pp183-221, WB Saunders, Philadelphia, 1998

2) 生方公子：小児の耐性菌動向と抗菌薬の使い方．医事新報 **4084**：10-12，2002

3) Ohkusa K, Nakamura A, Sawada K：Antibiotic resistance among recent clinical isolates of *Haemophilus influenzae* in Japanese children. *Diagnostic Microbiol Infect Dis* **36**：249-254, 2000

4) Jay DW：Epidemiology of *Haemophilus influenzae* type b disease and impact of *Haemophilus influenzae* type b conjugate vaccines in the United States and Canada. *Pediatr Infect Dis J* **17**：S132-136, 1998

5) Centers for Disease Control and Prevention：Progress toward elimination of *Haemophilus influenzae* type b disease among infants and children：United States, 1987-1995. *MMWR* **45**：901-906, 1996

6) Kamiya H, Uehara S, Kato T, *et al*：Childhood bacterial meangitising in Japan. *Pediatr Infect Dis J* **17**：183-185, 1998

7) 上原すゞこ，神谷　齊，富樫武弘ほか：わが国の小児インフルエンザ菌髄膜炎の疫学調査成績．日児誌 **102**：656-665，1998

8) Advisory Committee on Immunization Practices：Recommendation for use of Haemophilus b conjugate vaccines and a combined diphtheria, tetanus, pertussis and Haemophilus b conjugate vaccine：Recommendations of the Advisory Committee on Immunization Practices (ACIP). *MMWR* **42**：1-15, 1993

9) Peltola H, Kilpi T, Anttila M：Rapid disappearance of Haemophilus influenzae type b meningitis after routine childhood immunization with conjugates vaccine. *Lancet* **340**：592-594, 1993

24

狂犬病ワクチン

24.1 病　　態

a. 歴史的背景

日本では江戸時代中期以降狂犬病の流行がみられ，関東大震災後の 1924 ～ 1925 年には動物の狂犬病発生が年間 3,000 件を越え，ヒトの狂犬病も 100 例以上となった．その後イヌへのワクチン接種や放浪犬の処分などにより，狂犬病発生件数は下降線をたどり，1934 ～ 1943 年には年間発生件数が 15 件以下で推移していた．しかし，第 2 次世界大戦後の混乱期に再び狂犬病が増加し，1949 年にヒト狂犬病が 76 例報告され，1950 年には動物の狂犬病発生が 800 件を越えた．この年狂犬病予防法が制定され，イヌへの予防接種，放浪犬の処分が強力に進められた結果，1957 年以降ヒトの狂犬病も動物の狂犬病も，1970 年の輸入狂犬病 1 例を除いて，発生がみられなくなった[1]（図 24.1）．

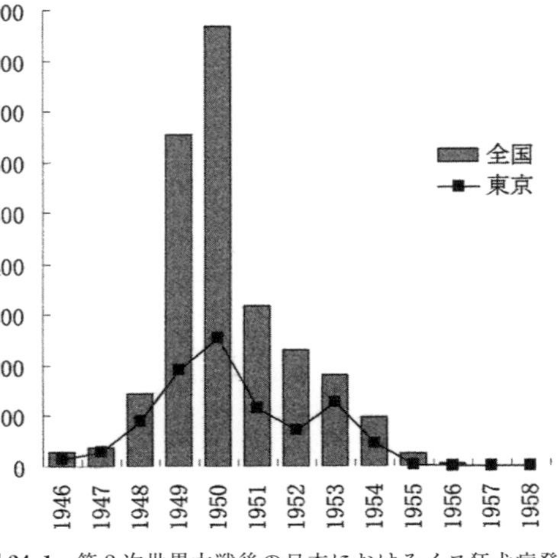

図 24.1　第 2 次世界大戦後の日本におけるイヌ狂犬病発生件数[1]

b. 特　　徴

狂犬病は狂犬病ウイルスの感染によって引き起こされる，代表的な人獣共通感染症であり，下記のような特徴を有する．①狂犬病ウイルスが致死的な脳炎を引き起こすため，発病すればほぼ100％死亡する（臨床的特徴），②侵入門戸付近で増殖した狂犬病ウイルスが神経を上行して中枢神経系に達して初めて症状が出るので，潜伏期が通常1～3カ月と長い（発病病理的特徴），③ほとんどすべての哺乳動物が罹患するが，地域によってウイルス保有宿主が異なり，狂犬病流行の型は都市型と森林型に区分できる（疫学的特徴），などである．

c. 臨床症状

通常，ヒトは狂犬病の動物に咬まれて狂犬病ウイルスに感染する．特殊な感染経路として，狂犬病死した動物の皮を剥いで感染した症例，コウモリが群生する洞窟内でエアロゾルを介して経気道感染した例，角膜移植によるヒトからヒトへの感染例なども報告されている[1]．

ヒト狂犬病の経過は，潜伏期，前駆期，急性神経症状期，昏睡期の4期に分けられる．

潜伏期は，15日程度から1年以上とばらつきが大きい．患者の約60％では潜伏期が1～3カ月であり，1年以上の潜伏期が7～8％の患者で記録されている．

前駆期は2～10日間で，発熱や食欲不振など非特異的症状に加えて，既に治癒した咬傷部位が再びチクチク痛んだり，咬傷周囲の知覚過敏，かゆみなどがあらわれる．知覚過敏や疼痛は求心性に範囲が広がり，咬傷をうけた上下肢の痙攣も起こる．

急性神経症状期は2～7日間続く．患者は間欠的に強い不安感に襲われ，精神的動揺を示すが，それ以外のときは意識清明で医療職員にも協力的である．患者の約半数に咽頭喉頭筋群の痙攣に起因する嚥下障害が起こる．この痙攣には強い痛みをともなうため，患者は発作の原因となる飲水をさけるようになる（恐水症）．また，喉頭の痙攣は顔面に冷たい風があたっても誘発されるため，患者は風をさける（恐風症）．さらに進行すると，高熱，幻覚，錯乱，麻痺，協同運動失調などがみられ，時には意味不明の叫びやイヌの遠吠えにも似た叫び声をあげることもある．やがて全身痙攣などがあらわれ，次いで昏睡に陥る[2]．

昏睡期に入ると，低血圧，不整脈，呼吸不全などが起こり，やがて呼吸停止，心停止して死亡する（狂躁型）．一方，恐水発作や恐風症を示さず，麻痺が主な症状となる狂犬病（麻痺型）も患者の20％程度あるとされている[2]．

狂犬病は，発病予防は可能であっても治癒させえない疾患である．発病してしまった狂犬病に対する特異的な治療法はなく，ほぼ100％死亡する．狂犬病死を免れる唯一の方法は，狂犬病危険動物に咬まれたあと，直ちに狂犬病暴露後発病予防をうけることである．

d. 狂犬病のウイルス学

病原体である狂犬病ウイルスは，直径75～80 nm，長さ180 nmの弾丸様の形を

表 24.1　狂犬病関連ウイルスの血清型

血清型	遺伝子型	原型ウイルス
血清型 1	1	狂犬病ウイルス
血清型 2	2	ラゴスコウモリウイルス
血清型 3	3	モコラウイルス
血清型 4	4	デュバンハーゲウイルス
血清型 5	5	ヨーロッパコウモリリッサウイルス 1
	6	ヨーロッパコウモリリッサウイルス 2
	7	オーストラリアコウモリリッサウイルス

しており，一本鎖 RNA ウイルスで，ラブドウイルス科，リッサウイルス属に分類される．狂犬病ウイルスは比較的不安定なウイルスであり，乾燥や熱で容易に不活化するが，唾液中では数時間安定である．狂犬病ウイルスは石鹸などの界面活性剤，有機溶媒，酸化剤などの化学物質によって，また酸（≦ pH3）やアルカリ（≧ pH11）によっても不活化される[3]．

狂犬病ウイルスは以前には血清学的に単一のウイルスと考えられていたが，血清学的に同一でないウイルスのあることが明らかになった．ヒトに狂犬病を起こすことが確認されているウイルスは 1 型のほかに 3 型，4 型，5 型があり，さらに分子生物学的にはヨーロッパのコウモリから分離されたリッサウイルスは 2 型に分類される (European bat lyssavirus 1 と EBL 2)[4, 5]．オーストラリアのコウモリからもリッサウイルスが分離されているが，分類上の位置は未確定である．

e．発 病 病 理

ヒトへの狂犬病ウイルスの侵入門戸は，通常狂犬病患獣による咬傷である．傷口から侵入した狂犬病ウイルスは傷口付近の筋肉細胞中で増殖し，増殖したウイルスは運動および知覚神経終末を通って末梢神経に侵入したのち，神経細胞軸索の細胞質の流れにのり，1 日に 8 ～ 20 mm の速度で移動して脊髄に達する．このとき，既に治癒している咬傷痕付近の疼痛，かゆみ，知覚異常などの症状が初めて出現する[3]．やがてウイルスは脊髄を上行して脳に達する．経気道感染や経口感染では狂犬病ウイルスは，傷があってもなくても，鼻粘膜あるいは口腔や舌の粘膜で増殖し，粘膜下の神経に侵入したのち，脳に達すると考えられている．脳で増殖したウイルスは神経線維を下行して全身に広がる．唾液腺に達した狂犬病ウイルスは小葉細胞中で増殖して唾液中に出る．脳では最初に辺縁系の神経細胞が侵されるため行動異常が出現する．次いでわずかな刺激で痙攣発作を起こす状態となり，さらに脳炎が進行すると麻痺が生じ，昏睡に陥り，やがて死亡する[3]．

f．疫　　学

世界の大部分の地域では今なお狂犬病が発生しているが，発生状況には地域差がある．ヨーロッパ諸国では，森林地帯のキツネなどの野生動物を中心に狂犬病の発生がみられる．北米でも，森林や草原に住むキツネ，オオカミ，スカンク，アライグマ，コウモリなどの野生動物の狂犬病がほとんどを占め（森林型流行），コウモリがヒトへの感染源として重視されている．

一方，アジア，アフリカおよび中南米では，主に都市部のイヌの間で狂犬病ウイルスが伝播されており，ヒトやネコは狂犬病のイヌに咬まれて狂犬病を発病している（都市型流行）．アジア地域で，狂犬病患者の95％はイヌに咬まれ発病している．アフリカではイヌのほかにジャッカルやマングースが狂犬病伝播動物として重要である．中南米では，吸血コウモリが狂犬病伝播動物として重視されている．

24.2　ワクチンの開発と改良

1885年フランスのPasteurは，狂犬病ウイルス弱毒株（固定毒）を感染させたウサギの脊髄を乾燥させたのち乳剤としたものをワクチンとして初めて人体に応用した．このワクチンは生ワクチンか不活化ワクチンか判然としないもので，ワクチン株による死亡例もあった．このため，1911年に動物脳で増殖させた弱毒株を石炭酸で完全に不活化したワクチン（センプル型ワクチン）がつくられ，広く用いられるようになった．このワクチンには神経組織成分が多量に含まれていたため，麻痺などの副反応が発現し，死亡する例もあった．神経系副反応の主原因であるワクチンのミエリン含量を減らすため，1955年に乳のみマウスワクチンが，1956年にはアヒル胎児ワクチンが開発されたが，やはりギラン-バレー症候群のような神経系の副反応が発生した．1958年に狂犬病ウイルスを培養細胞で増殖させることに成功したため，神経組織成分をまったく含まないワクチンの開発が可能となった．1970年代から組織培養狂犬病ワクチンの開発が進み，現在ヒト二倍体細胞，ニワトリ胚細胞，Vero細胞などを利用して製造したワクチンが多くの地域で使用されている．これら組織培養ワクチンによる神経系副反応はみられない．日本では1980年からニワトリ胚細胞ワクチンが市販されている．

24.3　現在使用されているワクチンの種類

a.　動物脳由来不活化ワクチン（センプル型ワクチン）

1911年にSempleが開発したワクチンで，感染させたヤギやヒツジの脳材料を石炭酸で完全に不活化したワクチンである（センプル型ワクチン）．このワクチンは広く世界各地で使用されたばかりか，今もなお一部の地域では使用されている．1940年に石炭酸の代わりに紫外線で不活化するワクチンが製造された[6]．

b.　乳のみマウス脳由来不活化ワクチン

1955年に乳のみマウスを用いた狂犬病ワクチンが製造された．現行の乳のみマウスワクチンはこれを改良したもので，弱毒狂犬病ウイルスCVS株を生後3～5日目の乳のみマウスの脳内に接種し，生後7～9日目にマウスを殺して脳を採取して乳剤とし，17.000 gで遠心する．上清中のウイルスをβプロピオラクトンで不活化したのち，石炭酸を0.1％，チメロサールを0.01％加えて作製された液状ワクチンで，1回量1 mlずつ分注されている．暴露後発病予防に際しては，狂犬病感染の危険が高い例には抗血清に加えてワクチンを連続11回（0日から10日）接種後，20日と30日に追加接種し，危険が高くない例ではワクチン連続7回（0日から6日）接種後，10日と20日に追加接種する．

c. アヒル胎児由来精製不活化ワクチン

スイスで製造されているアヒル胎児ワクチンは，米国で1950年代につくられたアヒル胎児ワクチンとは異なり，ワクチン株としてPitman－Moore株を用い，密度勾配遠心法により高度に精製されている．接種スケジュールは組織培養不活化狂犬病ワクチンと同様である[6]．

d. 組織培養濃縮不活化ワクチン

1）吸着型ワクチン（rabies vaccine adsorbed；RVA）　RVAは狂犬病標準攻撃ウイルス（CSV）を赤毛サル胎児肺二倍体細胞に順化させたKissling株を用いて製造されている． 増殖させたワクチン株ウイルスをβプロピオラクトンで不活化し，リン酸アルミニウムに吸着させて濃縮してある．RVAは凍結乾燥品ではなく液状である．1回量1.0 mlを筋肉注射する．皮内接種してはならない[7]．

2）ハムスター腎細胞不活化濃縮ワクチン　旧ソ連で開発された狂犬病ワクチンであるが，中国でも製造され，中国内で広く用いられた．初代ハムスター腎細胞に弱毒狂犬病ウイルス北京株を感染させ，増殖したウイルスをホルマリンで不活化したのち濃縮し，1回量をアンプルに封入した液状のワクチンである[6]．

e. 組織培養凍結乾燥不活化ワクチン

1）ヒト二倍体細胞ワクチン（human diploid cell vaccine；HDCV）　HDCVはヒト二倍体細胞MRC－5で弱毒狂犬病ウイルスPitman－Moore株を増殖させ，限外濾過によって濃縮したのち，βプロピオラクトンで不活化して製造されている．HDCVには，1回用バイアル中の凍結乾燥ワクチンを接種直前に添付されている溶解液で溶かして1.0 mlにしたのち筋肉注射する方法と，使い捨て注射器内に保存された凍結乾燥ワクチンを使用直前に溶解して最終容量を0.1 mlにしたのち皮内接種する[7]方法とがある．

2）精製Vero細胞ワクチン（purified Vero cell rabies vaccine；PVRV）　Vero細胞でPitman－Moore株を増殖させ，βプロピオラクトンで不活化したのち，ゾーン遠心法（zonal centrifugation）で精製して製造されている．1バイアルに凍結乾燥された1回投与量のPVRVが入っている．これを添付された溶解液で投与直前に溶かして最終量0.5 mlにしたのち筋肉注射または皮下注射する[7]．溶解したPVRVの0.1 mlを皮内に接種する方法もある[8]．

3）精製ニワトリ胚細胞ワクチン（purified chick embryo cell vaccine；PCEC）　PCECは，初代培養ニワトリ線維芽細胞で増殖させた狂犬病固定毒ウイルスFlury LEP株をβプロピオラクトンで不活化し，さらにゾーン遠心法で精製して製造している．バイアル中の凍結乾燥された1回投与量のPCECを添付の溶解液で投与直前に溶かして最終量1.0 mlにしたのち筋肉注射する[6]．

4）日本製精製ニワトリ胚細胞ワクチン（PCEC－K） 化学及血清療法研究所（化血研）が製造している唯一の国産人体用狂犬病ワクチン．製法は上記PCECと同じであるが，ワクチン株ウイルスとしてFlury LEPよりも弱毒化が進んだFlury HEP株を用いている．バイアル中の凍結乾燥されたPCEC－Kを添付された溶解液で投与直前に溶かして最終量1.0 mlにしたのち皮下注射する[9, 10]．

なお日本では，1950～1973年はセンプル型紫外線不活化ワクチンが，1972～1980年は乳のみマウスワクチンが使用され，1980年以降はPCEC－Kが用いられている．

24.4 副 反 応

a. 動物脳由来不活化ワクチン（センプル型ワクチン）

センプル型ワクチンの副反応としては局所の発赤，腫脹や発熱のほかに神経合併症がある．神経合併症の発現機序はワクチン中に不純物として含まれる神経組織成分，特にミエリンによるアレルギー反応と考えられており，症状は3つのタイプに分けられる：①ギラン-バレー症候群，顔面神経麻痺をともなうことがある，②上行性麻痺をともなう急性脳脊髄炎，③脳炎をともなわない脊髄炎，である．それぞれのタイプの発現頻度は接種したワクチンの種類によって異なる[11]．

b. 乳のみマウス脳由来不活化ワクチン

1955年に，乳のみマウスの脳で狂犬病ウイルスを増殖させ，これを不活化したワクチンが製造された．このワクチンは暴露後免疫のためには1回2 mlを連日14日皮下注射するように勧告されていた．1967年に出された副反応調査報告では32例の神経麻痺例があり，麻痺発生率は1例/約7,900人，死亡率は21.9％であった．76％の患者がギラン-バレー症候群の病型であった．神経合併症発現時期は初回ワクチン接種から13～15日後，ワクチン接種回数では14回接種後が最も多かった[12]．コロンビアにおける1967～1973年の調査では21例の神経合併症がみられ，発生率は1/4,615であった．麻痺患者21例中16例（76％）はギラン-バレー症候群であり，残る5例は脳炎や脊髄炎を発症した．21例中11例（52％）が死亡した．接種回数を重ねると麻痺例が増加する事実が判明したため，1974年以降暴露後免疫の方式を変更して，連日7回接種し，10日および20日に追加接種する方式としたところ，神経合併症がみられなくなった[13]．

c. 組織培養凍結乾燥不活化ワクチン

組織培養不活化ワクチンの副反応としては注射局所の発赤以外に目立ったものはないが，ヒト二倍体細胞ワクチンの接種をうけた人では，時に全身性の蕁麻疹がみられることが報告されている．

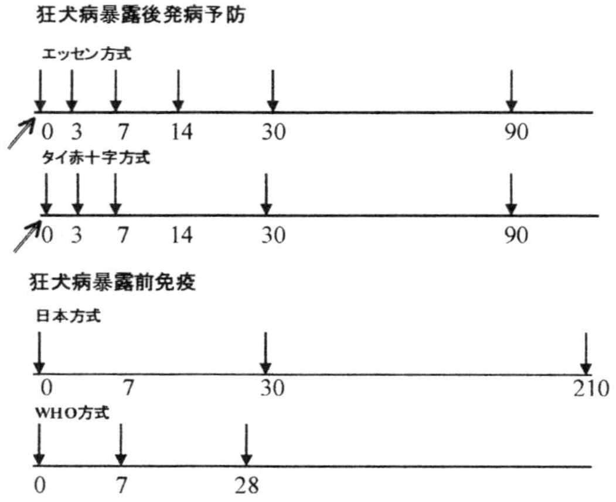

図 24.2　暴露後発病予防および暴露前免疫方式[1)]

狂犬病危険動物に咬まれた場合には，①咬傷局所を石鹸と流水で十分に洗浄したのち，消毒用アルコールまたはポビドンヨード液で消毒する，②ヒト抗狂犬病免疫グロブリン 20 IU/kg（またはウマ抗狂犬病免疫グロブリンを 40 IU/kg）をできるだけ多く局所に，残量があれば肩に注射する（↗），さらにエッセン方式では，③組織培養狂犬病不活化ワクチンを，開始日を 0 日として，0，3，7，14，30，90 日に肩に筋肉注射する（↓）

タイ赤十字方式では①②は同上，③ Vero 細胞狂犬病ワクチンの 0.1 *ml* を 0，3，7 日は左右の腕に皮内接種し，30，90 日は一方の腕に皮内接種する．

暴露前，つまり咬まれる前の免疫は，日本では組織培養狂犬病不活化ワクチンを 1 カ月間隔で 2 回接種し，さらに 6 カ月後に 1 回皮下注射して基礎免疫としている．WHO 方式では 0，7，28 日の 3 回接種で基礎免疫としている．

暴露前基礎免疫完了後 2 ～ 3 年以上を経過したのち，再び狂犬病常在地に入る場合は，追加免疫をうけた方がよい．

24.5　狂犬病暴露後のワクチン接種方式と効果

a.　狂犬病暴露後発病予防（エッセン方式）

狂犬病危険動物に咬まれた場合は，WHO は下記のような処置を勧告している．

(1) 咬傷局所を石鹸と流水で十分に洗浄する．

(2) ヒト抗狂犬病免疫グロブリンを 20 IU/kg（またはウマ抗狂犬病免疫グロブリンを 40 IU/kg）の割合で，局所に可能な限り多量を，残量を肩に注射する．

(3) 組織培養不活化ワクチンを，開始日を 0 日として，0，3，7，14，30 日に接種し，必要に応じて 90 日にも接種する．

(4) ワクチン接種の開始が遅れても，遅れを理由にして接種を拒否してはならない[5]．

本法はエッセン方式と呼ばれ，国際的に狂犬病暴露後発病予防の標準法となっている．ただし，日本では抗狂犬病免疫グロブリンを製造も輸入もしていないので，入手は困難であり，勧告どおりの処置をすることは実際上不可能である．

b. 狂犬病暴露後発病予防（タイ赤十字方式，皮内接種方式）

ワクチンの接種量を節約するために，少量のワクチンを数カ所に分けて皮内接種する方式が考案され，実施されている．

タイでは暴露後 0，3，7 日に Vero 細胞ワクチン，あるいは精製ニワトリ胚細胞ワクチンの 0.1 ml を 2 カ所ずつ皮内接種し，30 日後と 90 日後に 0.1 ml を 1 カ所ずつ接種する方式をとっている[14]．

c. 暴露後免疫の予防効果

狂犬病暴露後免疫の効果判定は困難である．加害動物が狂犬病であるか否かの確認が必ずしもできないうえ，狂犬病が致死的な疾患であるため，狂犬病危険動物に咬まれた人を暴露後免疫実施群と非実施群に無作為に分けて比較するような臨床試験は実施不可能である．したがって，過去の治療報告にもとづいて比較する以外に方法がな

表 24.2　狂犬病暴露後発病予防治療指針（WHO，1992）[5]

暴露分類	暴露された動物[a] が狂犬病と確定した場合，または逃走して経過観察できない場合	行うべき暴露後発病予防治療
第 1 類	動物をなでたり，餌を与えた 傷や病変のない皮膚をなめられた	接触歴が信頼できるものであれば治療は不要．
第 2 類	素肌を軽く咬まれた 出血のない小さいひっかき傷またはすり傷 傷のある皮膚をなめられた	直ちに狂犬病ワクチン接種を開始する[b]．10 日間の観察期間中加害動物が健康であれば[c]，または加害動物を安楽死させ適切な方法で検査して狂犬病陰性と判定されたならば，治療を中止してよい．
第 3 類[d]	1 カ所ないし数カ所の皮膚を破る咬傷またはひっかき傷 唾液による粘膜汚染	直ちに抗狂犬病免疫グロブリンと狂犬病ワクチンを投与する．10 日間の観察期間中，加害動物が健康であれば[d]，または加害動物を安楽死させ適切な方法で検査して狂犬病陰性と判定されたならば，治療を中止してよい．

a) 齧歯類，家ウサギ，野ウサギへの暴露があっても，暴露後発病予防が必要になることはまれである．

b) 狂犬病発生が少ない地域では，加害動物が外見上健康なイヌやネコであって，加害動物を経過観察できれば，動物に何らかの異常がみられるまで，暴露後発病予防開始を延期することもできる．

c) 10 日間という観察期間はイヌとネコにだけ適用できる．種の保存が脅かされている稀少動物を除いて，狂犬病が疑われるイヌ，ネコ以外の家畜や野生動物は，捕獲して安楽死させ，適切な方法で狂犬病の検査を行うべきである．

d) 顔面，頭部，腕や手に重度の咬傷を多数箇所うけた場合は第 4 類として別に区分すべきであるという見解がある．

表 24.3　狂犬病暴露後発病予防指針（米国，1999 年）[7]

動物の種類	動物の状態	必要な暴露後発病予防
イヌ，ネコ，フェレット	健康で 10 日間の観察可能	動物に狂犬病の症状があらわれなければ発病予防を開始しない[a].
	狂犬病ないし狂犬病疑い	直ちに狂犬病ワクチン接種.
	不明（例，逃走）	公衆衛生担当官に相談する.
スカンク，アライグマ，キツネ，その他肉食獣の大半，コウモリ	組織検査で動物が狂犬病陰性と診断されないかぎり，狂犬病とみなす[b].	直ちに狂犬病ワクチン接種.
家畜，小型齧歯類，ウサギ類，大型齧歯類（ウッドチャック，ビーバー），その他の哺乳類	個々の場合に応じて判断する.	公衆衛生担当官に相談する．リス，ハムスター，モルモットなど小型の齧歯類，ウサギ類による咬傷は狂犬病暴露後発病予防の必要がほとんどない.

a）10 日間の観察期間中に加害イヌ，ネコ，フェレットに狂犬病の症状があらわれたときに暴露後発病予防を開始する．症状が出たら，加害動物を直ちに安楽死させて検査する．

b）加害動物はできるかぎり早く安楽死させて検査する．捕獲して観察することは勧められない．加害動物が蛍光抗体法検査で狂犬病陰性であればワクチン接種を中止する．

い．

事例 1：1975 年 7 月から 1976 年 1 月の間にイランで 45 人が狂犬病のイヌやオオカミに咬まれる被害をうけた．咬み傷がなく，粘膜が暴露されたと考えられる 1 名を除いた 44 人が 40 IU/kg の狂犬病ラマ血清とヒト二倍体細胞狂犬病ワクチン接種（1 ml × 6 回，皮下接種）をうけ，1 名はワクチン接種のみうけたが，全員が発病を免れた[15]．このとき測定された狂犬病中和抗体価は 1 週後で平均 10.7 IU/ml，1 カ月後で 48.9 IU/ml，6 回接種が完了して 10 日後には 321 IU/ml に達した．

事例 2：1952 年イランで 32 人が狂犬病のオオカミに咬まれ，4 名が発病以前に，2 名が発病後治療を開始したが，26 人は治療をうけなかった．これら 32 人中 15 人（47 %）が死亡した．顔面や頸部を咬まれた被害者は 24 例中 12 例が死亡し（死亡率 = 50 %），四肢を咬まれた人は 8 例中 3 例が死亡した（死亡率 = 37.5 %）[15]．

事例 1 の死亡率と事例 2 の死亡率を比較すれば，ヒト二倍体細胞狂犬病ワクチンはきわめて有効であると判断できる．

d. 狂犬病暴露後免疫の問題点

WHO の勧告どおり HRIG の注射と組織培養ワクチンによる暴露後免疫をうけても狂犬病を発症して死亡した例が報告されている．失敗の理由として，ワクチン接種部位が不適切であった，基礎疾患があった，多数の咬傷をうけたため，HRIG をすべての傷口に注射できなかった，などがあげられている．

24.6 狂犬病暴露前免疫

神経組織成分をまったく含まず，目立った副反応がない組織培養不活化ワクチンが

表 24.4　狂犬病暴露前免疫指針（米国，1999 年）[7)]

危険度分類	危険の性質	代表的人々	必要な暴露前免疫
持続的危険群	ウイルスが持続的に，しばしば高濃度で存在する．特に，予期せぬ暴露の可能性がある．咬傷，非咬傷，エアロゾル暴露．	狂犬病研究施設職員，狂犬病生物製剤製造会社職員	基礎免疫を行い，6 カ月毎に抗体検査，最低許容レベル*以下なら追加接種
高頻度危険群	時に暴露が起こる．暴露は通常明らかだが，気づかず暴露をうけることもある．咬傷，非咬傷，エアロゾル暴露．	狂犬病流行地の狂犬病診断検査施設職員，洞窟探検家，獣医師とその職員，動物検疫官，野生動物を扱う職員	基礎免疫を行い，2 年毎に抗体検査，最低許容レベル*以下なら追加接種
低頻度危険群（大多数の人より頻度が高い）	時に暴露が起こる．ほとんど常に暴露源は判明．咬傷，非咬傷暴露．	狂犬病発生頻度が低い地域の獣医師，動物検疫官，野生動物を扱う職員．獣医学生，狂犬病常在地で医療機関から離れた地域を旅行する者	基礎免疫を行うが，抗体検査や追加接種は不要．
まれ群（大多数）	時に暴露が起こる．常に暴露源は判明．咬傷，非咬傷暴露．	狂犬病常在地の住民を含めて大部分の米国国民	ワクチン接種不要

*最低許容レベルとは 5 倍希釈血清が迅速フォーカス抑制試験（RFFIT）で完全に攻撃ウイルスを中和する抗体レベルをいい，抗体価がこのレベル以下に低下したら狂犬病ワクチンを追加接種する

つくられたため，狂犬病ワクチンを危険動物に咬まれる前に使用するという，ワクチン本来の使用法が初めて可能となった．

a.　日本式狂犬病暴露前免疫

日本では，組織培養不活化ワクチンを 1 カ月間隔で 2 回接種し，さらに 6 カ月後に 1 回接種する方式で狂犬病暴露前免疫を行っている[9)]．

暴露前免疫をうけていても，狂犬病危険動物に咬まれた場合は，最終接種からの経過時間に応じて 2 回から数回の暴露後免疫を行う必要がある．

b.　WHO 式狂犬病暴露前免疫

WHO は，力価が 2.5 IU 以上の組織培養ワクチンを，0，7，28 日に接種するように勧告している[5)]．

暴露前免疫をうけていても，狂犬病危険動物に咬まれた場合は，最終接種からの経過時間に応じて 2 回から数回の暴露後免疫を行う必要があることは日本式と同様である．

c.　狂犬病暴露前免疫および追加接種の対象者

狂犬病ウイルスを扱う研究者，獣医師および獣医療関係者，動物検疫所職員，動物商などは狂犬病暴露前免疫をうけるべきである．また，狂犬病常在地に赴任したり，

3カ月以上旅行する人々には，あらかじめ狂犬病ワクチン接種をうけることが勧められている．

定期的な狂犬病ワクチンの追加接種は一般には勧められていない．臨床獣医師，狂犬病ウイルスを扱う研究者，狂犬病検査を行う研究員のように危険が高い人々は2～3年に一度追加接種をうけるか，測定した血中抗体価が低ければ，それ以前でも追加接種をうける．

24.7 禁　　忌

狂犬病は致死的な疾患であるため，暴露後発病予防のための狂犬病ワクチン接種には，アレルギー反応の既往歴がある人々にもワクチンを接種せざるをえない．副反応の発現を予防するため，神経系副反応が発現しやすい動物脳由来ワクチンは使用をさける．何らかのアレルギー反応の既往歴がある人々には，接種前にワクチン液で皮内反応を施行する．皮内反応陽性の場合は，狂犬病ワクチン皮内接種法で暴露後発病予防を続行する．入手できれば，別の種類の組織培養不活化狂犬病ワクチンを使用してもよい．全身反応がなく，接種箇所の発赤腫脹が強い場合には，あらかじめ抗ヒスタミン剤を投与する[6)]．

妊娠は禁忌事項にあたらない[6, 16)]．　　［髙山直秀］

文　　献

1) 髙山直秀：ヒトの狂犬病：忘れられた死の病，時空出版，2000
2) Fishbein DB：Rabies in human. In：Natural History of Rabies 2nd ed（Baer GM ed), pp519－549, Academic Press, 1991
3) Fishbein DB, Robinson LE：Rabies. *N Engl J M* **329**：1632－1638, 1993
4) Rupprecht CE, Dietzshold B, Wunner WH, Koprowski H：Antigenic relationships of lyssaviruses. In：The Natural History of Rabies 2nd ed（Baer GM ed), pp69－100, CRC Press, Boston, 1991
5) WHO Expert Committee on Rabies, 8th Report. WHO Technical Report Series 824, WHO, Geneva, 1992
6) Plotkin SA, Koprowski H：Rabies vaccine. In：Vaccines（eds. Plotkin SA, Mortimer, Jr, EA), pp649－714, WB Saunders, Philadelpha, 1988
7) CDC：Human rabies prevention — United States, 1999. *MMWR* **48**：RR－1, 1999
8) Chutivongse S, Wilde H, Supich C, Maer GM, Fishbein DB：Postexposure prophylaxis for rabies with antiserum and intradermal vaccination. *Lancet* **335**：896－901, 1990
9) 近藤　昭：狂犬病の新しいワクチン．綜合臨床 **31**：471－474, 1982
10) Arai YT, Ogata T, Oya A：Studies on Japanese－produced chick embryo cell culture rabies vaccines. *Am J Trop Med Hyg* **44**：131－134, 1991
11) Briggs GW and Brown, WM：Neurological complications of antirabies vaccine：Treatment with corticosteroids. *JAMA* **173**：802－804, 1960
12) Held JR, Adaros HL：Neurological disease in man following administration of suckling mouse brain antirabies vaccine. *Bull. WHO* **46**：321－327, 1972
13) Toro G, *et al*：Neuroparalitic accidents of antirabies vaccination with suckling mouse brain vaccine：Clinical and pathologic study of 21 cases. *Arch Neurol* **34**：694－700, 1977

14) WHO：WHO recommendations on rabies post－exposure treatment and the correct technique of intradermal immunization against rabies. pp1－21, WHO, Geneva, 1997
15) Bahmanyar M, Fayaz A, Nour－Salehi S, Mohammadi M, Koprowski H：Successful protection of humans exposed to rabies infection：Postexposure treatment with the new human deploid cell rabies vaccine and antirabies serum. *JAMA* **236**：2751－2754, 1976
16) Chutivongse S, Wilde H, Benjavongkulchai M, Chomchey P, Punthanwong S：Postexposure rabies vaccination during pregnancy：Effect on 202 women and their infants. *Clinc Infect Dis* **20**：818－820, 1995

25

腸チフスワクチン

25.1 病　　態

a. 疫　　学

腸チフスは腸管の病原菌であるチフス菌によって起こる重篤な全身性感染症である．糞便の中に排泄された菌が経口感染で広がっていく感染症である．その流行は，食物の衛生状態が良くないことや不衛生な環境と関係している．流行地では子供や青年が最もよく感染している．腸チフスはこの10年間で先進国からはほとんどなくなってしまったが，東南アジアの一部の地域，中央アジアの国々，アフリカ，南アメリカではいまだに公衆衛生上の深刻な問題である．WHOの推計では，毎年世界中で1,600万人が腸チフスに感染し，60万人が死亡している．

わが国でも昭和初期から終戦直後までは腸チフスは年間約4万人の患者の発生がみられていた．そして，1970年代までには，衛生環境の改善によって年間約300例の発生まで減少した．その後さらに減少し，1990年代に入ってからは腸チフス・パラ

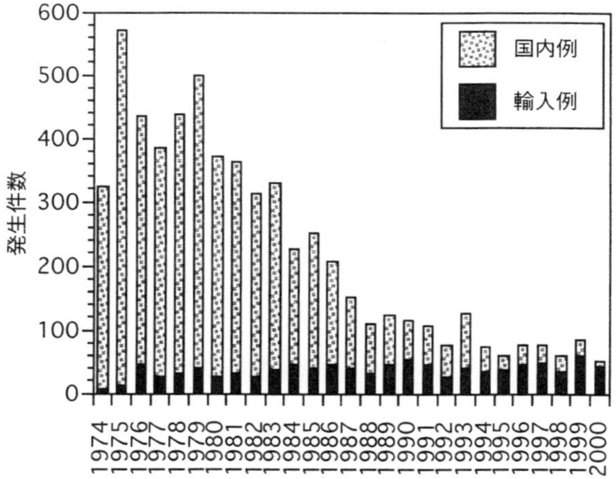

図25.1 日本国内における腸チフスの発生件数の推移（1974～2000年）

チフスをあわせて年間約100例程度で推移している（図25.1）．日本国内例の発生の減少とは逆に，海外からの輸入事例は増加傾向にある．腸チフス・パラチフスの国内における集団発生は，1990年代に入ってからは，1993年に首都圏で50名の腸チフス患者，1994年には近畿地方で34名のパラチフス患者，1998年には関東地方で約20名のパラチフス患者による集団発生があった．その他に，年間1，2例ではあるが，保菌者を介して感染したと思われる家族内感染がみられる．

わが国では腸チフス，パラチフスの疫学調査のために，チフス菌・パラチフスA菌の分離菌株は，地方衛生研究所を通じて国立感染症研究所に集められファージ型別を行っている．ファージ型は感染経路の追求に非常に有効な方法であり，集団発生のときには菌のファージ型解析の結果が感染経路の追求に利用される．現在，チフス菌は106型，パラチフスA菌は6型のファージ型に分類されている．国立感染症研究所に集められたすべての株はファージ型別が行われ，その結果は地方衛生研究所や保健所に返送される．そして，疫学情報として利用されている．さらに株が同一かどうか詳しく調べるときにはPFGE（パルスフィールドゲル電気泳動）による解析が行われる．特定のDNA配列を認識して切断する制限酵素により切断された染色体DNA断片をPFGEにより分離し，その切断パターンを調べる．調べられた菌株のPFGEによる切断パターンが同一で，かつファージ型も同じ場合は，菌株が同一であることが推察され，感染源が共通である可能性が示唆される．

b. 病　原　体

チフス菌は腸内細菌科に属するグラム陰性桿菌で，周毛性鞭毛をもち，運動性がある．チフス菌は細胞内寄生性細菌でありマクロファージ内で増殖することができる．チフス菌は鞭毛抗原であるH抗原，細胞壁のO抗原，多糖からなる莢膜であるVi抗原をもっている．O抗原はO9，H抗原はdをもつ．O抗原やH抗原はサルモネラの血清型を決定する上で非常に重要な情報となる．Vi抗原は，抗体やマクロファージの貪食に抵抗する作用があり，チフス菌の病原性と関連があると考えられている．チフス菌は宿主特異性があり，ヒトにのみ感染し，病気を起こす．ヒト以外の動物にはチフス性疾患を引き起こすことはない．ヒトの糞便で汚染された食物や水が媒介体となり，新たな感染を起こす．しかし，感染源がヒトに限られているため，衛生水準の向上とともに発生頻度は減少する．

1999年4月から施行された感染症新法では，腸チフスは2類感染症に指定され，患者，疑似症患者および無症状病原体保有者（保菌者）を診断した医師は，速やかに保健所長を通じて都道府県知事に届け出るように決められている．チフス菌，パラチフスA菌以外にもヒトにチフス様症状を起こすサルモネラ属菌（*S. sendai*, *S. paratyphi* B, *S. paratyphi* C）もあるが，これらはサルモネラ症として扱われる．

c. 病　　態

腸チフス・パラチフスは一般のサルモネラ感染症とは区別され，チフス性疾患と総称される．腸チフスは，チフス菌（*Salmonella enterica* serovar Typhi）の感染による網内系マクロファージ内増殖にともなう菌血症と腸管の局所の病変を特徴とする疾患である．腸チフスは，腸チフス患者の糞便で汚染された食物や水が媒介体となり，ヒトからヒトに感染を起こす．飲食物に混じって経口的に摂取されたチフス菌は小腸下部に達すると腸粘膜に付着，侵入し，その直下のリンパ節（パイエル板）に移行し，M 細胞から侵入する．その後，マクロファージ内に取り込まれ，細胞内で増殖を開始する．増殖した菌は血管内にも侵入し，全身に拡散して菌血症となる．血行性に拡散した細菌は全身臓器にひろがる．特に，肝臓，骨髄，腎臓に多くみられ，やがて胆汁，糞便，尿からも検出されるようになる．

d. 臨 床 症 状（表 25.1）

腸チフスは，感染後，通常 10 ～ 14 日の潜伏期の後に発症する．定型的な経過は 4 病期に分けられ，病期とともに症状や所見が変化する．

第 1 病期：段階的に体温が上昇し 39 ～ 40 ℃に達する．三主徴である比較的徐脈，バラ疹，脾腫が出現する．下痢は必ずしもみられない．

第 2 病期：極期であり，40 ℃台の稽留熱が続き，チフス性顔貌と呼ばれる無欲状顔貌，気管支炎，難聴，心不全などがあらわれる．下痢と便秘を交互に呈する．重症な場合では，意識障害を引き起こす．

第 3 病期：弛張熱を経て徐々に解熱に向かう．この時期は潰瘍形成期であるため，腸出血や腸出血後に 2 ～ 3 %の患者に腸穿孔が起きることがある．

第 4 病期：解熱し，自覚症状は急速に改善される，回復に向かう．

生化学的検査では，急性期には白血球は軽度に減少し，3,000 /mm^3 近くまで低下する．GOT, GPT は軽度上昇する（200 IU/L 程度）．LDH も中程度に上昇し，1,000

表 25.1　腸チフスの症状・病理学的病像の経過

病週	症状/所見	病理学的変化	血液培養	便培養
第 1 病週	階段状体温上昇（39 ～ 40 ℃） 比較的徐脈，バラ疹，肝脾腫 頭痛，倦怠感，筋肉痛，便秘時に下痢	髄様腫脹期：腸管リンパ組織内での菌の増殖 その領域リンパ組織への伝播 菌血症に進行する	陽性	陰性
第 2 病週	稽留熱（40 ℃） 腹部膨満，鼓腸 無欲状顔貌（チフス性顔貌） 意識障害 気管支炎	痂皮形成期：腸管リンパ組織壊死 持続的菌血症による網内系での菌の増殖	陽性	陽性
第 3 病週	徐々に解熱，腸出血，腸穿孔	潰瘍形成期：パイエル板周囲に潰瘍形成	陰性*	陽性
第 4 病週	解熱，回復または再発 体重減少	治癒期：肉芽組織，再生上皮による修復 組織破壊の回復	陰性*	50 %陽性

*再発や病気の持続があれば陽性

IU/L 以上となることもある．未治療の場合，39 ～ 40 ℃の発熱が 4 週間以上にわたり続く．

e. 診　　断

臨床診断は症状および過去 1 カ月以内の発展途上国などへの海外渡航歴を参考にする．確定診断は，臨床材料（血液，糞便，胆汁）からチフス菌を検出することである．有熱期の血液培養で高い検出率を示す．保菌者，無症状者では糞便培養，胆汁培養を行う．その他，尿培養や関節液からもまれに菌が検出される．

臨床的には，持続性の発熱患者，特に不明熱の患者をみた場合には，腸チフス・パラチフスの可能性を考慮すべきであるが，本症は比較的まれな疾患であるため，感冒などと誤診されることも多く，診断に時間を要することがある．海外渡航歴があり，不明熱を主訴とする患者を診察するときに，鑑別すべき疾患としては腸チフス・パラチフス，レプトスピラ症，マラリア，デング熱，A 型肝炎，つつが虫病，紅斑熱，ウイルス性出血熱などがあげられる．

f. 治　　療

腸チフス，パラチフスには抗菌薬の投与による治療が行われる．従来は，クロラムフェニコール（CP），アンピシリン（ABPC），ST 合剤（SXT）のいずれかによる治療が行われてきたが，現在ではニューキノロン系の抗菌薬が第 1 選択薬として使われるようになった．チフス菌では，海外からの輸入事例からアンピシリン，クロラムフェニコール，テトラサイクリン（TC），ストレプトマイシン（SM），ST 合剤の 5 剤に耐性をもつ多剤耐性チフス菌が分離される．特に，インド亜大陸，タイへの渡航歴がある人からアンピシリン，クロラムフェニコールなど従来腸チフスの治療に使われていた抗菌薬が効かない薬剤耐性チフス菌が多数分離されている．その分離数は近年増加傾向にある．

1992 年頃より，これらの多剤耐性菌の治療のために，ニューキノロン剤が使用されるようになった．そして，現在では腸チフス・パラチフスの治療の第 1 選択薬となっている．ところが，既に 1995 年頃よりニューキノロン剤（シプロフロキサシン）にも耐性をもつ株の存在が外国で多数報告されている．国立感染症研究所の調査によると，現在，国内でも，ニューキノロン剤に対する感受性が低下したチフス菌やパラチフス A 菌（ニューキノロン低感受性株）が既に分離されている．それらに感染した腸チフス・パラチフスの症例はニューキノロン剤による治療に抵抗性を示している．

多剤耐性チフス菌はインド亜大陸，中央アジア，東南アジアで現在も流行し，時に集団発生を起こしている．世界中で腸チフスの治療にニューキノロン剤が使用されるようになってから，逆に使用率の低下した CP に対して感受性を示すチフス菌が増加してきたという報告もある．今後，腸チフスの治療にあたっては，耐性菌の情報に注意を払い適切な抗菌薬を使用するという姿勢が必要となってきている．

25.2　ワクチンの種類と性状

腸チフスの予防は第一に飲食物の衛生管理，患者の隔離，保菌者の管理が重要である．しかし，流行地は多くが発展途上国であるため衛生状態の改善は国家レベルの問題となり，すぐには解決されないことが多い．そこで，ハイリスクな人には能動的に腸チフスに対する免疫を誘導し，腸チフスの発生をコントロールする目的でワクチン接種が行われるようになった．また，ハイリスクで人口の多い流行地での腸チフスなどの伝染病のコントロールには，ワクチン接種が最も有望な方法であると考えられている．以下に各ワクチンの詳しい性状を述べる（表25.2～25.4）．

表25.2　ワクチンの特徴

ワクチン	対象	効果	投与法	副反応	禁忌
加熱フェノール不活化ワクチン	3歳以上	51～77％ 2.5～3年	0.5 ml 2回皮下注射 4週間以上の間隔で接種 3年毎追加	発熱，倦怠感，疼痛，局所の腫脹	ワクチン投与に重篤な全身症状を引き起こしたことのある人
弱毒生菌ワクチン Ty21a	3歳以上	29～96％ 2年以上	隔日4回服用 （カプセル） 3年毎追加	軽い下痢，腹痛	妊娠中の女性，細胞性免疫機能低下の症状のある人
Vi抗原多糖体	2歳以上	65～75％ 17カ月以上	0.5 ml 1回筋肉内注射 2年毎追加	発熱，頭痛，局所の紅斑・硬結	妊娠中の女性，ワクチンに対してアレルギーのある人

a.　弱毒生菌ワクチン

スイス血清ワクチン研究所で開発されたワクチンで腸チフス弱毒株Ty21a株を使用したワクチンである（商品名：Vivotif Berna）．Ty21a株は1970年代に化学的な処理による突然変異の誘導によりTy2株からつくられた菌株である．Ty21a株はその後の遺伝子解析により，UDP-galactose epimeraseに欠陥がある*galE*変異株であることがわかった．また，Ty21a株はチフス菌の病原性に関係するVi抗原をもたない．さまざまな解析が進むにつれ，Ty21a株の病原性の低下は今まではUDP-galactose epimeraseとVi抗原の欠損で説明されてきたが，この2つの欠損だけでは説明がつかないことがわかった．非特異的な化学処理による変異の誘導で起こった別の突然変異が病原性の低下に関与していることが考えられた．このように，Ty21a株は遺伝子のバックグラウンドが不明なまま使用されていることに不安をもつ研究者もある．

このワクチンは，凍結乾燥された菌がゼラチンカプセルの中に入っているもので，腸管内で溶けるようにつくられている．ワクチンは腸溶錠として経口で投与される．6歳以上の人に投与が可能である．現在のところ，3歳未満の子供への投与の実験は行われておらず，安全性や効果などのデータはない．

投与方法は腸溶カプセル1個ずつを1日おきに4回，食事の1時間前に冷水で飲む．5年間は効果が持続するといわれている．必要ならば最初に飲んでから5年目にブースターとして同量を服用すると効果が持続する．副作用は少なく，抗体は2年以上持続する．アジア，アフリカ，ヨーロッパ，アメリカ，南アメリカなどの国で使用されている．

感染防御は接種した量によく相関する．通常は4カプセルの投与だが，2，3カプセルを投与してその効果をみた野外実験も行われている．1カプセルの投与では効果はほとんどないが，2カプセルの投与では効果は50％程度，3カプセルでは60％程度であることが明らかになっている．4カプセルでは80％以上の効果があり，投与量が多くなれば効果も高まるといった相関関係がある．ワクチンを投与すると，感染防御効果は最後に投与した日から7日後からあらわれる．流行地の人には3年毎の追加接種が勧められている．非流行地から流行地への旅行者は1年毎に追加投与するこ

表 25.3　腸チフスワクチンの野外実験でのワクチン有効率

国および年次	ワクチン	年齢構成	被験者数	観察期間	腸チフス罹患者数（10万人当り）	ワクチン有効率（％）
ユーゴスラビア 1960～1963	アセトン不活化	2～50歳（大部分は学童）	5,028	2.5年	318	79
	加熱フェノール不活化	2～50歳（大部分は学童）	5,068	2.5年	727	51
	対照	2～50歳（大部分は学童）	5,039	2.5年	1488	—
英国領ギアナ 1960～1964	アセトン不活化	5～15歳（大部分は学童）	24,046	7年	67	89
	加熱フェノール不活化	5～15歳（大部分は学童）	23,431	7年	209	65
	対照	5～15歳（大部分は学童）	27,241	7年	602	—
ポーランド 1961～1964	アセトン不活化	5～14歳（大部分は学童）	81,534	3年	7	85
	対照	5～14歳（大部分は学童）	83,734	3年	47	—
ソ連 1962～1965	加熱フェノール不活化	青年	36,112	2.5年	55	66
	対照	（7～15歳）	36,999	2.5年	162	
ソ連 1966	アセトン不活化	7～20歳	52,347	10カ月	21	53
	対照	7～20歳	52,816	10カ月	45	—
ネパール	Vi多糖体		3,457	17カ月	2.6	72
	肺炎球菌ワクチン（対照）		3,450	17カ月	9.3	—
南アフリカ	Vi多糖体		5,692	21カ月	2.8	64
	髄膜炎菌ワクチン（対照）		5,692	21カ月	7.7	—
エジプト	Ty21a弱毒生菌ワクチン	7歳学童	16,486	3年	6.1	96
	対照	7歳学童	15,902	3年	138.3	—

表25.4　ワクチン接種の副反応

	Vi 多糖体ワクチン	加熱フェノール不活化ワクチン	Ty21a 弱毒生菌ワクチン
局所			
圧痛	98	—	—
注射部痛	41	67	—
硬結	15	—	—
紅斑	4	—	—
全身			
倦怠感	24	32	—
頭痛	20	31	—
筋肉痛	7	—	—
悪寒	—	15	—
悪心	2	—	—
下痢	0	2.1	5
発熱	2	—	5
嘔吐	2	—	1
発疹	—	—	1

数値は%，—はデータなし．

とが勧められている．

感染防御効果は，チリで行われた20万人の小学生による野外実験によると，最後の投与から7年後で62％であった．また，チリで行われた5～19歳の36,000人以上を対象とした野外実験では79％の有効性があり，最高5年間も効果が持続した．

ワクチン投与の前後3日間はプログアニル（抗マラリア剤）や抗生物質を飲まないようにする必要がある．副反応は，激しいものではないが，軽い下痢，腹痛などがみられる．

このワクチンの禁忌は妊娠中の女性および細胞性免疫機能が低下する免疫疾患に罹っている人であるが，HIV陽性者で無症状でCD4陽性T細胞が200個/mm^{3}以上ある人には投与できる．その他に，このワクチンは，ポリオ，コレラ，黄熱病，風疹，麻疹，流行性耳下腺炎など他の生ワクチンと同時に投与しても問題がない．

b. Vi 多糖体ワクチン

フランスPasteur－Meriux社で開発されたチフス菌のVi莢膜多糖抗原を精製したワクチン（商品名：Typhim Vi）である．皮下注射または筋肉注射により1回25 μg投与する．ワクチン投与の効果は投与後7日からあらわれる．1回の筋肉注射で効果が2～3年持続する．2年毎に追加接種をすることが望まれる．全菌体不活化ワクチンと同じような副作用があるが，その程度は比較的軽い．2歳以下には使用が認められていない．推奨される保存温度は2～8℃である．しかし，他のワクチンと異なり，室温（22℃）でも約3年間保存可能である．さらに，冷蔵庫がない高温地域でも室温保存が可能である（37℃で約6カ月間）．ヨーロッパ，アフリカ，アジア，オーストラリア，アメリカなどで使用されている．

5 〜 44 歳の人を対象にして行ったネパールの野外実験では，投与後 20 カ月間観察した結果，培養で陽性になった腸チフスに対して 75 %防御できるという結果であった．最近の南アフリカでの野外実験では，5 〜 16 歳の子供を対象とした実験で 3 年間で 55 %の有効性があるという結果が得られた．ワクチン接種から 10 年後にこれらの対象者の血中の抗 Vi 抗体を調べたところ，58 %の人が感染防御に有効な 1 μg/m*l* 以上の抗 Vi 抗体をもっていた．しかし，インドネシアで行った 2 歳以下の子供の接種ではほとんど効果がみられなかった．これは，2 歳以下の子供は免疫機能が未発達であるため，有効な免疫が誘導できなかったと考えられた．

ワクチンの効果を持続させるため 3 年毎の再接種を推奨している．黄熱病や A 型肝炎ワクチンといった海外旅行者が接種しなければならないワクチンと同時に接種することもできる．禁忌はワクチン成分に対する重篤な全身反応を起こす人である．それ以外に特に禁忌はない．このワクチンは HIV 感染者にも安全である．しかし，感染防御に有効な量の抗体産生は CD4 陽性 T 細胞の数に直接相関しているため，CD4 陽性 T 細胞が極端に少ない HIV 感染者には投与しても免疫が誘導されない．副反応は，発熱（0 〜 1 %），頭痛（1.5 〜 3 %），局所の紅斑・硬結（7 %）に限られている．

c.　全菌体不活化ワクチン（加熱フェノール不活化またはアセトン不活化ワクチン）

加熱フェノール不活化ワクチンは，日本でも腸チフス・パラチフス混合ワクチンとして，1974 年まで使用されていたものである．わが国では腸チフス患者が激減したこと，および重篤な副反応が生じたことから使用を中止した．アメリカでは現在も経口ワクチンが使用できない人に使用されている．その他にアセトン不活化ワクチンも使用されている．商品名は，Typhoid Vaccine, U.S.P., Typhoid Vaccine（Acetone-killed and dried）である．初回 4 週間隔で 2 回皮下接種し，3 年毎に追加接種を行う．効果は 2 〜 3 年持続する．いくつかの発展途上国で現在も使用されており，コストも高くない．野外実験では，不活化ワクチン有効性は 51 〜 67 %であった．副反応はかなり強い．注射箇所の反応としては，発赤，腫脹，疼痛などを認める．全身反応は，悪寒，発熱，頭痛，全身倦怠感，めまい，嘔吐，下痢，腹痛，関節痛，発疹をみることがある．野外実験では，ワクチン接種者の 2 〜 17 %が短期間学校や仕事を休んだり，9 〜 34 %の人に発熱や全身性の反応を起こすような副反応があった．しかし，アナフィラキシーショックや慢性化する副反応，致死的な副反応はなかった．このワクチンに対する禁忌はないが，以前にこのワクチンを投与して重篤な全身症状を起こした人は接種しない方がよい．

d.　現在開発中の腸チフスワクチン

現在もワクチン株の候補となりうるさまざまな弱毒株の開発が行われている．近年の組換え DNA 技術の著しい進歩により，ある特定の遺伝子を効率的に破壊できるようになった．この方法により，さまざまな細菌の遺伝子を破壊し，ワクチンに利用できる弱毒株の作成が試みられている．現在，数種類のワクチン候補株がつくられ，野外実験が行われて効果が検討されている．

芳香族環の生合成に必要な *aroCD* 遺伝子を遺伝子工学の技術で不活化した *aroC*, *aroD* 変異株（CVD908 株，CVD906 株）が現在ワクチン株の候補として開発中である．その他にも，Vi 抗原発現遺伝子の欠損と *aro* 遺伝子の欠損の 2 つをもつ 541Ty 株, cAMP レセプター遺伝子欠損とアデニルシクラーゼ遺伝子欠損をもつ Chi3927 株, *aroA* 欠損と *phoP/Q* 欠損をもつ TyLH445 株など，さまざまな株が腸チフスワクチン作成の目的でつくられている．

25.3　腸チフスワクチンに関する WHO の意見（WHO position paper の要旨を参考に以下にまとめた）

古い加熱不活化全菌体ワクチンは世界中のさまざまな国で製造され使用されているが，国際的基準に準じて製造されているとは必ずしもいえない．しかし，精製 Vi 多糖体ワクチンと弱毒生菌ワクチン Ty21a はともに効果の持続期間について統一された見解はないが，国際的基準に準じて製造されているためワクチンの品質と安全性は保証されている．加熱不活化全菌体ワクチンは副反応が強いため，より副反応が少なくて効果が同等以上である上記 2 種類のワクチンに代わりつつある．しかしながら，経済的な理由により，古い加熱不活化全菌体ワクチンを現在でも使用している国もある．現在の Vi ワクチンと Ty21a ワクチンは 5 歳以上の子供と若い成人に効果がある（ワクチン有効率 50 ～ 70 %）ことがさまざまな野外実験で証明されているが，3 ～ 5 歳以下の子供への効果は十分ではない．Vi 多糖体ワクチン，Ty21a 弱毒生菌ワクチンはともに 2 歳以下の小児への投与は認可されていない．腸チフスの最も罹患率の高い年齢は 5 歳以下であるので，これからはワクチンの組成だけでなく，最も罹患率の高い年齢層である 5 歳以下の小児にも効果があるようなワクチンの開発を考慮すべきである．腸チフスの流行地に住む学童期の小児や若い成人にはワクチン接種を勧めている．特に，薬剤耐性チフス菌が蔓延している地域では，ワクチンによる感染の防止は非常に重要な意味がある．

腸チフスの流行地でない国における小規模なワクチン接種や，流行地への旅行者・短期間の滞在者へのワクチン接種には現在の Vi 多糖体ワクチンか Ty21a 弱毒生菌ワクチンのいずれかの接種を推奨する．しかし，ワクチン接種は完全な防御をもたらすものでもないし，衛生学的予防に代わるものでもないことを知っておくべきである．腸チフスのワクチン開発はめまぐるしい進歩をしたが，さらに改良が必要である．すべての年齢層に使用可能で，強い免疫を維持でき，さらに追加接種が不必要な腸チフスワクチンが開発されることを期待している．　［廣瀬健二・渡邉治雄］

文　　献

1) 寺嶋　淳，渡辺治雄：細菌腸管感染症に対するワクチン．臨床と微生物 **24**：175－177，1997
2) 山本耕一郎，本田武司：細菌性腸管感染症に対するワクチンの現状．モダンメディア **42**：18－23，1996,
3) 木村三生夫，平山宗宏，堺　春美：腸チフスワクチン．予防接種の手引き第7版，p233，近代出版，1995
4) 国立予防衛生研究所学友会：腸チフス・パラチフス混合ワクチン．日本のワクチン，pp19－32，丸善，1967
5) Levine MM：Typhoid fever vaccine. In：Vaccine（ed by Plotkin SA and Mortimer Jr. EA), pp597－633, WB. Saunders, Philadelphia, 1994
6) Typhoid Vaccines：WHO position paper. Weekly Epidemiological Record No.32, 75, pp257－264, 2000

26

黄熱ワクチン

26.1 病　　態

黄熱は，ウイルス保有宿主であり媒介動物である蚊によってヒトやサルなどが感染をうける節足動物媒介性感染症（arbovirus infections）で，日本脳炎ウイルス，デングウイルス，ウエストナイルウイルスなどと同じ *Flavivirus* に属する黄熱ウイルス（yellow fever virus）による，死亡率の高いウイルス性出血熱の一種である．媒介蚊は，*Aedes* 属（主としてアフリカ），*Haemagogus* 属（主としてアメリカ大陸）などのいろいろな種が関与するが，デング熱などと同様，*Aedes aegypti*（熱帯シマカ）が主たるものである．日本国内での発生例はこれまでになく，媒介する熱帯シマカなども国内では生息していないが，熱帯アフリカ・中南米は，常在的流行地であり，これらの国への旅行者は国際保健規則にのっとってあらかじめワクチン接種しておくことが要求される．

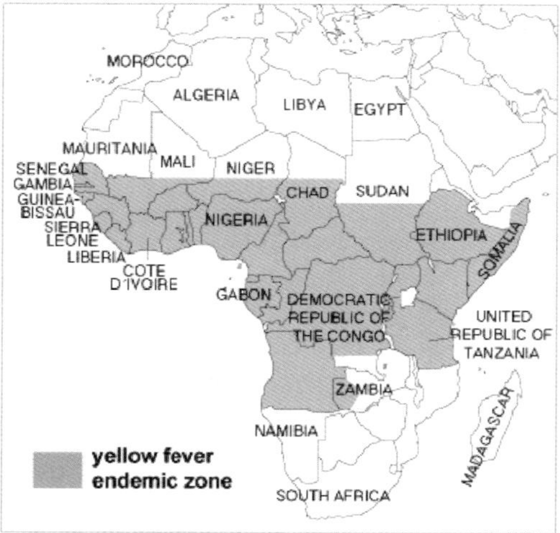

図 26.1　アフリカ大陸における黄熱の浸淫地域（WHO 資料）

日本脳炎の場合は，ブタなどのウイルス保有動物を刺してたまたま感染した蚊に刺されることによってヒトは感染発症し，ヒト-ヒト間の感染はない．また感染したヒトが未感染蚊の感染源になることはないが，黄熱の場合はデング熱と同様に感染したヒトが未感染蚊の感染源となり，ヒト/蚊/ヒトの感染サイクルが成立する．

a. 疫　　学[1)]

北緯15度と南緯15度に挟まれたアフリカの熱帯地方には黄熱の浸淫地帯が広がっている（図26.1）が，例外はジブチ，ソマリア北部，マダガスカルなど媒介蚊（*Aedes*）を駆逐した都市である．アメリカ大陸の熱帯地方では，北はパナマから南緯15度に至るまでひろがっており（図26.2），雨季に発生が多い．特にアマゾン川流域の熱帯雨林に接した国々で地域流行を起こし，毎年のように患者発生があり，旅行者の感染事例もある．患者発生数は，南米とアフリカをあわせて年間約20万人といわれている．WHOが把握している患者数を表26.1に示してある．アジアと太平洋地域には黄熱は存在しないが，少なくとも都市部にはデング熱を媒介する*Aedes aegypti*が生息するため，伝播状況は整っているといえる．これは一方では，現在デング熱はないが黄熱は存在するアフリカ地方ではデング熱の伝播状況が整っているといえる．中南米では既に黄熱とデング熱の両方の流行的発生がみられている．

黄熱の存在は既に17世紀頃よりアフリカから連れられた奴隷がもたらす流行性疾

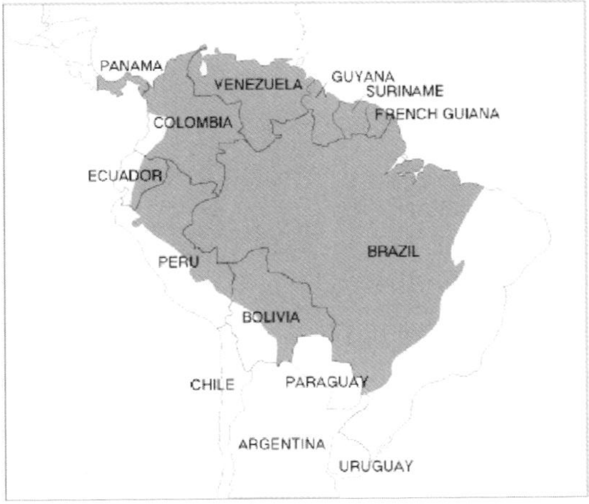

図26.2 南アメリカにおける黄熱の浸淫地域（WHO資料）

表26.1 黄熱患者数（Weekly Epidemiological Records より）

年　次	1990	1991	1992	1993	1994	1995	1996	1997	1998	1999
患者数	4,336	2,712	295	393	1,439	974	424	190	303	208
死亡者数	410	751	102	117	491	247	223	89	117	101

患として知られており，18 世紀には南北アメリカ，ヨーロッパなどでの流行が知られている．第 2 次世界大戦後の大きな流行としては，西パナマで始まりメキシコで終息した中米の流行（1949 ～ 1956），トリニダード（1954），エチオピア（1960 ～ 1962），セネガル（1965），ナイジェリア（1969），ブルキナファソ（1969 と 1983），アンゴラ（1971），シエラレオネ（1975），ガーナ（1977 ～ 1979 と 1983），ガンビア（1978 ～ 1979）などの流行がある．また，最近の 5 年間で流行をみた国はボリビア，ブラジル，コロンビア，ペルー，セネガル，リベリア，ガーナ，コートジボアールなどである．

b. 臨 床 経 過[2)]

潜伏期は通常 3 ～ 6 日である．5 ～ 50 %は不顕性感染に終わるが，発症した場合の症状はマールブルグ病をはじめとするウイルス性出血熱として共通である．軽症型であれば，発熱と頭痛が突然出現するインフルエンザ様症状で発症し，悪心・嘔吐，結膜充血，蛋白尿などを呈するが，1 ～ 3 日で回復する．

黄熱の古典的徴候といわれるものは，発熱に加えて黄疸，出血（鼻出血，歯肉出血，下血，子宮出血），蛋白尿（高度の蛋白尿であっても浮腫・腹水をきたすことはまれ）である．その他の症状として，嘔吐，結膜充血，顔面紅潮，せん妄などがある．“高熱にもかかわらず脈拍数は 48 ～ 52/分の比較的徐脈”があらわれる Faget の徴候がよく知られている．

検査所見として，病初期には進行性の白血球減少（主として好中球の減少）がみられ，血小板数は正常または減少．黄疸がある症例では凝固時間，プロトロンビン時間，部分トロンボプラスチン時間などの顕著な延長，総ビリルビン（直接ビリルビン）の増加，GOT の顕著な増加などがみられる．

しかしこれらの症状検査所見は非特異的であり，流行地において他のウイルス性出血熱，レプトスピラ症（ワイル病），回帰熱，ウイルス性肝炎（ことに重症 E 型），Q 熱，ウエストナイル熱，マラリア，デング熱などとの鑑別は困難である．

病原診断は，ウイルス分離が最も確実な診断法であり，発症後 3 日以内に採取された血液検体であれば分離の成功率は高い．ウイルス分離は，蚊の培養細胞またはオウカの胸部に検体を接種する．血液検体につき，PCR 法を用いて遺伝子を検出することもできる．血清学的検査としては，プラック減少中和試験，黄熱 IgM 抗体（ELISA）の検出などが特異的な検査法であるが，ペア血清の採取が必要である．

c. 合 併 症

ショック症状，出血にともない諸症状，急性脳症などが重症例でみられる．回復期に二次的な細菌感染により，肺炎，敗血症などを併発することが多い．

d. 治　　療

特異的治療法はない．一般的な対症療法，DIC を含め出血に対する治療，救急的治療などが行われる．抗ウイルス薬としてリバビリンが用いられることがあるが，その効果は不明である．

e. 予　　後

致死率は5～10%．出血型での致死率は50～60%に達するという報告もある．死亡は発症7～10日以内に多いといわれる．

26.2 ワクチンの種類と性状

これまでに不活化ワクチンあるいはいくつかの生ワクチン開発製造の歴史があるが，現在黄熱ワクチンとして入手されるのは17D株による生ワクチンのみである．

17D株は，Max Theilerが1927年にAsibiという名前の患者から分離された黄熱ウイルスを種々の培養初代細胞で継代し，最終的にニワトリ胎児胚細胞で増殖させて弱毒化したものである[3)]．現在はこれを孵化鶏卵に接種し，ワクチンとしてWHO生物製剤基準に一致し，GMPにしたがって製造されたものが製品として使用されている[3)]．わが国では黄熱ワクチンは製造されておらず，海外で製造されたワクチンについて国立感染症研究所において無菌試験，異常毒性否定試験を行い，これを厚生労働省が購入し，接種が必要とされる地域への海外旅行者らに検疫所などで接種を行っている．

現在わが国で使用されているワクチン（YF－VAX－Aventis Pasteur, USA）[4)]は，WHOおよび米国FDAの基準をクリアしたものであり，5.04 $\log_{10}$PFU/0.5 ml（1回量）以上のウイルス量と，ソルビトール・ゼラチンなどの安定剤を含んだ凍結乾燥品で，防腐剤は含まれていない．かつてのワクチンには鶏卵由来のニワトリ白血病ウイルス（ALV）が含まれており，ワクチン接種による発癌性が危惧されたことがあったが，現在はALV－freeが確認された鶏卵が使用されている．なお，ワクチン被接種者の追跡調査では，発癌性の増加はこれまでに認められていない[5)]．

26.3 接種方法と効果

ワクチンは0～5℃で保存，使用にあたっては添付された溶解液（生理的食塩水）で溶解後，1時間以内に接種．接種部位は皮下接種とされている．

わが国において黄熱ワクチンが接種可能な機関として，表26.2のような施設があげられる．

接種効果については，中和抗体の獲得率は95%以上とされている．しかし，これまでに対照群をおいた臨床野外接種実験は行われておらず，接種効果については，経験的にありとされているのみである．1986年ナイジェリアにおける流行の際に，ワクチン接種群と非接種群における感染の差からワクチンの有効性は85%であるとする成績があるが，医学雑誌などに発行されたものではない[6)]．

a. 接種対象者

疫学の項で述べたように，黄熱が常在するアフリカの赤道付近の国々，一部南米地域では，国際保健規則（International Health Regulation；IHR）にのっとり入国者に対して黄熱ワクチン接種を義務づける，あるいはIHRとは別に強く推奨していると

表 26.2　黄熱ワクチン接種機関

	住　　所	電　話
［検疫所］		
小樽検疫所	小樽市港町 5－3（小樽港湾合同庁舎）	0134－23－4162
仙台検疫所	塩釜市貞山通り 3－4－1（塩釜港湾合同庁舎）	022－367－8101
成田空港検疫所	成田市古込 1－1（第 2 旅客ターミナルビル）	0476－34－2310
東京検疫所	東京都江東区青海 2－56（東京港湾合同庁舎 8F）	03－3599－1515
横浜検疫所	横浜市中区海岸通 1－1（横浜第 2 港湾合同庁舎）	045－201－4456
新潟検疫所	新潟市竜が島 1－5－4（新潟港湾合同庁舎）	025－244－6569
名古屋検疫所	名古屋市港区築地町 11－1	052－661－4131
大阪検疫所	大阪市港区築港 4－10－3（大阪港湾合同庁舎）	06－6571－3522
関西空港検疫所	泉南郡田尻町泉州空港南 1 番地（関西空港 CIQ 合同庁舎）	0724－55－1282
神戸検疫所	神戸市兵庫区遠矢浜町 1－1	078－672－9653
広島検疫所	広島市南区宇品海岸 3－10－17（広島港湾合同庁舎）	082－251－1836
福岡検疫所	福岡市博多区沖浜町 1－22（福岡港湾合同庁舎）	092－291－4101
福岡検疫所鹿児島検疫所支所	鹿児島市泉町 18－2－31（鹿児島港湾合同庁舎）	099－222－8670
那覇検疫所	那覇市港町 2－11－1（那覇港湾合同庁舎）	098－868－1674
［日本検疫衛生協会］		
横浜診療所	横浜市中区山下町 2 番地（産業貿易センタービル 3F）	045－671－7041
東京診療所	東京都千代田区丸の内 1－8－2（第一鉄鋼ビル 5 F）	03－3201－0848
［その他］		
国立仙台病院	仙台市宮城野区宮城野 2－8－8	022－293－1111

ころが多い．また，これらの国を経由して入国する際には同じくワクチン接種を義務づけている国も多いので，アフリカや南米への旅行者は，旅行社や検疫所などで黄熱ワクチンの必要性の有無について早めに確認しておくとよい．これらの国へ入国の際には，接種時に発行された国際予防接種証明書を提示する必要がある．この証明書は接種後 10 日目から有効となる．何らかの理由（高度の卵やゼラチンアレルギー，妊娠中など）で黄熱ワクチン接種が不可能である場合には，忌避証明書が必要となる．

b.　免疫の持続性

免疫の持続は比較的良好で，一生涯有効であろうと考えられている．また接種後 16 ～ 19 年後においても 92 ～ 97 %の中和抗体が維持されているとの成績がある[7, 8]．動物実験では，接種ウイルスの持続感染が証明されたとの報告もある．しかし，疾患のもつ危険性から，旅行者用のワクチンとしては 10 年に 1 回の接種が求められている．

c.　同 時 接 種

黄熱ワクチンは旅行者用のワクチンとして短期間に免疫を与える必要性に迫られる

ことが多く，他の必要とするワクチンと同時に接種を行わざるを得ないときがある．通常，他の生ワクチン（麻疹，BCG）との同時接種に問題はないとされている．ただし，日を変えて行う場合には通常どおり，4週間の間隔をあける．不活化ワクチンと同時接種も問題ないとされているが，コレラワクチンと同時あるいは1～3週間間隔以内の期間に接種した場合には，双方の抗体価が低くなるという報告があり[9]，コレラと黄熱は3週間以上の間隔をあけての接種が望ましいとされている．

26.4 副 反 応

一般的には，2～5％に軽度の頭痛，筋肉痛，微熱などの軽い反応が接種5～10日目に出現するが，日常の行動が妨げられるものは0.2％以下とされる．即時型アレルギーとしての蕁麻疹，発疹，喘息発作などは100万接種に1回以下とされる．これらの反応の多くは，製造にあたり鶏卵が使用されているところから卵アレルギーによるものであろうとされている[4]．黄熱ワクチンにおけるゼラチンの関与については不明である．ただし，アナフィラキシーの可能性については，通常と同様に注意が喚起されている．一般的には安全度の高いワクチンであるとみなされる．

重症副反応として，米国においては2例の急性脳炎例（1例は死亡，脳より17Dウイルスを分離）が記されている[9, 10]．また近年*Lancet*に1996～2001年の間に7例の黄熱ワクチン接種後の重篤な副反応例（オーストラリア1件，ブラジル2件，米国4件，これらのうち6例は死亡）が報告されており，黄熱ワクチンの安全性への関心が再び高まっている．報告されたうち3例は自然感染による黄熱そのものに類似したものであり，4例については新たなワクチン後の副反応と考えられるものではないかと述べられている[11～13]．

重篤な副反応の頻度はWHOなどでも検討中であるが，黄熱ワクチンは過去4年間に全世界で1.5億回接種されたと推定され，このうちブラジルでは5,400万回が接種され，重篤副反応報告は2例のみであったとされている．黄熱は毎年3万人の死亡が推定されており，依然アフリカや南アメリカでは重要な公衆衛生上の課題である．また，蔓延地域への旅行者にとっても大きなリスクであるところから，これらの地域においては，ワクチン未接種によるリスクは接種による副反応のリスクよりはるかに大きいと考えられ，現在のところ，WHOは黄熱ワクチンへの方針は変えていない[14]．

26.5 禁 忌

鶏卵でウイルスの継代を行っているワクチンであるため，卵蛋白混入の可能性から，卵・鶏肉などによるアレルギーを有する者は接種禁忌となっている．これらによる重度のアレルギー症状のある者に対しては，事前に皮内反応などでチェックすることが勧められているが，卵を食べることができる程度の者については接種が可能である．

また生ワクチンであり，免疫機能低下者には理論的に急性脳炎発症の可能性があるところから，AIDSあるいはその他の疾患，あるいは治療などによって免疫機能が低下している者は接種禁忌である．

4カ月以下の乳児については，ワクチンによる急性脳炎発症のリスクが高く，同じく禁忌である．

9カ月以下の乳児および妊婦については，その地域への旅行を延期できない，あるいは蚊に刺されないように厳重な注意を行うことができないような場合にのみ接種すべきであり，原則として接種は勧められていない．妊婦の場合，非妊娠者に比べて抗体獲得率が低い（38.6％対81.5％）という報告[15]のほかに，妊娠中にワクチンの接種をうけた母親から出生した新生児の血中にIgM抗体が検出され，先天感染が認められたとの1例の報告がある．ただし，この児は出産時には特に異常を認めなかったと報告されている[16]．　［岡部信彦］

文　献

1）高崎智彦：黄熱　感染症の話．国立感染症研究所感染症情報センターホームページ http://idsc.nih.go.jp/kanja/index-j.html
2）Tsai TF：Flavivirus. In：Principles and Practice of Infectious Diseases 5th ed（ed by Mandell GL, Bennett JE, Dolin R）, Churcill Livingstone, 2000
3）WHO Expert Committee on Biological Standardization, 46th Report. WHO Technical Report #872, Geneva, WHO, 1998
4）Product Information of Aventis Pasteur：Yellow Fever Vaccine YF-VAX, 1996
5）Waters TD, *et al*：Yellow fever vaccination, avian leukosis virus, and cancer risk in man. *Science* **177**：76-77, 1972
6）Monath TP：Yellow fever. In：Vaccines 3rd ed（ed by Plotkin SA and Orenstein WA）, WB Saunders, USA, 1999
7）Groot H, Ribeiro RB：Neutralizing and haemagglutination-inhibiting antibodies to yellow fever 17 year after vaccination with 17D vaccine. *Bull. WHO* **27**：699, 1962
8）Rosenzweig EC, *et al*：Immunological studies with group B arthro-borne viruses. *Am J Trop Med Hyg* **12**：232, 1963
9）Recommendations of ACIP：Yellow fever vaccine. *MMWR* **39**：No.RR-6, 1990
10）Jennings AD, *et al*：Analysis of a yellow fever virus isolated from a fatal case of vaccine-associated human encephalitis. *J Inf Dis* **169**：512-518, 1994
11）Vasconcelos PFC, *et al*：Serious adverse events associated with yellow fever 17D vaccine in Brazil：a report of two cases. *Lancet* **358**：91-97, 2001
12）Martin M, *et al*：Fever and multisystemic organ failure associated with 17D-204 yellow fever vaccination：a report of four cases. *Lancet* **358**：98-104, 2001
13）Chan RC, *et al*：Hepatitis and death following vaccination with 17D-204 yellow fever vaccine. *Lancet* **358**：121-122, 2001
14）WHO：WER 76, No.29, 217-218, 2001
15）Nosidi A, *et al*：Yellow fever vaccination and pregnancy. *Transaction of the Roy Soc Trop Med Hyg* **87**：337-339, 1993
16）Tsai TF, *et al*：Congenital yellow fever virus infection after immunization in pregnancy. *J Inf Dis* **168**：1520-1523, 1993

27

今後開発，改良されるべきワクチン

ワクチン開発の歴史は，ジェンナー（E. Jenner）の天然痘ワクチン（種痘）に始まり，約200年の歴史をもつ．このワクチンは世界保健機関（WHO）の努力により全世界で使用され，我々は天然痘をこの世から撲滅させることに成功した．このことは微生物学のたゆまぬ研究と我々の努力次第では今後もポリオや麻疹も撲滅できる可能性を示唆している．種痘以後，種々の細菌やウイルスワクチンが開発され，現在に至っているが，これまでのワクチンは，生ワクチン，不活化ワクチン（非生ワクチン，サブユニットワクチンを含む）の2種に大きく分類される（表27.1）．

最近になり，両ワクチンともに分子生物学的手法が導入され，新しいワクチンの開発が盛んに行われてきた[1~3]．この章では，今後のワクチン開発への戦略を生ワクチン，不活化ワクチンの利点，欠点より考察し，分子生物学的手法を駆使して今後開

表27.1 現在用いられているワクチンのリスト

ワクチンの種類	ワクチン名		接種年齢
不活化ワクチン	日本脳炎	ウイルス	3歳以上
	インフルエンザ	ウイルス	全年齢
	百日咳（P） （現在は防御抗原）	細菌	3カ月より
	狂犬病	ウイルス	随時
	A型肝炎	ウイルス	随時
生ワクチン	BCG	細菌	3カ月より
	ポリオ	ウイルス	3カ月より
	麻疹	ウイルス	12カ月より
	風疹	ウイルス	12カ月
	水痘	ウイルス	12カ月より
	おたふくかぜ	ウイルス	12カ月より
	黄熱	ウイルス	随時
トキソイド	ジフテリア（D）	細菌	3カ月より
	破傷風（T）	細菌	3カ月より
サブユニットワクチン	B型肝炎	ウイルス	生後すぐ，および成人

注）PはD，TともにDPTとして用いられる．

発が期待されるワクチンについて紹介をする．

新しい戦略のもとで開発されつつあるワクチンの中には癌，神経疾患，アレルギーの他にも避妊ワクチンまで報告されているが，この章ではウイルス，細菌に対して近い将来に用いられると思われるワクチンに限定して紹介する．

27.1　今までのワクチン

a. 生ワクチン

表 27.1 には現在わが国で用いられているワクチンをあげた．生ワクチンの利点は少量の微生物（細菌やウイルス）を接種し，体内で細菌やウイルスを増殖させ，それに対する感染免疫を誘導できる点である．その結果，実際の強毒株に対して感染予防・発症予防効果をあげられるので，一度良い弱毒株を得ると製造も容易で，結果として安価に製造できる．また効果は高く，液性抗体に加え細胞性免疫の誘導が期待され，結果として免疫が長期間持続する．一方，欠点としては弱毒の程度により臨床反応がみられることと，強毒株に復帰する可能性がある（しかし現在では，ウイルスの特異マーカーをみることで強毒と弱毒ウイルスを区別でき，また継代数を限定し製造させ毒性復帰できにくくしてある）．

良好な生ワクチンを得るために過去多くの努力がなされてきた．まず変異ウイルスを得るために，ヒトの細胞で増殖が悪い株は，ヒトの体内でも増殖が悪く，弱毒化が期待できるので，ヒトの細胞では原株に比し増殖が低い株を求めた．そして現実に，ヒトでの増殖能を抑えて病原性をなくし，他の動物細胞で長期間培養することによって宿主依存性変異株を得，免疫誘導能を維持した弱毒ウイルスを得るための努力がなされた（例えば麻疹，おたふくかぜワクチンは鶏卵細胞で長期間継代する）．また，細胞培養レベルでは低温で増殖できるが，体内に入り体温では増殖しないように病原性を抑え，免疫を誘導できる温度感受性変異株が得られた（例えばポリオワクチン）．これらは先人の経験によるものが多く，現在ではより良好なワクチンを得るために遺伝子組換え技術を用いての工夫がなされている．

b. 不活化ワクチン（サブユニットワクチンを含む）

一方不活化ワクチンの特徴は，接種された抗原は増殖することもなく，感染性もないので，一般的には臨床反応が少ないことである．しかし，大量の抗原を精製して用いるために高価になり，十分な免疫を獲得するためには複数回のワクチン接種が必要である．現在用いられているワクチンには，細菌やウイルスの病原体を殺し病原体全体をワクチンとするもの（日本脳炎ワクチン等），細菌の産生する毒素を精製し無毒化してワクチン（トキソイド）としているもの（破傷風，ジフテリア等），さらに病原体の病原性にかかわる免疫原のみを精製しワクチンとしているもの（百日咳，インフルエンザ HA ワクチン等）がある．

ワクチンの中で感染防御免疫誘導の標的となる蛋白成分要素（ユニット）を防御抗原と呼び，さらにその中で本質的な有効成分のみを含むワクチンをサブユニットワクチンと呼ぶ．また防御抗原の遺伝子のうち，防御免疫に最も重要な部分だけを遺伝子組換え技術によりサブクローニングして生産した組換え蛋白を，組換えサブユニットワクチンと呼ぶ．世界で初めて開発に成功した組換えサブユニットワクチンはB型肝炎ワクチンである．B型肝炎ウイルス（HBV）は，試験管内で大量のウイルス粒子を得ることが困難であり，以前はHBVキャリアの血漿からB型肝炎ウイルスを精製した血漿由来ワクチンが用いられてきた．しかし，血液から抗原を精製するには既知および未知の病原体による感染の危険をともなうことや，材料の確保の困難さのため，組換えDNA技術によるリコンビナントワクチンの開発が行われた．方法は，感染防御の標的であるHBV粒子表面のS抗原（HBs抗原）をコードしている遺伝子領域を適切なプロモーターの下流につなぎ，酵母や動物細胞に注入し，発現されるHBs抗原を精製してワクチンとしたものである．サブユニットワクチンに使用する抗原は，酵母のほか，大腸菌，動物細胞などで発現させることが比較的容易であり，感染性の血液を扱うという危険もなく，大量に抗原を得られるという利点があるが，一般的にサブユニットワクチンは感染免疫に比べ免疫原性が弱く，細胞性免疫の誘導能が弱いという欠点ももつ．

27.2　現行ワクチンの改良

a. 組織培養ウイルス由来日本脳炎ワクチン

日本脳炎ウイルスは蚊刺傷によって血中に侵入し，細胞融解型の増殖様式（細胞内でウイルスの複製過程が完了すると成熟したウイルスは宿主細胞を破壊し，一斉に放出されて新しい細胞に感染していく）をもつ．このため，細胞外の遊離ウイルスを中和できる抗体が，その増殖を抑えるためには重要である．現在の日本脳炎ワクチンは不活化ワクチンであり，被接種者の血中に中和抗体の産生を誘導させることができる．このワクチンは，3～5週齢のマウスの脳内に日本脳炎ウイルスを接種し，脳炎症状を呈したマウスの脳乳剤よりウイルスを精製し，ホルマリンで不活化するといった製法によってつくられる．しかし脳材料を用いるために，脳組織に対するアレルギー（脱髄）発生の恐れ，他の病原ウイルスの混入の可能性，複雑な製造過程，さらに動物を大量に材料とするための動物倫理上あるいは宗教上の問題など種々の問題が考えられてきた．そこで組織培養ワクチンが現在開発されつつある[4]．これは，マウス脳に代えてVero細胞に日本脳炎ウイルスを感染させ，増殖したウイルスを得た後に，不活化させたものである．上記の理由により，組織培養ワクチンも不活化ワクチンとしての実用化が考えられている．マウスを用いた実験では，このワクチンの免疫原性は現行ワクチンよりも高いことが示されている．問題点はワクチン製造上いかに細胞培養で高力価のウイルス量を得られるかにあるが，近い将来実用化されるであろう．

b. 不活化ポリオワクチン

現在，わが国をはじめ世界のほとんどの国には，ポリオ生ワクチン（北欧などでは不活化ポリオワクチン）の接種により，ポリオは撲滅されようとしている．しかしポリオ患者がほとんどいない現在，非常に少ないながら，生ワクチンの宿命である弱毒株の強毒への復帰による副反応が考えられる．そこで，生ワクチンに代わり，細胞培養を用いてウイルスを増殖させた不活化ポリオワクチンが開発されつつある[5]．わが国で開発されたポリオ不活化ワクチンの特徴は，ウイルス株を生ワクチンと同じセービンワクチン株を用いたことにある．治験が終わり次第，近い将来に一般に用いられる予定である．

c. 経鼻インフルエンザウイルスワクチン，組織培養ウイルス由来インフルエンザウイルスワクチン

現在用いられているインフルエンザウイルス不活化ワクチンの問題点はその効果にある．まず，問題になるのはワクチンの投与方法が現行のままでよいのかということである．このウイルスは気道粘膜に侵入し，そこで増殖し，気道炎の発症を引き起こす．つまり，粘膜でのウイルスの一次増殖そのものが発症に結びついている．しかし，現在用いられているインフルエンザワクチンは皮下注射によって接種を行っているために，ウイルス血症を阻止するための血中抗体を誘導することはできるが，粘膜面で免疫誘導は悪く粘膜への感染を阻止することはできない．したがって，皮下注射によって接種を行うよりも，鼻腔や気道に投与し，分泌型の IgA 抗体の産生を誘導させる方が望ましいと考えられる．分泌型 IgA 抗体は，粘膜を経由して抗原を投与することにより，粘膜関連リンパ組織（mucosa associated lymphoreticular tissue；MALT）（図 27.1）における特異免疫が誘導され，産生される[6]．粘膜上皮に存在する M 細胞

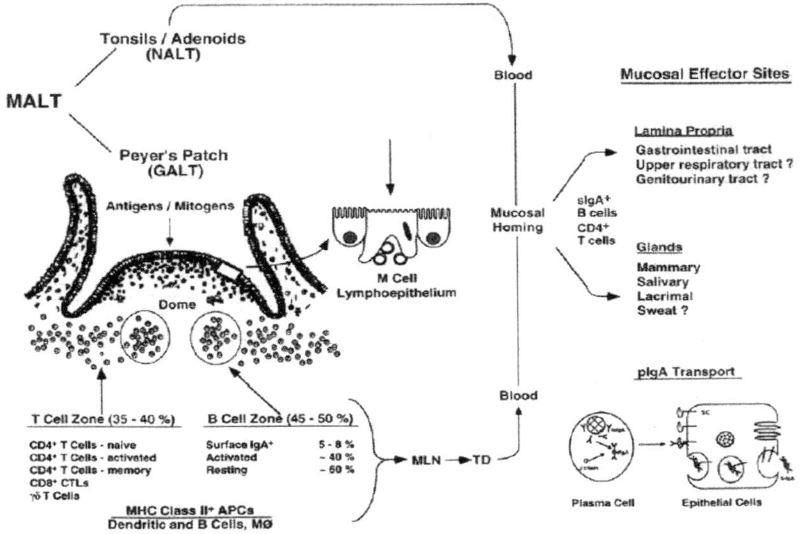

図 27.1　粘膜免疫の誘導とその応答
（William EP ed ： Fundamental Immunology, Lippincott－Raven, 1999）

(microfold cell) などを経由して侵入した抗原に反応したT細胞は，細胞傷害性T細胞として働いたり，種々のサイトカインを産生したりする．同じく反応したB細胞はIgAクラスの抗体を産生する．このIgAは二量体を形成し，上皮細胞間を経由して分泌される間に分泌型IgAになる．誘導されたIgA前駆細胞は，抗原が侵入した部位ばかりでなく，他の粘膜に所属するリンパ組織にも分布し，IgAを産生するという利点がある．この投与方法は，血中にIgG抗体をも誘導できることが知られている．

最近，コレラトキシンBサブユニット（CTB）を用いてのインフルエンザワクチンの研究が注目されている[7]．コレラトキシン分子は1分子のサブユニットA（CTA）と5分子のCTBより構成されており，CTAは下痢を引き起こすのに必要であるが，CTBにはその作用はなく生体にとって無害だと考えられている．またCTBは気道上皮細胞上や腸管のレセプターによく吸着し，強力な粘膜免疫アジュバント（免疫賦活物質）活性をもつことが知られている．田村ら[7]は，現行のインフルエンザHAワクチンにCTBを混合し，自然の感染経路である鼻腔に点下した．この方法で，IgG抗体のほか，自然感染経路である鼻腔から分泌されるIgA抗体を誘導することが可能であったと報告している．また最近，大腸菌の易熱性毒素（heat-labile toxin）もCTBのように粘膜免疫においてアジュバント活性をもつことが示されていて，研究が行われている．いずれにしても，粘膜をターゲットとしたワクチンが接種されると，ウイルスの侵入を阻止することができるだけでなく，接種時の痛みもなく，短時間で行えるというメリットもあり，今後の研究の成果が期待される．

次に，現行のワクチンに含まれる成分についての問題がある．現行のインフルエンザウイルスHA（hemaggulitinin，血球凝集素）ワクチンは10日～11日齢の発育鶏卵の尿膜腔にウイルスを接種し，増殖したウイルスを高度に精製し，得られたウイルス粒子をさらにエーテルで分解したものである．しかし，孵化鶏卵由来のウイルスと哺乳動物細胞由来のウイルスでは，HAのアミノ酸配列にわずかな変異のあることが報告されている．イヌ腎臓上皮細胞由来の培養細胞であるMDCK（Madin-Darby canine kidney）細胞は，インフルエンザウイルスに対して感受性が高く，この細胞を用いて組織培養ウイルス由来のワクチンをつくる試みが行われている．MDCK細胞由来のウイルスのHAの構造は，鶏卵由来ウイルスよりもヒト由来のウイルスのHAの構造に類似しているだけでなく，インフルエンザウイルスに高感受性を示すフェレットにおいてもMDCK細胞由来ウイルスの方が，鶏卵由来ウイルスよりも免疫原性の高いことが示されている．近年，流行株の予測はWHO本部で行われるワクチン株選定会議でのグローバル・サーベイランスの成績を考慮して行われているのでワクチンウイルス株と流行株の的中率は向上しているが，それでもまだ十分ではない．鶏卵由来ワクチンは生産に3～4.5カ月を要するのに対して，MDCK細胞由来ワクチンは1～2カ月程度で生産できるので製造期間の短縮が可能になり，さらに的中率の向上も見込まれる．MDCK細胞由来ワクチンはこれだけでなく，製造コストの削減，緊急時の大量ワクチン製造にも対応できるという利点ももつと考えられる．問題点は組織培養ウイルス由来日本脳炎ワクチンと同様に，高力価のウイルス量を得ることができるかにある．また，MDCK 細胞は株化細胞であるので，安全性（特に癌原性の否定）を確認することが最重要課題である．

d. グローバル・スタンダード化

海外では一般に使われているが，わが国ではまだ使用されていないワクチンである．わが国では用いられていないが，欧米で認可され用いられているワクチンにインフルエンザ桿菌 b 型（Hib）ワクチンがある．この菌は飛沫により拡散し，1 歳以下の小児の感染が多い．化膿性髄膜炎，菌血症をまねく小児の重要な疾患である．インフルエンザ桿菌のうち 90 %以上は b 型のために，この菌の莢膜多糖体とジフテリアトキソイド，破傷風トキソイドをキャリアとした，いわゆる結合ワクチンである．このワクチンは既に米国では使用されているので，わが国への導入も考慮されている．このワクチンは細菌の莢膜多糖体（防御抗体を誘導する）を分離精製しワクチンとしたもので，接種年齢（1 ～ 2 歳）の子供には免疫原性が弱く，他の蛋白と結合したものが使われている．わが国のインフルエンザ b 菌による髄膜炎患者数は米国同様に数千人に達することも予想され，今後実用化に向かうことが考えられる．

次にポリオの不活化ワクチンがある．わが国ではポリオのワクチンとして当初はソークワクチン（不活化ワクチン）が用いられたが，1960 年初期より生ワクチン（セービンワクチン）が用いられ，多大な成果をあげてきた．しかし少数ながら生ワクチンウイルスによる麻痺患者が報告されている．野生株ウイルスによるポリオ患者がなくなった今，再び不活化ワクチンを使用する可能性が浮かび上がってきた．それに増してポリオウイルスの増殖できる Vero 細胞が継代細胞株ながらワクチンウイルスを増殖可能であることが米国で認められ，不活化ワクチンの製造がより容易になった．このことは，ワクチンの使用によりウイルスそのものの存在状況が変化し，それによってより臨床反応の少ないワクチンが要求されることを物語っている．

27.3 将来のワクチン

a. 分子生物学的手法を用いて現在用いられている生ワクチンの改良

現在広く用いられている生ワクチンは，自然の疾患に比べ臨床症状が優位に軽く，効果が不活化ワクチンに比し優位に高いものが用いられている．しかし，ウイルスの病原性を規定する遺伝子がウイルス側にあり，これが同定されれば，分子生物学的手法を用いて，病原性のない免疫性の高いワクチン株が選択できるはずである．この例として，野本らはポリオ生ワクチンの改良を試みた[8]．まず 1 型ポリオウイルスの cDNA（ポリオウイルスはプラス鎖 RNA ウイルスであり，試験管内でこの RNA に相補性の DNA を作成する．この相補性の DNA には感染性がある）を作成した．このことにより遺伝子の操作が可能になり，弱毒ワクチンと強毒ウイルスが遺伝子レベルで比較できた．その結果，神経毒性に関与している領域を特定した．さらにウイルスの免疫と関連するカプシド蛋白は弱毒性には関連のないことを突き止め，1型ポリオ弱毒ウイルスのカプシドをほかの型と入れ替えて，内部は1型で外殻に2型と3型をもつ新しいワクチンが作成できた．このことによって，今まで毒性が不安定であった2，3型ポリオワクチンにも，安定度の高い弱毒株が得られたことになる．

b. 組換えウイルスワクチン

今1つの新しい生ワクチン開発の試みは，1982年のワクシニアウイルス（VV）をベクターに用いる発想から始まった[9]．方法は，天然痘のワクチンとして用いられてきたVVの遺伝子を解析し，ウイルスの増殖に必要のない遺伝子（言い換えれば，この遺伝子がなくても増殖できる遺伝子；例えばチミジンキナーゼ）に種々の遺伝子（感染防御に関連する抗原を発現する遺伝子）を組み込み，細胞にtransfect（DNAを細胞に挿入すること）し，同じ細胞に感染させたVVとの組換えウイルスをつくらせる方法である．この方法でヒト免疫不全ウイルス（HIV），ヒトT細胞白血病ウイルス-I（HILV-I），単純ヘルペスウイルス（HSV），狂犬病ウイルス，HBVをはじめ多くのウイルス病のワクチンが開発されつつある．このワクチンの利点は，複数のウイルス遺伝子を挿入でき，多価ワクチンとして働きうることであるが，天然痘が撲滅できた今，多少の臨床反応が認められるVVを用いることに異論もある．

既に安全性が認められているウイルスに，外来抗原遺伝子（他のウイルスなどの抗原遺伝子）を組み込むことによって，このウイルスに外来抗原を発現させることができる．このようにウイルスの細胞侵入機構を利用して，細胞に外来のポリペプチドあるいはペプチドエピトープ（抗原決定基）の発現を起こさせるウイルスベクターの開発が現在盛んに行われている．通常，ウイルスの増殖に必要のない遺伝子に種々の外来遺伝子を組み込み，細胞にtransfectし，同じ細胞に感染させたウイルスのゲノムとの相同組換えによって，組換えウイルスを作成する．

生ウイルスをベクターとして用いた場合，免疫系を生きたウイルスが刺激するので，液性免疫だけでなく細胞性免疫を誘導することができる．これは外来抗原が感染細胞の中で発現し，抗原ペプチドに分解された後，主要組織適合抗原（major histocompatibility complex；MHC）のクラスI分子に結合し細胞表面に輸送されるので，キラーT細胞の関与する免疫が誘導できるためである．通常ウイルスベクターとして，ワクチンウイルスが用いられるが，このウイルスに対する免疫と，外来抗原に対する免疫の両方が誘導される．したがってこの方法は，繰り返し接種した場合に有効性がなくなるかもしれないという問題がある．

水痘ウイルス岡ワクチン株もベクターとしての利用が考えられている[10, 11]．白木ら[10]は，岡ワクチンウイルスのゲノムDNAにHBsを組み込んだ組換えウイルスを構築している（図27.2）．実際にモルモットに投与し，抗HBs抗体と水痘型の細胞性免疫を誘導することが確認されている[12]．元来このワクチンは非常に副反応の少ないことがよく知られているので，安全性の高いベクターと考えられるが，その反面，上述のように水痘に免疫のある人での有効性について解析が必要と思われる．しかし

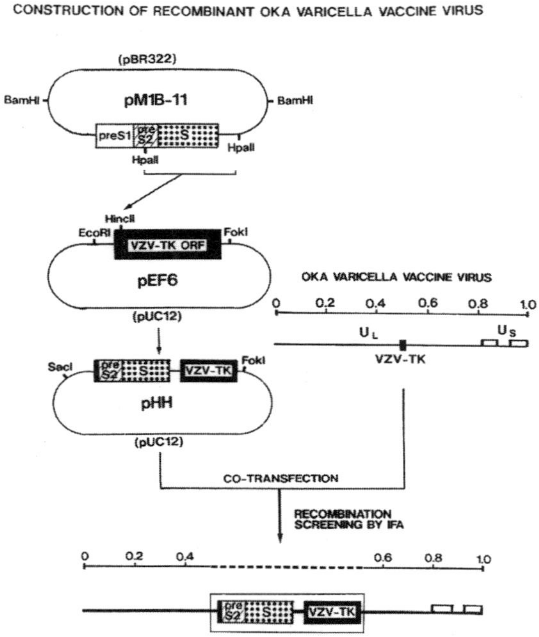

(a)

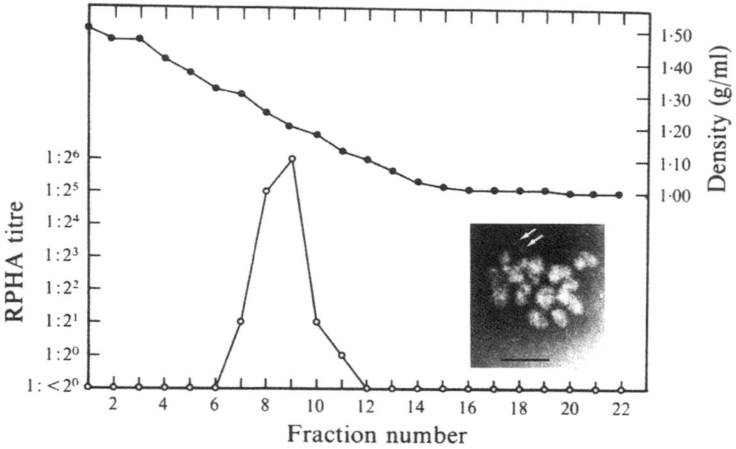

(b)

図 27.2　B 型肝炎表面（HBs）抗原を発現する組換え水痘生ワクチン作製（a）と，産生分泌された HBs 抗原（b）

水痘ウイルスは，この点は克服できそうである．子供が水痘に罹患すると母親の抗体上昇を認める．あるいは，成人に水痘生ワクチンを接種した場合に抗体上昇，皮内反応やリンパ球幼若化反応の増強を認める．したがって，発症はしないが，ウイルスに再感染，あるいは組換えワクチンの接種による免疫誘導が可能であることを示唆している．

まず代表的なウイルスベクターは，ワクシニアウイルスである．ワクシニアウイルスベクターは動物個体で外来抗原を発現させることが可能で，またそのゲノムサイズが大きいため多くの外来抗原を挿入できる可能性がある．実際に，3種類の感染防御抗原（単純ヘルペスウイルスの糖蛋白gD，B型肝炎ウイルスの糖蛋白HBs抗原，インフルエンザウイルスの糖蛋白HA）を同時に発現する多価組換えウイルスが構築されている．またヒト免疫不全ウイルス1型（human immunodeficiency virus type 1；HIV-1）の主要外皮糖蛋白gp120を発現する組換えワクシニアウイルスは，予防や治療の目的で臨床試験が行われている．さらに，癌細胞に対する免疫を誘導するために，癌の抗原を発現する組換えウイルスを作成し，動物モデルで実験が行われている．しかし，ワクシニアウイルスは増殖する際，宿主細胞を数日で死滅させるウイルスであり，多少の臨床反応が認められることが知られている．したがって，種痘としての実績があるにもかかわらず，ウイルスベクターとして用いる際にはこの細胞融解型の増殖様態が憂慮されている．ワクシニアウイルスのヒトでの病原性がさらに弱毒であるカナリアの痘瘡ウイルス（canary poxvirus）に，HIV-1のgp120を発現させた組換えウイルスがHIVワクチンとして使用されている．遺伝子操作技術により弱毒化されたヒト単純ヘルペスウイルスもベクターとしての利用が考えられている．ただ，マウスモデルで脳炎の発症が認められており，さらなる安全性確認が必要である．

他の哺乳類のウイルスもベクターとして用いられている．最近では，感染はできるが増殖不能として，病原性をなくし，特定の遺伝子のみを発現させる遺伝子治療のベクター，あるいは種々の遺伝子発現を残し，免疫誘導能を残したワクチンベクターとして使用されている[13～15]（DISCワクチンとして後述）．増殖能を有するアデノウイルスベクターが開発されたが[13]，必須遺伝子を欠損させた組換えウイルスベクターも作製されている．この増殖不能ウイルスは，必須遺伝子が持続発現している293細胞では増殖できるが，それ以外の細胞では増殖できないという性質をもついわゆる非増殖型ベクターであるので，安全性の面ではワクシニアウイルスより優れている．また，高い遺伝子導入効率と発現量をもつ上，きわめて高い感染価のウイルスを得ることができるという利点をももつ．

c. 組換え細菌ワクチン

病原性を有する細菌は，外来性の抗原をもたせた生菌ベクターとして利用できる．腸管で病原性を発揮する細菌に外来性抗原をもたせた場合，経口投与で外来抗原に対する粘膜免疫を誘導できる可能性がある．*Salmonella typhi*は細菌ベクターとしてよく研究された細菌であり，これを用いたワクチンの臨床試験が行われている．同様に

Listeria monocytogenes, Vibrio colerae, Salmonella Flexneri も経口投与できるベクターとしての利用が考えられている．これらの弱毒生菌ベクターは，消化器で複製し外来抗原を発現するが，生菌ベクターそのものの毒性が懸念されている．BCG ワクチン株を生菌ベクターに利用する試みも行われている[16]．HIV のいくつかの抗原をもたせた BCG を用いた研究が行われている．BCG を非経口のワクチンベクターに利用することについては，HIV 感染者に BCG は禁忌とされる点はあるが，これまでにおびただしい数の世界規模での使用実績があることから，容認されやすいと思われる．組換え BCG は，マウスモデルでは，経口，経鼻，経皮という異なる投与ルートでも有効性を示すという報告もある．

d. 遺伝子工学的手法を用いての新しいサブユニットワクチン開発

一般に，ワクチンとして免疫原性を有する蛋白を細菌の中で発現させたとき，正常な高次構造をもつ蛋白を得られないと，ワクチンとしては用いられない．たとえば日本脳炎ウイルスではエンベロープに存在する E 蛋白（感染防御抗原）と preM 蛋白を分子会合させることにより，正常な構造が形成されることが明らかになり，ワクチンとしての可能性が出てきた．このように，正常の構造を有する蛋白を発現させワクチンとする試みがなされている．B 型肝炎ワクチンの場合には，当初，HBs 抗原を大腸菌で発現させることが試みられたが，困難であったため（現在，大腸菌でも行われている），酵母を用いて発現が行われ，ワクチンとして用いられている[17]．この際に重要なことは，B 型肝炎ウイルスは数種の抗原の中で HBs 抗原が感染防御の標的であり，HBs 抗原に対する抗体が産生できれば感染防御できることから，このような有効なワクチンが開発できたと思われる．

e. ポリペプチドワクチン

蛋白の抗原性を発揮する部位（抗原決定基）をエピトープと呼ぶが，この感染防御に重要なエピトープのペプチドを合成し，ワクチンとする試みがなされている．この利点は均一な，純度の高いものが合成され，長期間安定であり，感染性がない，などである．しかし半面，自然の蛋白は立体構造を有するため，合成ペプチドが自然抗原とまったく同じ抗原性を発揮することは困難である．現在開発されつつあるワクチンとして，インフルエンザ，エイズ，マラリアに対するワクチンがある．

f. 抗イディオタイプ抗体（anti-idiotype）**ワクチン**

抗体は抗原と結合する部位があり，もし抗原決定基に反応する抗体を免疫すれば，抗原決定基と同じイメージの抗体ができるはずである．この抗体を抗原として用いれば，抗原を接種したことと理論上は同じになる．このような発想で開発されつつあるワクチンに HBV，狂犬病ワクチンがある[18]．

g. 核酸ワクチン（nucleic acid vaccine）

1990 年に Wolff ら[19] は，マウスの筋肉内に DNA を注射すると抗原が発現されることを初めて報告した．1993 年以後 DNA ベクターそのものを動物に接種することで防御抗体が得られ，細胞性免疫誘導できることに成功した報告が相次いだ．基本的な

DNA ワクチン作製の方法は，プラスミド（plasmid）のデザインとしてサイトメガロウイルス・プロモーター（CMV promoter）の下流に発現しようとする遺伝子をつなぎ，最後に SV40 またはウシ成長ホルモンの polyA をつける．しかし発現しようとする遺伝子の抗原発現部位を決定しておくことも重要である．最近ではこのプラスミドにサイトカインやサイトカイン遺伝子がともに接種されることでより良い抗原性が誘導されることもわかった．このような DNA を筋肉または皮膚に注射するが，抗原の発現は意外に長期間で，抗原が自分の細胞で発現されるので，正常な抗原構造や糖鎖の付加などの蛋白合成後の修飾も正常で理想に近い．さらに宿主で蛋白の合成が行われるのでクラスⅠ主要組織適合性抗原との反応も正常で細胞性免疫の誘導も期待される．この手法でのワクチン開発は，C 型肝炎，ロタウイルス，インフルエンザ，単純ヘルペス，狂犬病，麻疹，HIV のほか，マラリアなどの原虫でも報告されている．利点としては抗原発現が長期間であるほか，混合ワクチンも可能であり，製造費も非常に安く，熱にも抵抗性であり，長期間保存されることである．しかし，心配がまったくないわけではない．その 1 つは抗 DNA 抗体の産生，細胞中での抗原が長期間産生される発癌性の有無などである．これらの困難を克服してワクチンとして用いられるには多少の時間を必要とすると思われる．さらに，核酸ワクチンがどのように働くかの機構解明や，現在のワクチンに勝るものかについては今後の問題である．

h. 粘膜ワクチン

ポリオワクチンは自然感染経路より投与され，血清抗体の産生のほかに腸管に分泌型 IgA の産生を促した．このことから，腸管や他の粘膜には新たな免疫機構が存在することが予想された[6, 7]．このことが引き金となり，新たに自然のルートによるワクチン投与が考えられている．ワクチンがサブユニット抗原であればアジュバントとともに投与を行う．このように，今後現行および新たなワクチンの投与法の検討も考えられる．

i. 食物を用いたワクチン

まったく新しい試みとして，食物に遺伝子を組み込んで発現させ，それを食べることによって免疫をつけようとする新しいワクチンである．ポテトに HBs 抗原を発現させて，それをマウスに食べさせ，HBs 抗原に対する抗体を誘導して HB ワクチンとしようという試みである[20, 21]．ただ，この実験系では，ポテトの HB ワクチンを食べて免疫が誘導できるのは，初回に HBs 抗原による免疫が行われていること（HBs 抗原に対するプライミング）が必要なようである．

j. disabled infectious single cycle（DISC）ワクチン

ウイルスの複製・増殖に必要な蛋白を欠損させたウイルスで，免疫を行おうとする新しい方法である．単純ヘルペスウイルス（HSV）で例を示すと以下のようになる[22, 23]．HSV の糖蛋白 gH は，ウイルスの感染増殖に必須である．そこで，ウイルス遺伝子の gH を発現できないように不活化する．このウイルスは増殖できないので，あらかじめ gH を発現する細胞を用意しておき，その細胞に感染させて gH 欠損ウイルスを増殖させ，あらかじめ存在するgHを利用してgHをウイルス粒子内にもつ感染性ウイルスを得る．このウイルスを免疫に用いる．このウイルスは接種されると通常のHSVのように感染し，gHを除くすべての蛋白を発現する．しかし，gHができないので，感染性粒子はできず，感染はひろがらない．しかし，感染細胞が誘導されているので，HSVに対する抗体産生や細胞性免疫は誘導される．このように増殖不能ウイルスを用いて免疫を行えば，免疫誘導は行うが増殖にともなう副反応やウイルスが体内に残る潜伏感染が回避できるという基本的概念で作製されるワクチンである．HSVの場合には，DISCワクチンとしてヒトへの投与が行われている．このように，増殖不能のウイルスを生体で1サイクルのみ増殖させて次のサイクルに至るためのウイルスが完成できない．したがって，自然感染に近い免疫を獲得できるワクチンとして，病原性の制御が困難なウイルスに適用することが考えられている．

k. ハイブリッド・ワクチン（hybrid vaccine）

遺伝子の一部を組み換えたワクチンという意味では組換えウイルスワクチンである．デングウイルス4型の外皮蛋白をウエストナイルウイルスの外皮蛋白と置き換えて，デングウイルスの増殖機構を利用して，自己増殖するウエストナイルウイルスワクチンが開発された（図27.3）．サルでの免疫実験結果，ウエストナイルウイルスの感染を阻止できるワクチン候補として報告された[24]．組換えウイルスワクチンでは，原型のウイルスと組換えウイルスの蛋白に対する免疫が誘導されるが，このようなハイブリッド・ワクチンでは，ウエストナイルウイルスに対する感染防御免疫は誘導できるが，増殖機構を提供した原型であるデングウイルスに対しての感染防御にかかわる感染免疫は十分に得られない．

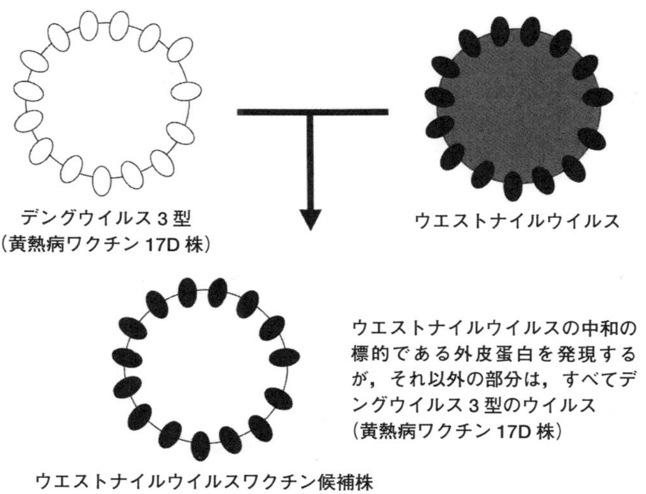

図27.3　ウエストナイルウイルスワクチン候補株（ハイブリッド・ワクチン）

l. ウイルスの有するアジュバント活性を利用したワクチン

水痘ウイルスワクチンを接種すると4日目には皮内抗原に対する細胞性免疫反応が誘導されるという時間的関係から，接種局所で免疫誘導されることが考えられた．そこで，接種時に水痘が認識される環境下でHBs抗原を共存させたところ，HBs抗原に対して水痘ウイルス蛋白に対するのと同様な水痘型の細胞性免疫と液性免疫が誘導できた[25)]．水痘は生ワクチンで，HBs抗原は不活化であるが，HBs抗原に対して生ワクチンタイプの免疫が誘導できる方法である．

m. 対象者が限られたワクチン

テロ対策や職業的なリスクにともなうワクチンやHIVワクチンは，ハイリスクの人々を対象とするものである．サイトメガロウイルス（CMV）感染症は，わが国では妊婦での抗体保有率が約70％に低下して欧米に近い状態になりつつある．そのため，欧米のように，母子感染，移植患者の感染ではCMVに対するワクチンが開発されている．古川博士が樹立した弱毒CMVワクチンTowne株が使用されたが，サブユニットワクチンなども考慮されている．また，HSVに関しても，20歳台の抗体保有率が50％をきる状況にある．そのため，妊婦の初感染や性器ヘルペスの再発抑制などのための，サブユニットワクチン，DISCワクチンが開発されている．現在米国と欧州で行われている，高齢者を対象とした帯状疱疹および帯状疱疹後神経痛を予防するための水痘生ワクチンの接種も，この分類になるであろう．

27.4 ワクチン接種の問題点

a. 投与法の検討

病原体の感染は通常粘膜を通じてが主たるものであるが，現在用いられているワクチンのほとんどは注射法という正常の感染法ではない方法で接種を行っている．このため粘膜を通じて誘導される分泌型のIgA抗体の産生がみられない．経口接種のポリオ生ワクチンが不活化ポリオワクチンに比べ粘膜免疫が誘導されることが知られている．接種されたワクチンウイルスは呼吸器系や消化器系のリンパ組織に取り込まれ免疫を誘導する．誘導されたIgA前駆細胞は抗原が侵入した部位ばかりでなく，他の粘膜に所属するリンパ組織にも分布していき，IgAを産生する．すなわち，抗原を認識した粘膜ばかりではなく，全身の他の粘膜でも免疫が成立するという利点がある．ポリオの不活化ワクチンによる免疫では，粘膜面での免疫が誘導されないので腸管でのウイルスの増殖は抑えられないが，腸管から体内に侵入したウイルスは誘導された免疫で不活化されるため，ポリオに感染するが発症しないとされる．わが国では，ポリオの生ワクチンを使用してきたが，生ワクチン接種者から周辺への感染，下水・環境への排出がある．ポリオの撲滅が進めば，弱毒のワクチン株でさえ環境中に存在することは好ましいことではない．したがって，わが国でも生ワクチンから不活化ワクチンへ切り替えていくことが必要となる．

抗原としては，不活化ワクチンでも適当なアジュバントを用いれば抗原性は十分に高めることが可能であり，ワクチンとして十分である．また経口投与の場合は，胃や腸で抗原が変性しない工夫が必要となる．

b. 混合ワクチン化と追加接種

ワクチンの接種回数を減らし負担を減らすことが望まれる．そのため，ワクチンを混合して一度に多種のワクチンを接種することになる．わが国では麻疹，風疹，おたふくかぜ，水痘の各ワクチンは単独で接種されているが，米国では四種混合ワクチンという方向である．もちろん，DPT 三種混合と不活化ポリオ，HB ワクチンの五種混合ワクチンもそのひとつである．

ワクチンの接種は1回で十分であると思われていたが，ワクチンの普及にともない，感染症の流行がなくなり，免疫の持続に関しても懸念されるようになった．そのため，一次，二次ワクチンフェイリャーに対する対策として，2回接種が行われるようになった．さらに，ワクチン世代の妊婦の抗体価低下にともなう移行抗体の低下が最近問題となってきている．これらに対して，わが国では，まず1回接種が広く確実に行われることが重要であるが，2回接種の方向へワクチンは動くものと思われる．

c. アジュバントの改良

不活化ワクチンやポリペプチドワクチンはそのままでは抗原性が低く，アジュバントとともに接種をする必要がある．現在認められているアジュバントは，アルミ製剤のみであり，効果のより高いアジュバントが望まれている．その候補としては細菌細胞膜の MDP（N-muramyl-L-alanyl-*p*-isoglutamine）などが候補にあがっているが，最近，田村らによるコレラトキシン B（CTB）を用いてのインフルエンザワクチンの研究が注目されている[11]．現行のインフルエンザ HA ワクチンに CTB を混合し，自然の感染経路である鼻腔に点下する方法であり，IgG 抗体のほか，自然感染経路である鼻腔から分泌される IgA 抗体の誘導ができることである．この方法によってワクチンが接種されると，接種時の痛みもなく，短時間で行えるので便利であり，今後の研究の成果が期待される．さらに，Toll like receptor 刺激剤である CpG DNA などをワクチン・アジュバントとする試みも行われている[26]．

以上のように，分子生物学的手法を用いて，現在でも多くのワクチンが開発されているとともに，現在用いられているワクチンや投与法の改良が試みられている．いずれにしても異種抗原を体内に投与するので，完全に副反応のないワクチンは期待されない．今後はワクチン投与の利益を医師，被接種者ともに冷静に判断して行われるべきである．

［白木公康・山西弘一］

文　　献

1）上田重晴：日本におけるウイルスワクチンの開発—麻疹ワクチンの開発から学んだこと 21 世紀のワクチン開発．感染炎症免疫 **31**：53-60，2001

2）Ada G：Viral vaccines. In：Viral Pathogenesis（ed by Nathanson N），pp371-399, Lippincott-

Raven, Philadelphia, 1997

3）Special issue, vaccine and immunity. *Science* **13**, July 2001

4）石川豊数ほか：継代培養細胞を用いた不活化日本脳炎ワクチンの開発．臨床とウイルス **26**：340－350, 1998

5）土居　穣：ポリオワクチンの現状と将来（高橋理明，神谷　齊編），pp48－61，医薬ジャーナル社，1999

6）廣井隆親ら：粘膜関連リンパ組織（MALT）と粘膜免疫― MALT を介した IgA 応答の誘導．免疫薬理 **11**：243－251，1993

7）Tamura S－I, *et al*：Intranasal immunization with influenza vaccine. In：Mucosal Vaccines, pp425－436, Academic Press, San Diego, 1996

8）Nomoto A, *et al*：Strategy for construction of live picornavirus vaccines. *Vaccine* **6**：134－137, 1988

9）Panicali D, *et al*：Construction of poxviruses as cloning vectors ； Insertion of the thymidine kinase gene from herpes simplex virus into the DNA of infectious vaccinia virus. *Proc Natl Acad Sci USA* **79**：4927－4931, 1982

10）Shiraki K, *et al*：Development of immunogenic recombinant Oka varicella vaccine expressing hepatitis B virus surface antigen. *J Gen Virol* **72**：1393－1399, 1991

11）Shiraki K, *et al*：Construction of Oka varicella vaccine expressing human immunodeficiency virus env antigen. *J Med Virol* **64**：89－95, 2001

12）Kamiyama T, *et al*：Novel immunogenicity of Oka varicella vaccine vector expressing hepatitis B surface antigen. *J Infect Dis* **181**：1158－1161, 2000

13）Morin JE, *et al*：Recombinant adenovirus induces antibody response to hepatitis B virus surf ace antigen in hamsters. *Proc Natl Acad Sci USA* **84**：4626－4630, 1987

14）Watanabe T, *et al*：Immunogenicity and protective efficacy of replication－incompetent influenza virus－like particles. *J Virol* **76**：767－773, 2002

15）Watanabe T, *et al*：Influenza A virus with defective M2 ion channel activity as a live vaccine. *Virology* **299**：266－270, 2002

16）山田　毅：抗酸菌研究と組換え BCG ワクチン．化学療法の領域 **1992**：62－67, 1992

17）Miyanohara A, *et al*：Expression of hepatitis B surface antigen genes in yeast. *Proc Natl Acad Sci USA* **80**：1－5, 1983

18）Thanavala YM, *et al*：A surrogate hepatitis B virus antigenic epitope represented by a synthetic peptide and an internal image antiidiotype antibody. *J Exp Med* **164**：227－236, 1986

19）Wolff JA, *et al*：Direct gene transfer into mouse muscle *in vivo*. *Science* **247**：1465－1468, 1990

20）Kong Q, *et al*：Oral immunization with hepatitis B surface antigen expressed in transgenic plants. *Proc Natl Acad Sci USA* **98**：11539－11544, 2001

21）Richter LJ, *et al*：Production of hepatitis B surface antigen in transgenic plants for oral immunization. *Nature Biotech* **18**：1167－1171, 2000

22）Boursnell ME, *et al*：A genetically inactivated herpes simplex virus type 2 （HSV－2） vaccine provides effective protection against primary and recurrent HSV－2 disease. *J Infect Dis* **175**：16－25, 1997

23）McLean CS, *et al*：Induction of a protective immune response by mucosal vaccination with a DISC HSV－1 vaccine. *Vaccine* **14**：987－992, 1996

24）Alexander G, *et al*：Molecularly engineered live－attenuated chimeric West Nile/dengue virus vaccines protect rhesus monkeys from West Nile virus. Virology in press 2003

25）Phumiamorn S, *et al*：Induction of cell－mediated and humoral immunity to hepatitis B surface antigen by a novel adjuvant activity of Oka varicella vaccine. *J Gen Virol* **84**：287－291, 2003

26）Klinman DN：CpG DNA as a vaccine adjuvant. *Expert Rev Vaccines* **2**：305－315, 2003

Ⅲ．公衆衛生と法的規制

28

日本の公衆衛生事情
―感染症との対決―

28.1　公衆衛生の変遷

公衆衛生の課題は，悪い衛生環境，疾病，貧困の悪循環から生ずる人々の健康の格差の是正を目指し，人々の健康的な生活の確立によるQOLの向上を図ることである．Winssowによって，「公衆衛生は，共同社会の組織的な努力を通じて，疾病を予防し，寿命を延長し，身体的・精神的健康と能率の増進を図る科学・技術である」と，定義づけられている．

a. 戦　　前

明治に至るまで漢方を中心とする東洋医学による医療が行われてきたが，明治政府の指導者は西洋医学の優秀性を経験し，ドイツ流の西洋医学が取り入れられた．1872年（明治5年）に文部省内に医務課を設置，1874年（明治7年）に医制が施行され，日本の公衆衛生が始まったといえる．1875年には衛生行政の主管が文部省から内務省に移管され，衛生局が設置され，1897年に伝染病予防法，1919年に結核予防法が制定され，伝染病への対策が行われた．

1937年（昭和12年）には保健所が新設され，公衆衛生を司る機関として全国に保健所網が整い，翌年には内務省から厚生省が独立し，社会保障，社会政策の取り組みが始まった．この背景として，戦争体制の推進から国民の体位向上，結核の国民病としての課題の大きさなどがある．厚生省の誕生は，国民の保健，医療，福祉を一元的な管理体制のもとにおくものでもあり，わが国の公衆衛生の新しい出発点でもあった．

b. 戦　　後

戦後の1947年に米国の指導により，保健所法が全面改定され，保健所は地方における公衆衛生上の指導業務と行政事務を一体的に実施する機関として格段の強化がなされた．戦後の占領政策により，1946年に米国流の公衆衛生学講座が各地の大学に開設され，衛生行政においても英米の公衆衛生活動が導入された．

戦後の復興とともに栄養状況，居住環境，医療状況，経済状況が改善され，戦前の多数の伝染病の減少傾向が強まった．大きくは心臓病，糖尿病，癌などの慢性疾患，すなわち成人病が増加し，種々の対策が行われた．また，体力づくり国民運動を通しての健康増進も図られた．1960年代には高度経済成長などから公害病などの新たな疾患が出現し，1971年の環境庁設置の要因ともなった．

c. 最近の動向

経済成長と相まって，生活水準や健康水準は向上し，平均寿命は世界のトップレベルとなり，少子高齢傾向が強まった．生活習慣を改善して健康を増進し，生活習慣病などの発病を予防する一次予防に重点を置き，壮年期死亡の減少および痴呆もしくは寝たきりにならない状態で生活できる期間（健康寿命）の延伸を図ることが重要とされた．このことを受け，国民の意見・意向に沿った国民健康づくり計画とし，「健康日本21」により，早世（65歳未満における死亡）と障害を予防し，生活の質を高め，実り豊かで満足できる生活づくりを目指す展開となりつつある．

28.2 感染症への取り組み

a. これまでの経過

西洋医学にもとづく急性伝染病対策とし，1876年には天然痘予防規則が制定された．明治初期の伝染病対策の最大の懸案であったコレラの流行を幾度か経験し，赤痢やペストなどの流行もあり，総合的な伝染病対策の必要性を痛感し，1897年に伝染病予防法がつくられた．1899年には，海港検疫法が制定され検疫体制が整備された．工業化が急速に進展し，労働者の厳しい労働条件や劣悪な労働環境，さらには農村でも厳しい労働と貧しい食生活などがあり，国民の間で結核が蔓延し，大きな問題とな

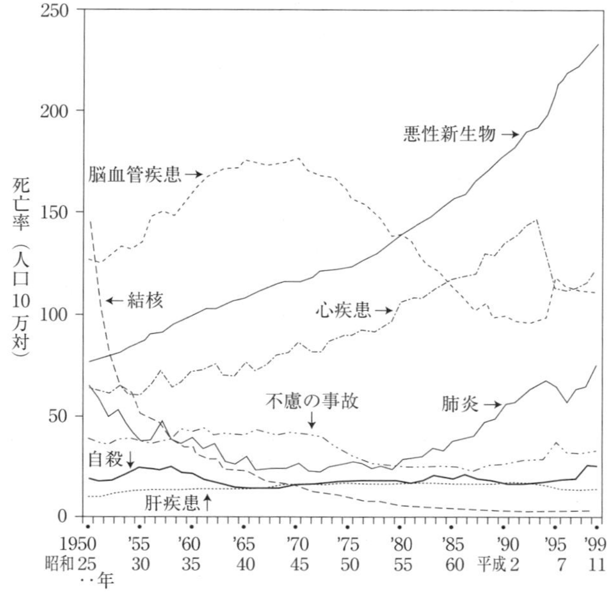

図 28.1 主要死因別にみた死亡率（人口10万対）の年次推移（厚生労働省「人口動態統計」）

っていた．このことから，1904年には「肺結核予防に関する件」が公布された．

社会の近代化にともない，大正時代には急性伝染病の危険が少しずつ遠のき，結核対策，トラホーム対策，寄生虫対策，歯科衛生の普及運動，乳幼児死亡対策，結核対策や精神病などの慢性疾患対策，体位向上対策が行われるようになった．

戦後の復興とともに栄養状況，上下水道，ごみ処理施設など生活環境施設の整備，国民生活水準の向上，ワクチンの改良開発，防疫対策の進歩，医療や経済状況の改善により，戦前の多数の伝染病は減少傾向を強めた．特にワクチン接種，抗生物質による治療法の改善により，小児感染症の死亡が減少した．また，感染症の流行発生については，全国的な感染症サーベイランス体制をつくり，その動向を把握して伝播を防ぐこととなった．このように，これまで死因の第1位を占めてきた肺炎，胃腸炎，結核は戦後年々減少し，悪性新生物，脳血管疾患，心疾患などの成人病が増加してきた（図28.1）．

b. 最近の動向

この20年間に，エイズ，エボラ出血熱，腸管出血性大腸炎O-157などの新興感染症（emerging infections）があらわれ，一方ではこれまで制圧しつつあると思われた結核，マラリアなどが再度息を吹き返す再興感染症（reemerging infections）が世界的な問題となってきた．これらの発生要因はたくさんあるが（表28.1），人や物の国際交流の活発化や航空輸送の発達により，短時間のうちに，国内外の感染症が容易に伝播する，すなわち感染症のグローバル化である．さらには，患者・感染者に対する医療の提供と国民の理解・協力を得た総合的取り組みも必要となった．これらの状況から，100年を経過した伝染病予防法では対応しきれなくなり，1999年に「感染症の予防及び感染症の患者に対する医療に関する法律」の新しい感染症対策が行われ，伝染病予防法，性病予防法およびエイズ予防法は廃止となった．

この新たな感染症法の基本的考え方は，国民の予防および良質かつ適切な医療の積み重ねによる社会全体の感染症予防であり，以下の5つの点が強調されている；

①感染症の発生・拡大に備えた事前型対応型行政の構築とし，普段から感染症発生への対応を行うため，感染症発生動向調査の法定化，国が策定する基本指針や都道府県の策定する予防計画の策定，エイズや性感染症などを対象に国が施策の総合的な方向性を示す特定感染症予防指針策定．

表28.1 新興・再興感染症の発生要因

1. 社会事情：貧困，戦争，人口増加，移民，都会のスラム化
2. 医療：臓器移植，免疫抑制剤投与，医療器材の発達，抗生物質の乱用
3. 食糧：食糧供給のグローバル化，食品加工法や包装法の変化
4. 生活行動：性行動，麻薬使用，海外旅行，ダイエット，野外活動，託児所の汎用
5. 環境の変化：森林開墾や再植林，水態系の変化，洪水や干ばつ，飢饉，地球の温暖化
6. 公衆衛生面の基盤：予算削減，熟練者不足，不適切なサーベイランス
7. 微生物の変化：毒性，薬剤耐性微生物，慢性疾患のコファクターとしての微生物

②感染症類型と医療体制の再整備とし，感染力や罹患した場合の症状の重症度にもとづいて1類から4類感染症の分類と指定医療機関の設置.

③患者などの人権に配慮した入院手続きの整備.

④感染症の蔓延防止に資する必要十分な消毒などの措置の整備措置.

⑤新興感染症の多くは人獣共通感染症で，輸入感染症対策も必要であり，検疫体制・動物由来感染症対策の整備.

⑥感染症のグローバル化から国際協力の推進.

1999年の感染症法改正後，2001年の米国における同時多発テロ事件以降の炭疽，天然痘などの生物テロの恐れ，2003年の新興感染症としての重症急性呼吸器症候群（SARS）の発生があり，感染症法および検疫法が改正され，2003年11月5日に施行となった（表28.2）．今回の改正では，①緊急時における感染症対策の強化，ことに国の役割の強化，②動物由来感染症に対する対策の強化と整理，③感染症法対象疾患および感染症類型の見直し，が主に行われた.

c.　ここ数年の感染症の動向

戦後減少を続けた結核が再燃し，新規結核登録患者数，罹患率などが増加して1999年に「結核危機宣言」が出された．特に，高齢者においての再燃が問題となっている．世界的にはHIV/AIDSと結核との関係であり，しかも耐性結核の増加が危惧されている.

インフルエンザ感染症予防としてのワクチン接種は，一時中断されていたが，高齢者などのハイリスクグループへの投与が再開され，迅速診断法と抗インフルエンザウイルス剤の投与により，予防・治療が可能と目ざましい進歩を示した．また，これまでの新型インフルエンザの発生状況から，近い将来の新型インフルエンザによる流行が危惧され，1997年厚生省では新型インフルエンザ対策が検討された．同年に香港でH5N1の新型インフルエンザの流行があったが，本ウイルスの発生源であるニワトリの大量処理により収束を迎えた.

2003年になり，再度香港でA（H5N1），オランダではA（H7N7）の流行がみられた．2004年にはベトナム，韓国，タイ，そして日本とアジア地区でA（H5N1）の高病原性鳥インフルエンザが発生し，ベトナムやタイではヒトへの感染も認め，34名中23名の死亡者が報告される状況となった．インフルエンザへの治療法が大幅に変わったこともあり，厚生労働省では新型インフルエンザ対策が再検討されている.

1998年にマレーシアとシンガポールにおいて，ヘンドラ様ウイルスによるウイルス性脳炎の流行が発生し，その後の調査からこの病原ウイルスはNipah virus（ニパウイルス）と呼ばれることになった．感染拡大防止に，国内での豚の輸送を中止し，発生地域のブタ90万頭を賭殺し，このウイルスのリザーバーを撲滅し，流行を終結させた.

プリオン病としてのウシ海綿状脳症（狂牛病）は英国から欧州にひろがったが，わが国でも2001年に抗原陽性のウシが見つかり，ウシ全体の検索が行われつつある.

表 28.2　感染症の種類（感染症法にもとづく分類）

	感染症名等	性　格
感染症類型	［1　類］ エボラ出血熱，クリミア・コンゴ出血熱，ペスト，マールブルグ病，ラッサ熱 追加……重症急性呼吸器症候群（病原体がSARSコロナウイルスであるものに限る），痘そう（天然痘）	感染力，罹患した場合の重篤性などに基づく総合的な観点からみた危険性が極めて高い感染症
感染症類型	［2　類］ 急性灰白髄炎，コレラ，細菌性赤痢，ジフテリア，腸チフス，パラチフス	総合的な観点から危険性が高い感染症
感染症類型	［3　類］ 腸管出血性大腸菌感染症	危険性が高くないが，特定の職業への就業によって感染症の集団発生を起こし得る感染症
感染症類型	［新4類］ ウエストナイル熱（ウエストナイル脳炎を含む），エキノコックス症，黄熱，オウム病，回帰熱，Q熱，狂犬病，コクシジオイデス症，腎症候性出血熱，炭疽，つつが虫病，デング熱，日本紅斑熱，日本脳炎，ハンタウイルス肺症候群，Bウイルス病，ブルセラ症，発疹チフス，マラリア，ライム病，レジオネラ症 追加……E型肝炎，A型肝炎，高病原性鳥インフルエンザ，サル痘，ニパウイルス感染症，野兎病，リッサウイルス感染症，レプトスピラ症 変更……ボツリヌス症（「乳児ボツリヌス症（4類全数）」を変更）	
感染症類型	［新5類］ （全数）　アメーバ赤痢，ウイルス性肝炎（E型肝炎及びA型肝炎を除く），クリプトスポリジウム症，クロイツフェルト・ヤコブ病，劇症型溶血性レンサ球菌感染症，後天性免疫不全症候群，ジアルジア症，髄膜炎菌性髄膜炎，先天性風疹症候群，梅毒，破傷風，バンコマイシン耐性腸球菌感染症 （定点）　咽頭結膜熱，インフルエンザ（高病原性鳥インフルエンザを除く），A群溶血性レンサ球菌咽頭炎，感染性胃腸炎，急性出血性結膜炎，クラミジア肺炎（オウム病を除く），細菌性髄膜炎，水痘，性器クラミジア感染症，性器ヘルペスウイルス感染症，手足口病，伝染性紅斑，突発性発疹，百日咳，風疹，ペニシリン耐性肺炎球菌感染症，ヘルパンギーナ，マイコプラズマ肺炎，麻疹（成人麻疹を含む），無菌性髄膜炎，メチシリン耐性黄色ブドウ球菌感染症，薬剤耐性緑膿菌感染症，流行性角結膜炎，流行性耳下腺炎，淋菌感染症 追加……バンコマイシン耐性黄色ブドウ球菌感染症（全数），RSウイルス感染症（定点） 変更……尖圭コンジローマ（定点）（「尖形コンジローム」から変更），急性脳炎（ウエストナイル脳炎及び日本脳炎を除く．定点把握から全数把握に変更）	
指定感染症	政令で1年間に限定して指定された感染症	既知の感染症の中で上記1～3類に分類されない感染症において1～3類に準じた対応の必要が生じた感染症（政令で指定，1年限定）
新感染症	［当初］ 都道府県知事が厚生労働大臣の技術的指導・助言を得て個別に応急対応する感染症	人から人に伝染すると認められる疾病であって，既知の感染症と症状等が明らかに異なり，その伝染力及び罹患した場合の重篤度から判断した危険性が極めて高い感染症
新感染症	［要件指定後］ 政令で症状等の要件指定をした後に1類感染症と同様の扱いをする感染症	

（注）従前の4類感染症は，媒介動物の輸入規制，消毒，ねずみ等の駆除，物件に係る措置を講ずることができる新4類感染症と，これまでどおり発生動向調査のみを行う新5類感染症に分けることとする．

（2003年11月5日に改正）

これは，同疾患に汚染されたウシの肉骨粉を飼料としてウシに与えたことにより起こると考えられている．また，同様な疾患であるクロイツフェルト・ヤコブ病が脳外科手術患者への汚染硬膜の移植により発生し，大きな問題になった．

2003年2月に中国から始まった新興感染症としてのSARSは，香港，ベトナムと世界29カ国に伝播し，最終的には世界29カ国から8,098名の患者と774名の死亡者が確認された．飛沫，接触感染により伝播し，高頻度に院内感染を示すことが本疾患の大きな特徴であり，ひろげた原因として一人の患者から多数へ病気を感染させたスーパースプレッダーの存在もあげられる．治療法がなく，致死率は年齢により異なるが，60歳以上の高齢者では50％に達した．

28.3　予防接種法の変遷

感染症予防の最大の武器は予防接種であり，ワクチンを社会に適応するシステムである．個人に伝染病の病原体に感染しないような免疫を獲得させることである．これまで，時代によっては問題となる疾病が変化し，国民の意識の変遷もあり，何度か予防接種法が改正されてきた（表28.3）．

a.　これまでの経過

1948年（昭和23年）の予防接種法改正により，種痘以外の予防接種が制度化され，疾病予防が本格的に開始された．ここでは，地域住民において予防接種該当疾患にお

表28.3　予防接種に関する主な動向

1909年（明治42年）	種痘法
1948年（昭和23年）	予防接種法 （種痘，ジフテリア，腸チフス，パラチフス，発疹チフス，コレラ）
1950年（昭和25年）	百日咳ワクチン
1951年（昭和26年）	結核予防法
1954年（昭和29年）	日本脳炎ワクチン勧奨接種
1958年（昭和33年）	予防接種法改正 DP二混ワクチン
1960年（昭和35年）	ポリオ不活性ワクチン勧奨接種
1961年（昭和36年）	ポリオ生ワクチン緊急投与
1962年（昭和37年）	インフルエンザワクチン
1964年（昭和39年）	ポリオ生ワクチン定期接種
1968年（昭和43年）	DPTワクチン定期接種
1970年（昭和45年）	閣議了解による予防接種事故救済措置
1976年（昭和51年）	予防接種法改正
1977年（昭和52年）	風疹定期接種（中学生女子）
1878年（昭和53年）	麻疹生ワクチン定期接種
1986年（昭和61年）	B型肝炎母子感染防止事業開始
1987年（昭和62年）	水痘生ワクチン市販
1989年（平成元年）	MMRワクチン開始（1993年中止）
1994年（平成6年）	予防接種法改正

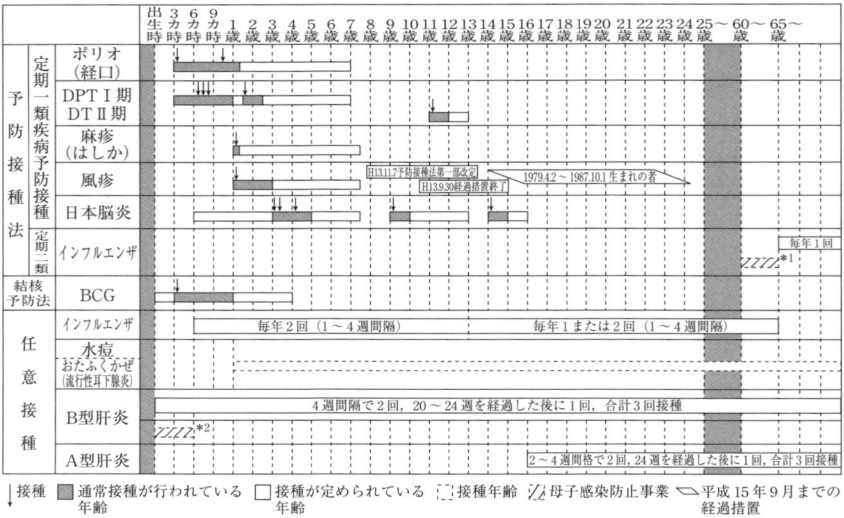

*1 60歳以上65歳未満の者であって一定の心臓，腎臓若しくは呼吸器の機能又はヒト免疫不全ウイルスによる免疫の機能の障害を有するもの

*2 妊娠中に検査を行い，HBs抗原陽性（HBe抗原陽性，陰性の両方とも）の母親からの出生児は，出生後できるだけ早期及び，生後2カ月にHB免疫グロブリン（HBIG）を接種．ただし，HBe抗原陰性の母親から生まれた児の場合は2回目のHBIGを省略しても良い．更に生後2，3，5カ月にHBワクチンを接種する．生後6カ月後にHBs抗原及び抗体検査を行い，必要に応じて任意の追加接種を行う（健康保険適用）．

図28.2　日本の定期/任意予防接種スケジュール2003年（感染症情報センター）

ける抗体（免疫）を獲得させ，伝染病の爆発的な流行を防止するとする社会防衛的理念が貫かれている．しかし，接種にあたっては強制的ではなく，予防接種に対する国民の理解・普及に努め，国民自ら進んでうけることが強調された．

1958年（昭和33年）の予防接種法改正においては，予防接種の実施方法の検討整理がなされた．「痘瘡，ジフテリア，腸チフス，パラチフス，発しんチフス及びコレラの予防接種施行心得」，「百日咳予防接種施行心得」，「インフルエンザ予防接種施行心得」などの予防接種実施方法を定める省令とし，「予防接種実施規則」が制定された．

1960年より北海道，そして九州地方ではポリオ（急性灰白髄炎）が大流行し，ソ連から経口生ポリオワクチンを緊急輸入し対応した．その後，1964年にはこれまでの不活化ワクチンから替えて，生ワクチンによる定期接種が行われるようになった．

1976年（昭和51年）の予防接種法改正では，伝染病が減少してきている現状と，医学の進歩，生活環境の改善などから，接種対象疾患，実施方法の緩和・改善が図られた．腸チフス，パラチフス，発疹チフス，ペストが削除され，麻疹，風疹，日本脳炎，特に必要のある疾病が加わった．また，予防接種による健康被害の救済措置とし，閣議了解された救済制度が法制化された．これは，伝染病の発生が著しく減少し，医学医療の進歩と生活環境の改善もあり，疾病予防としてのワクチン接種による社会防衛的要素の比重が低下し，一方で予防接種による副反応からの健康被害発生に対しての国民の関心が高まったことが背景にある．

b. 最近の動向

予防接種事業などもあり，多くの感染症が減少し，国民一般の意識として，伝染病の恐ろしさを体験する機会がなく，認識が希薄となりつつあった．むしろ予防接種の効果よりは副反応に視点が移り，予防接種事故後の救済を明示することとなった．このように，感染症の種類とその発生状況，ワクチンの改善や開発，疾患やワクチンへの住民の意識の変化などにより，時代に沿った予防接種事業の展開が必要となり，1994年（平成6年）に大幅な変更がなされた．

麻疹は長い間の予防接種活動にもかかわらず依然として年間数十人も発生し，さらには学生や成人での流行が増加し，海外からは日本は本疾患の輸出国とも揶揄されている．この状況から，予防接種の標準接種年齢をこれまでの「生後12カ月から24カ月」を「生後12カ月から15カ月」と，満1歳になったら麻疹ワクチン接種の奨励を行うことに2003年11月に予防接種実施要領を改正した．さらには，2004年からは「子ども予防接種週間」を設け，予防接種事業の推進を図った．

BCG接種については，学童期の再接種の有効性に十分な証明がなく，小学1年，中学1年でのツベルクリン反応検査とBCG再接種は2003年4月から中止となった．BCG接種は特に乳幼児に対する結核予防のため，ツベルクリン検査を省略した直接接種により2005年4月から開始されることとなった．

予防接種は個人の意思を尊重した勧奨接種となり，国民への予防接種の知識の普及と積極的な参加を促す啓蒙活動により，高い接種率を維持することが望まれている．副反応からの健康被害をさけるため，予防接種は原則として，通常の健康管理にあたっている家庭医などのいわゆる「かかりつけの医師」による個別接種で実施され，接種前の予診の慎重な対処が必要とされている．定期接種の期間は，罹患好発年齢を考慮した標準的な接種年齢と，救済制度を考慮した幅広い年齢となり，小学校入学がなされている90カ月までとなった（図28.2）．

これまでは小児を主な予防接種事業の対象としてきたが，インフルエンザにみられるように，欧米と同様に成人，高齢者が接種対象者として比重が大きくなりつつある．

［鈴木　宏］

文　献

1）財団法人厚生問題研究会：厚生省50年史，中央法規，1988
2）国民衛生の動向．厚生の指標 48巻9号，2001

29

発展途上国における予防接種計画

予防接種計画の目的は言うまでもなくワクチン予防可能疾患のコントロールであり，これはすべての子供に安全で有効なワクチンを届けることによってのみ実現される．すなわち，予防接種計画というのは，いかにしてワクチンを届けるかということである．しかしながら，発展途上国においては，ただ単純にワクチンを届けるといっても，ワクチンを購入することに始まり，計画立案からその実際の進行の管理，あるいはコールドチェーンの管理，人材の確保とトレーニングなど多くの解決すべき問題がある．またサーベイランスにより疾患の発生状況を把握し，計画を評価検討し，それらを今後の予防接種計画の改善に反映させていくことも重要なポイントである．

本章では，世界の予防接種の現状を概観した後，世界的な予防接種計画への取り組みとともに，いかにして有効的な予防接種計画を遂行していくかについて述べてみたい．

29.1　世界の予防接種の現状

図 29.1 に DPT 3 回接種の世界の予防接種率の年次推移を示した[1]．いずれも世界各国から WHO への報告データにもとづき，報告がない場合には統計学的推計値を用いているが，1980 年代は各国の基盤整備にともなって順調に上昇し，1990 年以降は，概ね 80 %程度を維持している．維持しているというよりは，とどまっていると言った方が正解かもしれない．ルーチンの予防接種率をあげることがいかに難しいか，そしてそれをいかに補足して，疾患のコントロールにつなげていくか，ポリオと麻疹の例をあげてみる．

a.　ポリオ根絶計画

この計画は 1988 年に WHO 総会（World Health Assembly）にて採択され，ポリオ根絶は全体として拡大予防接種計画（Expanded Programme on Immunization；EPI）を強化していく方向性で，保健基盤や基本的保健サービスを育成しつつ遂行していくことが強調されている．根絶のための戦略として，①経口ポリオワクチン（OPV）接種率を高く維持する，あるいはそれができない場合には補足的な予防接種活動を行うこと，② 5 歳以下のすべての子供に OPV を補足投与する National immunization days（NIDs）を行うこと，③急性弛緩性麻痺（acute flaccid paralysis；AFP）サーベ

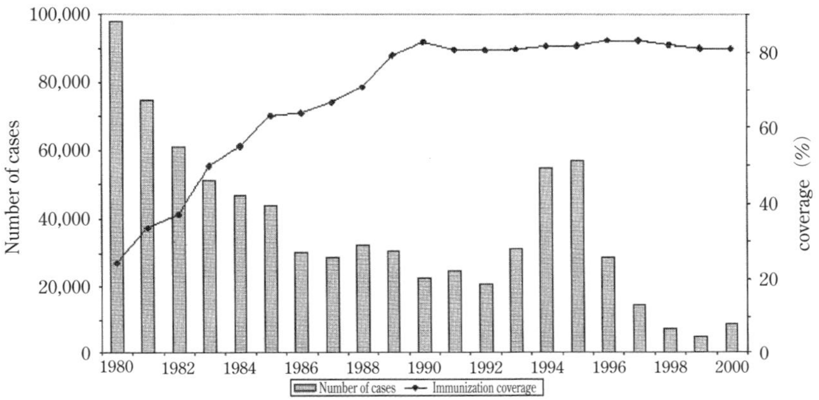

図 29.1　世界における DPT3 回接種予防接種率の年次推移[1)]

イランスと検体検査によりポリオ症例を迅速に発見して調査すること，④ Mop-up キャンペーン（大規模な家から家への予防接種キャンペーン）により最後のウイルス伝播経路を断ち切ること，の 4 つが実施されてきた．これらにより，1988 年には 5 大陸にわたって 125 の国でポリオが存在し，毎年 350,000 人以上の子供たちがポリオによる麻痺を発症していたのが，2000 年にはポリオ確認患者は 2,853 例と 99 %減少し，これは 1999 年と比べても半数以下となっている．また，2000 年に野生株ポリオウイルスの伝播が認められたのは 24 カ国であり，13 がアフリカ地域，7 が東地中海地域そして，4 が東南アジア地域であったが，このうち 3 カ国（ケープヴェルデ，イラン，ミャンマー）は輸入例であった．6 つの WHO 地域のうち，アメリカ，西太平洋，ヨーロッパ地域は 2 年以上野生株ポリオウイルスが見つかっておらず，アメリカ地域においては 1994 年に，西太平洋地域においては 2000 年 10 月 29 日に根絶宣言が出されている．

図 29.2 に OPV 3 回の世界の予防接種率を示したが，これを見ると，根絶寸前のポリオにおいてもルーチンの接種率は 80 %弱であり，地域別にみてもアフリカ地域などでは 50 %程度しかない（図 29.3）．ルーチンの予防接種率を高く上げるのが途上国ではいかに難しいか，またこういったところでは NIDs や Mop-up を含む補足的な活動が全体の根絶計画にいかに大きな貢献をしているかがわかる．それとともに，実際，ポリオ根絶活動を通して予防接種を届けるのが難しいところへ，いかにして届けるか努力してきた結果が，現在，ルーチンの予防接種計画を改善することに大きく貢献している．ポリオ根絶計画は，また保健基盤や基本的な保健サービスの改善に非常に大きな貢献をしている．例えば，①世界的な検査およびサーベイランスネットワークを樹立し，今やこれを他の重要な疾患の探知や対応に使用されつつあること，②予防接種サービスとサーベイランスを支援するために世界中で 300 人以上の外国人ス

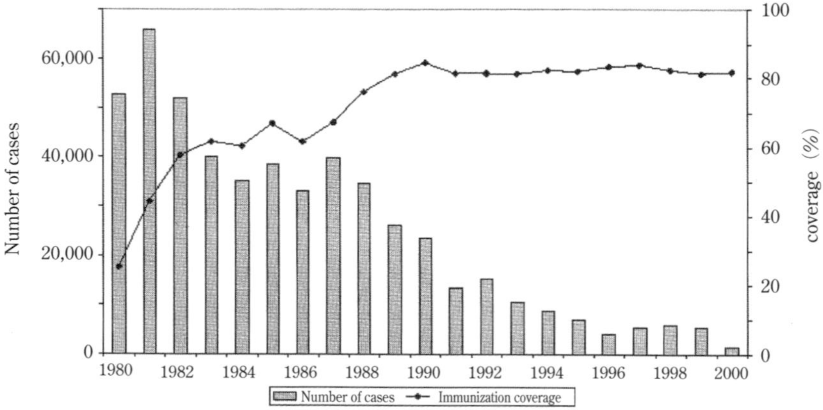

図 29.2 世界における OPV3 回接種予防接種率の年次推移[1)]

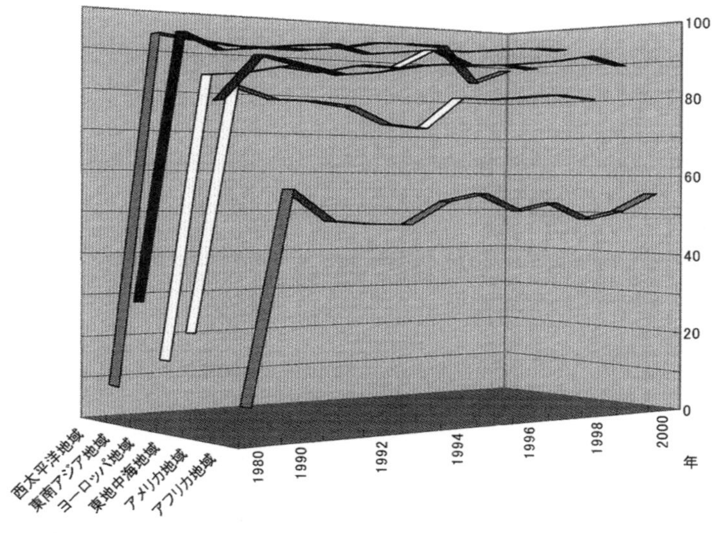

図 29.3 WHO 地域別 OPV3 回予防接種率年次推移（文献 1 より図作成）

タッフと 1,000 人以上の現地スタッフが動員されたこと，③ NIDs においてビタミン A が投与されたため, 2000 年だけでも 240,000 人以上の子供の死亡がさけられたこと，④途上国，特にサハラ以南のアフリカにおいて，コールドチェーン，輸送，通信機器が系統的に改善されたこと，⑤保健システムが脆弱だった地域において，予防接種の運営と計画の技術が飛躍的に強化されたこと，⑥最終的にルーチンの予防接種サービスに使用できる財源が全体として増加したこと，などがあげられる．こういったポリオ根絶計画により樹立された資源や戦略は，現在，他の疾患の対策にも利用，応用されている．

b. 麻疹対策

麻疹によって，毎年世界で3,000万人以上の患者と875,000人の死亡者が出ていると推計されており，これはワクチン予防可能疾患による年間死亡推計数160万の半数を占めている．麻疹は依然ワクチンにより予防可能な死亡原因の第1位なのである．これはすべての子供に少なくとも1回の麻疹ワクチンを届けることができていないことに起因する．図29.4に麻疹に対する世界の予防接種率の推移を示した．1980年代より順調に上昇し，1990年にピークに達しているが，その後は依然80％程度にとどまっている．無論このように世界全体でまとめてしまうと地域間や国家間での違いがマスクされてしまうが，図29.5のごとくWHO地域事務所別にみてみると，アフリカ地域が最も低くて55％，なかにはブルキナファソ，カメルーンのように30％程度しかない国もみられる．

WHOの麻疹による死亡を減少させるための戦略としては，①1回目の麻疹ワクチンをすべての9カ月児に供給すること，②すべての子供が2回目の機会を与えられること，③疫学的および病原体情報を統合した麻疹サーベイランスを強化すること，④麻疹患者の管理を改善することがあげられており，麻疹コントロールのためには，非常に高い予防接種率（高い集団免疫）が必要であり，1回接種では目的を達成するのに不十分であることで合意している．9カ月におけるワクチン接種による抗体獲得率は平均すると85％であり，15％の子供が麻疹感受性者として残る．また，多くの国ではルーチンの1回接種では多くの子供に到達できずにいる．ゆえに，9カ月における1回目の接種に加えて，ルーチン予防接種計画の一環として，あるいは補足的キャンペーン，あるいはこれら2つの併用により2回目の機会を与えることを推奨している．

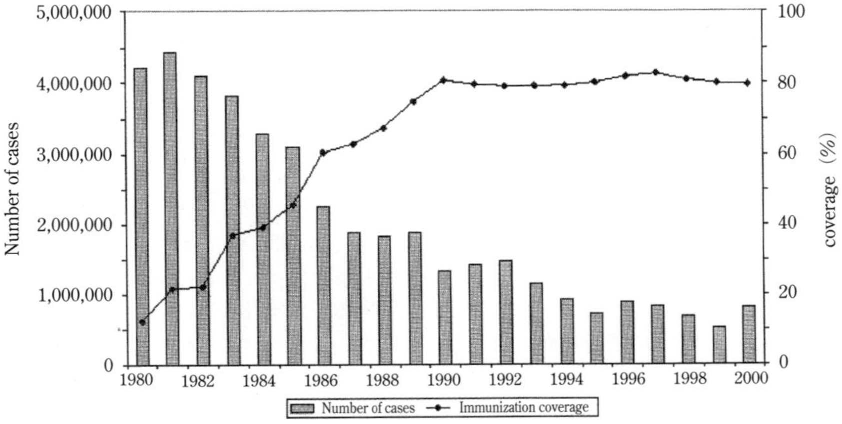

図29.4　世界における麻疹ワクチン接種予防接種率の年次推移[1)]

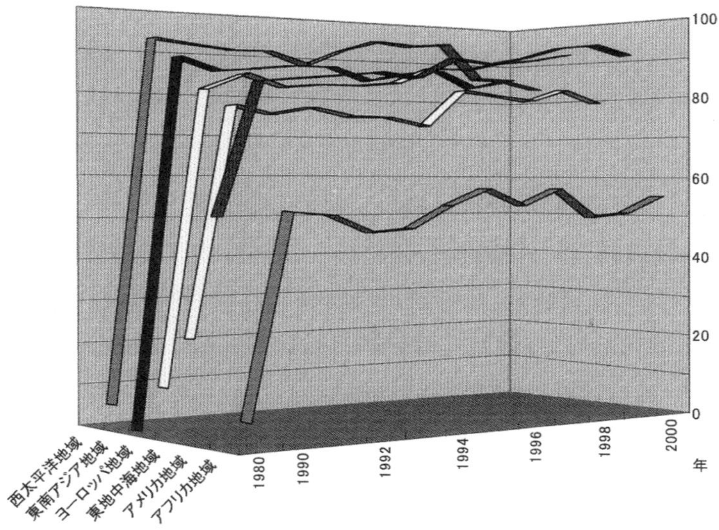

図 29.5　WHO 地域別麻疹ワクチン接種率年次推移（文献 1 より図作成）

29.2　発展途上国における取り組み

2000 年の世界保健報告（World Health Report 2000）[2] は，よりよい保健システムについて，4 つの基本的な要素を定義している．運営・管理（stewardship），財政（financing），人的・基盤資源の整備（creating resources），および実際の作業（delivering services）である．最初の 3 つはすべての保健システムに共通であるが，実際の作業はそれぞれの保健システムにより，もちろん違ってくる．予防接種システムでは，a. ワクチンの供給と品質，b. ロジスティック，c. サーベイランス，d. 情報と広報，e. 予防接種サービスの供給が基本的な作業としてあげられる．また，実際に予防接種システムを改善していくための方法として 5 つのステップがある．まず，①良好に機能する理想的なシステムを定義し，②現行の予防接種システムを理想に照らし合わせて評価して問題点を確認し，③問題点を解決すべく計画を立案し，④その計画を実行するための技術的財政的支援を行い，⑤計画の実施状況を監視し，その結果を評価することである．これらを上記 5 つの作業とその他の 3 つの要素，すなわち運営・管理，財政，人的・基盤資源の整備について繰り返していくことによって，予防接種システムを強化・改善していくのである．途上国の予防接種計画に対する世界的な取り組みである GAVI の活動も同じ 5 つのステップにもとづいており，まず世界的な取り組みを紹介した後，それぞれの予防接種計画のための作業について述べる．

Global Alliance for Vaccines and Immunization（GAVI）

GAVI は 2000 年 1 月 31 日に世界中のすべての子供をワクチン予防可能疾患から守

ることを目的として結ばれた同盟であり，各国政府，保健研究機関，Bill and Melinda Gates Children's Vaccine Program，International Federation of Pharmaceutical Manufacturers Associations（IFPMA），ロックフェラー財団，UNICEF，世界銀行，そしてWHOが主なメンバーである．GAVIは，特に世界の最貧の子供たちに焦点を当てて，ルーチンの予防接種サービスの強化，予防接種率を上昇させること，そしてEPIに属する6種の基本ワクチン（ポリオ，ジフテリア，百日咳，破傷風，麻疹，結核）に加えて，B型肝炎，インフルエンザ桿菌b型（Hib），そして黄熱といった新しいワクチンを積極的に導入することを目的としている．

財政はよりよい予防接種システムの唯一の要因ではないが，少なくとも世界の最貧国における予防接種には切迫した問題である．これに対してGAVIは世界子供ワクチン基金（Global Fund for Children's Vaccines；GFCV）を創設し，資金を速やかに世界の最貧国，すなわち国民1人当り総生産（GNP per capita）1000米ドル以下の国々に供給できるようなシステムをつくった．この新しい資金を利用するための必要条件は，きちんと計画を立てて，結果を出すことである．すなわち関連機関調整委員会（Interagency Coordinating Committee；ICC）を設置して，詳細に現状を評価検討し，複数年にわたる計画を立てることである．資金供与を継続させるためには，ICCとの協議を通して保健省により設定された年ごとの目標の達成が条件である．

GAVIには，その目的を達成するための機構として4つのタスクフォースがあり，① Country Coordinationは，各国の上記ワクチン基金への申請を支援するために地域ごとのワーキング・グループを設置し，また予防接種システムの評価・検討の方法やその活動を展開していくことを目的とし，② Research and Developmentは，現在のところ3つのワクチン，すなわち肺炎球菌conjugateワクチン，新しいロタウイルスワクチン，そしてアフリカのための髄膜炎菌A/C conjugateワクチンに焦点を当てており，4つめとしては，予防接種をより安全に，より容易にする新しい技術を取り入れることが考えられている．③ Advocacyは，GAVIの小冊子を配布したり，Fact Sheetを多数の言語で作成したりしてGAVIとワクチンの広報活動を担当し，④ Financingは持続性のある財政，トレーニングによる人的資源の開発，GAVIにおけるワクチン調達手順，ワクチン必要量の予測，そしていかに新しいワクチンの研究開発を支援していくか，あるいは市場価値の低いワクチンの研究開発をいかにして奨励していくかなどに焦点をあてて活動している．

29.3　効果的な予防接種計画方法と，それに関わるWHOのガイドラインと勧奨

a.　ワクチンの供給と品質

ワクチンを手に入れるためには，基本的には3つの方法がある．UNICEFあるいはWHOのような中央調達システムを通す，直接あるいは商社を通して購入する，そして地元で生産することであるが，いずれの方法をとるにしろ，重要なことはワクチンの品質が接種されるまできちんと保たれることである．

中央調達の場合には，WHO は絶えず出荷されるワクチンの品質を監視しているが，出荷後の受け取り，保管，コールドチェーンを含む国内での輸送，そして現場でのワクチン接種に至るまで確実に品質が管理される必要がある．この目的のためにガイドラインが準備中であるが，コールドチェーンの整備や必要な機材については Product Information Sheets, 2000 edition[3]，あるいは Guideline for establishing or improving national, regional and district vaccine stores[4] などが参考となろう．現在，多くの国がワクチンメーカーから直接，あるいは商社を通してワクチンを購入しているが，時に品質における問題が報告されている．WHO はワクチンの調達を支援するために，Procurement of vaccines for public-sector programmes — A reference manual[5] を作成している．自国でワクチンを生産している国は無論そのワクチンを自国の予防接種に使用するわけであるが，万が一生産しているワクチンの品質が十分でなければ大きな問題となる．WHO は Ensuring the quality of locally produced vaccines and the viability of local production[6] の中で，ワクチン生産の実行能力の評価方針を述べているが，これまでに評価された 37 のワクチンメーカーのうち，11（30 %）が 70 % viability score を上回って実行可能と確認されている．WHO は現在，予防接種システムに使用されるワクチンの品質を適切に監視してゆくために，国家規制機関（National Regulatory Authorities；NRA）の強化に力を入れており，規制システムを樹立するとともに，必要な機能（A published set of requirements for licensing, Surveillance of vaccine field performance including adverse events, System of lot release, Use of laboratory when needed, Regular inspections for Good Manufacturing Practice（GMP）compliance, and Evaluation of clinical performance）を備えることに焦点を当てている．NRA については，Regulation of vaccines：building on existing drug regulatory authorities[7] にて述べられており，NRA 強化のためには，Global Training Network（GTN）[8] において，スタッフのためのトレーニングが用意されている．

b. ロジスティック

効果的な予防接種システムのためには，上述のコールドチェーンの整備とともに，遠隔地に住む子供たちに到達するための輸送システムの管理が不可欠である．効果的な輸送システム樹立のためには，現状を的確に評価することによって現在あるいは未来の要求を把握し，車両の管理システムを含む作業手順を確立することである．また，全体のロジスティック面の管理を行うためにはワクチン管理者のトレーニングが重要であり，以下の領域が確実にカバーされるような体制が必要である．すなわち，すべてのワクチンにおいて柔軟性のあるコールドチェーンが存在すること，いつも適切な量のワクチンが利用可能な状態であること，すべてのワクチンと必要機材についての在庫管理システムができていること，現場でワクチンが不足しないようにいつも適切な量のワクチンを供給できる配分システム，ワクチン管理のための信頼性の高いコールドチェーンがあること，凍結乾燥ワクチンのために適切な希釈液を使用すること，ワクチンバイアルモニター（熱に反応して色調が変化するワクチンバイアルラベル）

が効果的に活用されていること，大容量バイアルを効果的に使用し，ウェステージ（使用されずに廃棄される量）を最小限に抑えること，そして，医療廃棄物を安全に処理できることである．

c.　サーベイランス

ワクチン予防可能疾患のサーベイランスは，予防接種率の監視とともに，予防接種計画の大切な部分である．疾患の対策を行う上で，High risk population and areas を確認して補足的な対策を講じることは重要であるし，予防接種計画の成果を評価する上でも，また disease burden を評価して新たなるワクチンの導入を検討する上でも非常に重要である．WHO は WHO-recommended standards for surveillance of selected vaccine-preventable diseases[9] において標準的な方法を推奨するとともに，Making surveillance work シリーズ[10] で実際の作業について支援している．また，Estimating the local burden of Haemophilus influenzae type b（Hib）disease preventable by vaccination. A rapid assessment tool[11] などにより，disease burden を評価して，新しいワクチンを導入する Decision making process を支援している．

d.　情報と広報

広報活動もまた，予防接種計画にとっては大きな意味をもつ．特に使用できる資源が限られている場合には，政府のリーダーが予防接種がいかに対費用効果が大きく，疾患の予防に大きな威力を発揮するかを十分認識して積極的に支援するか否かは非常に重要であり，政治的な広報活動が必要になる．スタッフは social mobilization techniques を活用することを学ばなければならないし，いろいろなポスター，小冊子，あるいは著名人を使った広報活動や催し物などの企画も必要となろう．忘れてはならないのは，予防接種計画や疾患対策に関する情報をきちんとフィードバックしておくということで，サーベイランスからの情報とは別に，定期的な technical progress report とともに，Newsletter や Web サイトなどを使って一般にも広く情報提供することが肝要である．

e.　予防接種サービスの供給

通常，非常に低いレベルの予防接種率しかない国であっても，若干の基盤整備とスタッフトレーニングの改善により比較的容易に 50 ～ 60 %に達することができる．しかしながら，ここから 80 %以上に到達するためには，かなりの努力が必要になる．最後に残ってくるグループは，いわゆる「unreached」の範疇に入るからである．例えば，経済的な問題や政治的な問題で非常に保健システムやサービス基盤の整備が遅れている国では，ほとんどの人口がこの unreached の範疇に入ってしまうかもしれない．unreached は単に地理上物理的に離れている人口のみならず，都市部に住んでいても，その社会経済的な状況により保健サービスに到達できない人口も含まれ，時によっては地理的なものよりも到達が難しいこともある．これを解決していくためにはポリオ根絶で培ってきた，移動予防接種チーム，家から家への巡回など周到な戦略と計画が必要となり，予防接種計画の管理者は問題点を特定し，それらを優先順位をつけ，解決していくことが要求される．管理者のトレーニングのためのガイドラインとして，Guideline for planning training activities for immunization and disease control activities[12] が利用可能である．

効果的な予防接種計画を策定し，疾患のコントロールにつなげていくことは，わが国においても簡単なことではない．いわんや発展途上国においてはである．本書の「事典」という性格づけから，途上国における予防接種計画の現状を述べるとともに，具体的な予防接種計画法について，WHO のガイドラインやマニュアルを紹介しつつできるだけ多くをカバーするよう概略を記述した．WHO は主に途上国を対象にして，多数のガイドラインやマニュアル，あるいはトレーニングのための文書を供給しているが，紙面の都合もあり紹介できなかったものも多数ある．WHO のワクチンに関する文書のうち，電子ファイルは http://www.who.int/vaccines-documents/ からダウンロード可能であるし，文献にあげた Document code により取り寄せが可能である．参考にしていただければ幸いである．　　［谷口清州］

文　献

1) WHO：WHO vaccine-preventable diseases monitoring system, 2001 global summary. WHO/V&B/01.34, 2001
2) WHO：World Health Report 2000
3) WHO：Product Information Sheets, 2000 edition. WHO/V&B/00.13, 2000
4) WHO：Guideline for establishing or improving national, regional and district vaccine stores. WHO/EPI/LHIS/96.03, 1996
5) WHO：Procurement of vaccines for public-sector programmes — A reference manual. WHO/V&B/99.12, 1999
6) WHO：WHO policy statement：ensuring the quality of locally produced vaccines and the viability of local production. WHO/VSQ/98.03, 1998
7) WHO：Regulation of vaccines：building on existing drug regulatory authorities. WHO/V&B/99.10, 1999
8) WHO：The Global Training Network-ensuring good quality vaccine throughout the world. WHO/V&B/00.06, 2000
9) WHO：WHO-recommended standards for surveillance of selected vaccine-preventable diseases. WHO/EPI/GEN/98.01, 1998
10) WHO：Making surveillance work. Module 1：Rapid assessment of surveillance for vaccine-preventable diseases. WHO/V&B/01.08, 2001. Module 3：Logistics. WHO/V&B/01.10, 2001. Module 4：Data management. WHO/V&B/01.11, 2001
11) WHO：Estimating the local burden of Haemophilus influenzae type b (Hib) disease preventable by vaccination. A rapid assessment tool. WHO/V&B/01.27, 2001
12) WHO：Guideline for planning training activities for immunization and disease control activities. WHO/EPI/TRAM/95.02, 1995

30

ワクチンの費用対効果分析

すべての人間の活動と同様に医療においても投入しうる資源が有限であり，また，生命が無限の価値をもたない限りにおいて，自ずから最も効果をあげる最適な治療法や政策・制度が求められる．その手助けとなるのが費用対効果分析である．費用対効果分析では，2つ以上の複数の異なる治療法や政策・制度における費用と効果を比較し，効果当りの費用がより少ない方を選択するように勧める．この考え方自身は，新しい薬剤や医療技術，あるいは保健政策など幅広い応用分野があるが，その中で研究の蓄積の側面からもまたその実用化からみても最も進んでいるのが，新規の薬剤の保険収載，あるいはその薬価の設定である．それを簡単にあらわしたのが図30.1で，欧米諸国と日本において費用対効果の概念がどの程度，どのような形で位置づけられているかをまとめている．図から明らかなように，日本は費用対効果の考え方を最も軽視していると位置づけられる．

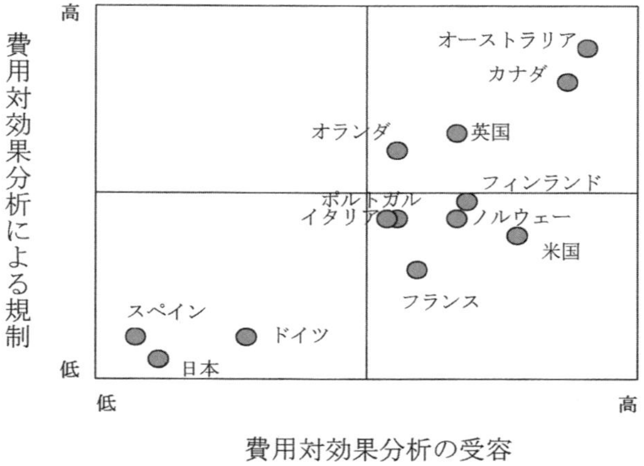

図 30.1　各国における費用対効果分析の評価
（出典：薬価算定における医薬品の費用対効果の反映方法に関する研究報告書，2001年3月，財団法人医療経済研究・社会保険福祉協会，医療経済研究機構）

費用対効果の考え方が重要であることはもちろんワクチン政策においても例外ではない．ワクチン政策の場合には，複数の医療技術は具体的にはワクチン接種と自然（非接種）の比較がなされることが多いが，例えば接種回数や個別/集団をはじめとする接種方法，接種対象といった比較が行われている．先ほどあげた新薬収載における費用対効果分析の利用での例に違わず，日本での研究はきわめて少ない．詳しくは後半で紹介する．

30.1　費用対効果分析の分類と評価基準

費用対効果分析と一口にいっても，費用と効果の定義によっていくつかのタイプに分類される．まず，効果の定義には主に3つの分類がある．効果を物理的単位（例えば生存率や血糖値，生存年数）で測る場合には費用対効果分析（cost effectiveness analysys；CEA），効用単位（QOL；quality of lifes や QALY；quality adjusted life of years）で測る場合には費用対効用分析（cost utility analysis；CUA），金銭単位で定義される場合には費用対便益分析（cost benefit analysis；CBA）と呼ばれる．これらCEA，CUA，CBAを総称して費用対効果分析と呼ばれる場合もあるので若干混乱するが，それが狭義かあるいは総称としての広義での意味かは文脈上明らかである．

CEAは医療関係者にとっては最もなじみ深い概念で効果が定義されるので，その分，親しみやすい．他方で，物理単位が基準となるために，より長命であることやより血圧が低いことが重視され，しばしば医療の購入者であり，またその負担を担っている（潜在的な場合も含めた）患者の意向とかけ離れるかもしれない．例えば，延命を第一に考えた場合のスパゲッティ症候群はその端的な形態であろう．その考えに立つと，（潜在的な場合も含めた）患者の意向や満足を基準に考えるべきであるというのが自然な発想となる．

それを測定，評価しようとするのがQOLであり，QOLあるいはそれによって重みづけた質調整生存年（QALY）数を効果として用いるのがCUAである．この方法は，資源配分を考える経済学上，最も適切であり，理想的な分析枠組みであることに疑問の余地はない．ただし，CUAの問題はその高邁な思想の裏返しで，QOLの測定上の困難や，それゆえに研究者の間においてすらその測定や使用に関してコンセンサスがとれていない点である．頻繁に用いられている指標だけでもSF36，EuroQOL-5D，HUIなどがあり，また疾病ごとにより細かい指標が開発されている[1, 2]．今現在においてもなおQOLは研究段階である色彩が濃いというのが正当な評価であろう．

一方で，CBAは経済学者あるいは政策意思決定者にとって最もなじみ深い分析枠組みであり，医療経済学以外での政策評価には広く実用されている．例えば，ODAによるダム建設や政府主導のプロジェクトではおなじみの概念である．この分析枠組みは，効果を便益，つまり金銭単位で表示するために，費用と同じ基準で論じられるのが最大の利点である．また，その歴史も古いために，3つの手法の中で唯一経済学上の理論的な基礎づけを有する．しかしながらこの手法の問題点は，利点の裏返しであるが，すべての便益を金銭単位で評価しなければならないという点にある．例えば，患者が死亡する確率が0以上である場合には死亡による損失を金銭単位で表示しなければならない．これは当然のことながら容易な作業ではなく，またコンセンサスにもほど遠い．最も広く用いられているのは人的資本アプローチで，これはその患者が死亡しなければ得られたであろう所得をもってその損失と推定する．そのために，例えば高齢者で既に引退した者はもちろんのこと，主に家事に従事している者はかなり低い評価をうけることになってしまう．また，疾病にともなう苦痛はまったく考慮されない．障害も，労働という観点から同じであれば，つまり労働することができないのであれば同じ損失が発生しており，それ以上の差は生じない．こうした人的資本アプローチに代わる手法としてWillingenes to Payアプローチがある．この手法は仮想的な疾病や障害，時には死亡をも想定し，その状態を回避するためにいくらまで払う用意があるかを尋ね，それをもって損失を評価する手法である．これによって苦痛や障害を正当に評価される反面，仮想的な質問法ゆえに非常に過大になることが知られている．

他方で費用の方に目を移すと，これも種々多様な定義がなされており，その定義の違いがしばしば議論の混乱をまねく．まず，費用に医療費を含めることに異論はないとしても，保険償還の対象になっていない大衆薬を含めるか，休業にともなう生産上のロスをどの程度見積もるか，あるいは医療機関までの移動費用を含めるかなどについては，一様ではない．もちろん原理的には，その疾病あるいは症状によって引き起こされるすべての支出を含めるべきであるが，しばしば無視されることが多い．さらに重要なのは，将来必要とされるであろう医療費をどこまで含めるかである．例えば，高齢者がインフルエンザに罹患し死亡した場合，その治療の間の医療費は予防接種によって罹患しなかった高齢者よりも確かに高いであろう．しかしながら，罹患しなかった高齢者はその後長期にわたって医療を消費するわけで，その金額はインフルエンザで死亡した高齢者の医療費の比ではない．当然のことながら長命を享受した方が常に高額の医療費を消費することになる．こうした混乱をさけるために，将来において，今問題にしている疾病（この例ではインフルエンザ）とは無関係である疾病にともなう医療費を含めないという基準が定められている．しかしながら，例えば重篤な後遺症が残った場合など，現在の治療と将来にわたり関係のありそうな疾病は常に存在する．それをどこで線を引くかは，往々にして研究者の判断となる．ワクチン接種の関係では，重篤な副作用のリスクがこれに相当するであろう．実際には，そうした後遺症に関する医療費は十分に考慮されていない場合も多いが，一時的な副作用に関しては多くの注意が払われている．

最後に，評価基準に関して述べておこう．評価基準はCEA，CUAとCBAで大きく異なる．というのも，後者は費用も便益も同じ金銭単位であらわされているために評価が容易であり，単に費用と便益の差をとれば，その薬剤，医療技術や保健政策が効果的であるか（負の場合），否か（正の場合）を明らかにすることができる．CEA

と CUA はそれほど簡単ではなく，多くは費用/効果という比を求め，単位となる効果（例えば QALY や生存年数）当りの費用を比較している．しかしながら，この場合には効果的であるとするか否かの絶対的な基準が存在せず，しばしば考察している薬剤，医療技術や保健政策とは無関係な薬剤，医療技術や保健政策との比較によって意思決定が行われている．そうした種々の薬剤，医療技術や保健政策に関してまとめた表はリーグテーブルと呼ばれ，医療政策上の意思決定に用いられる．しかしながら無関係な薬剤，医療技術や保健政策を比較する意義は乏しく，時には誤った意思決定を導きかねない[3]．そこで，より限定された局面で CEA あるいは CUA の評価基準として用いられるのが ICER（incremental cost effectiveness ratio）で，これは $(C_1-C_0)/(E_1-E_0)$ であらわされる．ここで C は費用，E は効果，添え字 0 は従来の薬剤，医療技術あるいは保健政策，添え字 1 は考察の対象となっている新しい薬剤，医療技術あるいは保健政策を指している．定義から明らかなように ICER は，無関係な薬剤，医療技術あるいは保健政策を無前提に比較するのではなく，同じ疾患あるいは同じ保健政策上の目的に関して，従来の薬剤，医療技術あるいは保健政策を基準にして，新しい薬剤，医療技術あるいは保健政策がどの程度効果的で，費用節約的かを勘案しているために，より限界的な評価基準となっている．しかしながら，ICER がどの程度であれば社会がその新しい薬剤，医療技術あるいは保健政策を許容すべきか否かは，社会のコンセンサスが必要であり，一概には特定できない[4]．その実証的な研究は少ないが，例外的な日本での研究では 600 万円が中央値とされている[5]．

ところで冒頭でも述べたように，こうした費用対効果分析は医療の場においても広く用いられているので，研究論文作成にあたってのガイドラインが既に確立され，公表されている．有名なのは British Medical Journal[6] と Journal of American Medical Association[7] によるものであるが，紙幅の都合で前者のみを表 30.1 にまとめておく．調査・分析に際しては，これを可能な限り満たすように実験や調査を設計するように留意しなければならない．また，言うまでもなくこの限られた紙幅では，費用対効果分析における重要な論点すら漏れているので，実際の調査・分析に際しては専門書[1,2]を参照されたい．

30.2　予防接種の費用対効果分析

ここまでの説明は，ワクチンの費用対効果に限定されたわけではなく，薬剤，医療技術あるいは保健政策などの経済的評価に共通した費用対効果分析全般について述べたが，ここからはワクチン接種に議論を限定したい．以下では Medline と医学中央雑誌の検索システムにおいて Cost Effectiveness Analysys, Cost Utility Analysis, Cost Benefit Analysis のいずれかと Vaccine, Immunization のいずれかで検索された原著論文の一部をまとめている．当然のことながらそのすべてを網羅的に紹介することは不可能であるので，いくつかの軸に限定し，分類，整理し，表 30.2 に紹介する．もとより，この簡便な表がワクチン政策の費用対効果に関するすべての側面を網羅してい

表 30.1 British Medical Journal のガイドライン[6] Referees'checklist（also to be used, implicitly, by authors）

item	Yes	No	Not clear	Not appropriate
Study design				
(1) The research question is stated	☐	☐	☐	
(2) The economic importance of the research question is stated	☐	☐	☐	
(3) The viewpoint(s) of the analysis are clearly stated and justified	☐	☐	☐	
(4) The rationale for choosing the alternative programmers or interventions compared is stated	☐	☐	☐	
(5) The alternatives being compared are clearly described	☐	☐	☐	
(6) The form of economic evaluation used is stated	☐	☐	☐	
(7) The choice of form of economic evaluation is justified in relation to the questions addressed	☐	☐	☐	
Data collection				
(8) The source(s) of effectiveness estimates used are stated	☐	☐	☐	
(9) Details of the design and results of effectiveness study are given (if based on a single study)	☐	☐	☐	☐
(10) Details of the method of synthesis or meta-analysis of estimates are given (if based on an overview of a number of effectiveness studies)	☐	☐	☐	☐
(11) The primary outcome measure(s) for the economic evaluation are clearly stated	☐	☐	☐	
(12) Methods to value health states and other benefits are stated	☐	☐	☐	☐
(13) Details of the subjects from whom valuations were obtained are given	☐	☐	☐	☐
(14) Productivity changes (if included) are reported separately	☐	☐	☐	☐
(15) The relevance of productivity changes to the study question is discussed	☐	☐	☐	☐
(16) Quantities of resources are reported separately from their unit costs	☐	☐	☐	
(17) Methods for estimation of quantities and unit costs are described	☐	☐	☐	
(18) Currency and price data are recorded	☐	☐	☐	
(19) Details of currency of price adjustments for inflation or currency conversion are given	☐	☐	☐	
(20) Details of any model used are given	☐	☐	☐	☐
(21) The choice of model used and the key parameters on which it is based are justified	☐	☐	☐	☐
Analysis and interpretation				
(22) Time horizon of costs and benefits is stated	☐	☐	☐	
(23) The discount rate(s) is stated	☐	☐	☐	☐
(24) The choice of rate(s) is justified	☐	☐	☐	☐
(25) An explanation is given if costs or benefits are not discounted	☐	☐	☐	☐
(26) Details of statistical tests and confidence intervals are given for stochastic data	☐	☐	☐	☐
(27) The approach to sensitivity analysis is given	☐	☐	☐	☐
(28) The choice of variables for sensitivity analysis is justified	☐	☐	☐	☐
(29) The ranges over which the variables are varied are stated	☐	☐	☐	☐
(30) Relevant alternatives are compared	☐	☐	☐	
(31) Incremental analysis is reported	☐	☐	☐	☐
(32) Major outcomes are presented in a dissaggregated as well as aggregated form	☐	☐	☐	
(33) The answer to the study question is given	☐	☐	☐	
(34) Conclusions follow from the data reported	☐	☐	☐	
(35) Conclusions are accompanied by the appropriate caveats	☐	☐	☐	

表 30.2 ワクチンの費用対効果分析の例

文献	疾病	標本対象	地域	効果の定義	機会費用の考慮	結果	感応性分析
Scott & Scott	インフルエンザ	65 歳以上	ニュージーランド	B	含まず	非常に効果的	なし
Nichol *et al*	インフルエンザ	在宅高齢者	アメリカ	B	含む	非常に効果的	なし
Cohen & Nettleman	インフルエンザ	幼児	アメリカ	B	含む	非常に効果的	若干
White *et al*	インフルエンザ	児童	アメリカ	B	含む	個別接種では効果的でない	あり
Bridges *et al*	インフルエンザ	健康成人	アメリカ	B	含む	効果的でない場合が多い	なし
Kumpulainen & Makela	インフルエンザ	健康成人	フィンランド	B	含む	8.5 %以上の罹患率で効果的	なし
Nichol	インフルエンザ	健康成人	アメリカ	B	含む	効果的でない可能性がある	あり
Nichol *et al*	インフルエンザ	健康成人	アメリカ	B	含む	効果的	なし
Doorslaer *et al*	A 型肝炎	一般	西欧	E	含まず	旅行頻度・期間で最適な接種方法が異なる	若干
Gutersohn *et al*	A 型肝炎	航空産業従事者	スイス ベルギー	B	含まず	危険地域での勤務者に関して効果的	若干
Arnal *et al*	A 型肝炎	一般	スペイン	E	含む	危険地域旅行者に関して効果的	あり
Jefferson *et al*	A 型肝炎	派兵軍人	イギリス	E	含む	派兵頻度の高い者に関して効果的	なし
Smith *et al*	A 型肝炎	医療従事者	アメリカ	U	含まず	危険率が一般の 10 倍以上で効果的	なし
Kwan－Gett *et al*	A 型肝炎	11 歳	アメリカ	E	含む	接種前検査は効果的でない	若干
Williams *et al*	B 型肝炎	一般 幼児	イギリス	E	含まず	性的嗜好によって最適な接種方法が異なる	若干
Mangtani *et al*	B 型肝炎	幼児 児童	イギリス	E	含まず	最適な接種対象・方法は想定にかなり依存	あり
Gable	肺炎全般	50 歳以上	アメリカ	B	含まず	効果的	なし
Patrick & Wooley	肺炎球菌	ハイリスク	アメリカ	B	含む	効果的	あり
Fedson *et al*	肺炎球菌	ハイリスク	アメリカ	B	含まず	効果的	あり
Rose *et al*	肺炎球菌 インフルエンザ	HIV 保菌	アメリカ	E	含まず	インフルエンザは効果的でない	あり
Livartowski *et al*	Hib	幼児	フランス	U	含まず	非常に効果的	なし

Beck *et al*	Hib	幼児	アメリカ	U	含まず	Meningitiesでは非常に効果的	なし
Shadick *et al*	ライム病	一般	アメリカ	U	含む	ハイリスク地域においてのみ効果的	あり
Lieu *et al*	水痘	児童 17歳以下	アメリカ	E	含む	12歳以下では効果的だが，それ以上は効果的でない	あり
寺田ほか	風疹	幼児 児童	日本	E	含まず	抗体陽性率1％を効果と定義し，尿検査との併用が効果的	若干

注）効果の定義のE，B，UはそれぞれCEA，CBA，CUAであることを指す．

るわけではなく，あくまで参考として考えられるべきであろう．

その軸には，まず対象となっている疾患と集団あるいは地域を取り上げる．これによって大まかに，興味の対象を絞り込める．次に重要な軸は効果の定義であり，これは分析手法がCEA，CUA，CBAのいずれかであるかを示している．さらに，費用の定義では間接的な費用，つまりワクチン接種のための休業，移動費用，あるいは感染症の罹患にともなう休業や死亡や後遺症による損失をどの程度考慮しているかを示している．当然のことながら，それらを広く定義すると費用は高額にのぼり，狭く定義すると費用は低額になる．すべての費用対効果分析に共通してこれらの費用の定義は重要であるが，特にCBAにおいては決定的に重要である．例えば先ほどの例では，感染症の罹患にともなう休業や死亡や後遺症による損失はワクチン接種によって回避された費用，つまり便益であるとされるので，その定義がそのまま結果に結びつく．CEAとCUAの場合には効果の定義が費用の定義とは直結していないために，CBAと比較しては安定的であると考えられるが，ワクチン接種の費用の算定は必要なのでその限りにおいて重要であることには変わりがない．

費用対効果分析は，費用や罹患確率などの一連の仮定にもとづいて評価が下される．したがって，その仮定のもとでは効果的か否かの判断がなされても，それがどの程度の蓋然性をもつかは自明ではない．つまり，ほんのわずかに仮定した状況が変化した際に結果が劇的に影響をうける可能性は常にある．したがって，例えある状況で得られた結論であっても，それが蓋然性をもたない限りにおいてはそれがいくらもっともらしい状況であったとしても特殊な状況であると理解すべきであり，実際の政策に関してはほとんど意味をもたない．そうした蓋然性を確認するのが感応性分析である．これは，特に関心の強い状況に関して，その状況を微妙に変えて，そこでの効果を求める．そうすることによって蓋然性を担保するわけである．

最後に結果の欄は論文の結論にあたる部分で，考察された複数の政策のうち，どのような状況，どのようなワクチン政策が，どの程度の蓋然性をもって効果的であると判断されるかについてまとめてある．

表から，対象疾患で多いのはインフルエンザ，肺炎，肝炎であり，その他の疾患はきわめて少ない．これは研究された地域のほとんどがアメリカもしくはヨーロッパに限定されていることから，そこでの社会的関心に大きく引きずられている．また，強制力の強い接種方法，あるいはきわめて接種率が高い予防接種に関しては，それだけ社会が強い意思をもって予防接種を促進していることのあらわれであるので，そもそも費用対効果分析の枠組みに乗りにくいという状況がある．接種対象は，多くが基礎疾患のあるハイリスク・グループあるいはハイリスク・グループとしての高齢者あるいは幼児・児童が考慮されることが多い．他方で，健康な成人が対象となっている場合は多くない．

費用対効果分析の手法としては，多くがCBAである．これは前述したように正か負で議論できるという評価の容易さが背景にある．次いで多いのがCEAであるが，そのほとんどが生存年数で効果を定義している．理論的には最も望ましいCUAは最も少ないが，まったく行われていないわけではない．その背景には，例えばインフルエンザの場合のように多くは数日の症状ですむ疾患に関してはQOLを定義しにくく，重篤な後遺症や死亡のQOLへの影響のみを取り上げることになってしまうというQOL測定上の問題が予防接種におけるCUAの問題点となっていると推測される．逆に言えば，今後はこの点を克服してCUAのワクチン政策への応用が活発に行われることが期待される．

結果的には，多くの場合に予防接種が何らかの意味で効果的であるとされる場合がほとんどである．しかしながら，間接費用を考慮していない研究や，感応性分析を行っていない研究が多数に及び，効果的であるとする結論の蓋然性にはかなり疑問が残る．望むらくは，信頼区間を提示して，その上で効果的であるかどうかを統計的推論にもとづいて仮説検定するべきである．その場合，効果的でないとする帰無仮説を棄却できない場合が少なくないと予想される．

いずれにしても日本での研究はきわめて少ない．しかしながら，費用構造，医療体制，疾病構造あるいは人口構成や経済的状況，生活様式が各国間で大きく異なるために欧米での先進的な研究を日本にそのまま無前提に輸入することは根拠が乏しい．したがって，総合的かつ統一的な手法，基準で予防接種の費用対効果を確認する作業は，特に副作用の評価も含めて非常に重要であり，今後のワクチン政策の国民的理解のための基礎的な資料となりうるし，また，ならなければならない．また，超越的であるが，そうした費用対効果分析にもとづいた社会の視点からの判断は，単にワクチン政策にとどまらず，広く薬剤，医療技術や保健政策といった医療政策全般に広められるべきであろう．

［大日康史］

文　　献

1）Gold M, Siegel J, Russell L, Weinstein M：Cost－Effectiveness in Health and Medicine, Oxford University Press, 1996

2）池上直己，福原俊一，下妻晃二郎，池田俊也：臨床のための QOL 評価ハンドブック，医学書院，2001

3）Zweifel P, Breyer F：Health Economics, Oxford University Press, 1997

4）Garber AM：Advances in CE analysis. In：Handbook of Health Economics（Anthony J Culyer and Joseph P Newhouse, eds），pp1724－1760, Elsevier, 2000

5）大日康史：QALY あたりの社会負担の上限に関する調査研究．医療と社会 **13**，2003

6）Drummond MF, Jefferson TO：Guidelines for authors and peer reviewers of economic submissions to the BMJ. *BMJ* **313**：275－283, 1996

7）Siegel JE, Weinstein MC, Russell LB, Gold MR：The panel on cost－effectiveness in health and medicine：Recommendations for reporting cost－effectiveness analyses［consensus statement］. *JAMA* **276**：1339－1341, 1996

サーベイ対象

・Arnal JM, Frisas O, Garuz R, Antonanzas F：Cost effectiveness of hepatitis A virus immunisation in Spain. *Pharmacoeconomics* **12**（3）：361－373, 1997

・Beck RA, Kambiss S, Bass JW：The retreat of Hemophilus influenzae type B invasive disease：analysis of an immunization program and implications for OTO－HNS. *Otolaryngol Head Neck Surg* **109**（4）：712－721, 1993

・Bridges CB, Thompson WW, Meitzer MI, *et al*：Effectiveness and cost－benefit of influenza vaccination of healthy working adult：a randomized controlled trial. *JAMA* **248**：1655－1663, 2000

・Cohen GM, Nettleman MD：Economic impact of influenza vaccination in preschool children. *Pediatrics* **106**（5）：973－976, 2000

・Van－Doorslaer E, Tormans G, Van－Damme P：Cost－effectiveness analysis of vaccination against hepatitis A in travellers. *J Med Virol* **44**（4）：463－469, 1994

・Fedson DS, Harward MP, Reid RA, *et al*：Hospital－based pneumococcal immunization：epidemiologic rationale from the Shenandoah study. *JAMA* **264**：1117－1122, 1990

・Gable CB, Holzer SS, Engelhart L, *et al*：Pneumococcal vaccine：efficacy and associated cost savings. *JAMA* **264**：2910－2915, 1990

・Gutersohn T, Steffen R, Van－Damme P, Holdener F, Beutels P：Hepatitis A infection in aircrews：risk of infection and cost－benefit analysis of hepatitis A vaccination. *Aviat Space Environ Med* **67**（2）：153－156, 1996

・Jefferson TO, Behrens RH, Demicheli V：Should British soldiers be vaccinated against hepatitis A? An economic analysis. *Vaccine* **12**（15）：1379－1383, 1994

・Kumpulainen V, Makela M：Influenza vaccination among healthy employees：a cost－benefit analysis. *Scand J Infect Dis* **29**（2）：181－185, 1997

・Kwan－Gett TS, Whitaker RC, Kemper KJ：A cost－effectiveness analysis of prevaccination testing for hepatitis B in adolescents and preadolescents. *Arch Pediatr Adolesc Med* **148**（9）：915－920, 1994

・Lieu TA, Finkler LJ, Sorel ME, Black SB, Shinefield HR：Cost－effectiveness of varicella serotesting versus presumptive vaccination of school－age children and adolescents. *Pediatrics* **95**（5）：632－638, 1995

・Livartowski A, Boucher J, Detournay B, Reinert P：Cost－effectiveness evaluation of vaccination against Haemophilus influenzae invasive diseases in France. *Vaccine* **14**（6）：495－500, 1996

・Mangtani P, Hall AJ, Normand CE：Hepatitis B vaccination：the cost effectiveness of alternative strategies in England and Wales. *J Epidemiol Community Health* **49**(3)：238－244, 1995
・Nichol KL, Margolis KL, Wuorenma J, Von Sternberg T：The efficacy and cost effectiveness of vaccination against influenza among elderly persons living in the community. *N Engl J Med* **331**：778－784, 1994
・Nichol KL, Lind A, Margolis K, *et al*：The effectiveness of vaccination against influenza in healthy, working adults. *N Eng J Med* **333**：889－893, 1995
・Nichol KL：Cost－benefit analysis of a strategy to vaccinate healthy working adults against influenza. *Arch Intern Med* **161**(5)：749－759, 2001
・Patrick KM, Woolley FR：A cost－benefit analysis of immunization for pneumococcal pneumonia. *JAMA* **245**：473－477, 1981
・Ross DN, Schechter CB, Sacks HS：Influenza and pneumococcal vaccination of HIV－infected patients：a policy analysis. *Am J Med* **94**：160－168, 1993
・Scott WG, Scott HM：Economic evaluation of vaccination against influenza in New Zealand. *Pharmacoeconomics* **9**(1)：51－60, 1996
・Shadick NA, Liang MH, Phillips CB, Fossel K, Kuntz KM：The cost－effectiveness of vaccination against Lyme disease. *Arch Intern Med* **161**(4)： 554－561, 2001
・Smith S, Weber S, Wiblin T, Nettleman M：Cost－effectiveness of hepatitis A vaccination in healthcare workers. *Infect Control Hosp Epidemiol* **18**(10)：688－691, 1997
・White T, Lavoie S, Nettleman MD：Potential cost saving attributable to influenza vaccination of school－aged children. *Pediatrics* **103**(6)：1999. Available from http://www.pediatrics.org/cgi/content/full/103/6/e73
・Williams JR, Nokes DJ, Anderson RM：Targeted hepatitis B vaccination－a cost effective immunisation strategy for the UK? *J Epidemiol Community Health* **50**(6)：667－673, 1996
・寺田喜平，新妻隆広，大門祐介，片岡直樹：風疹ワクチンの２回接種法と尿中風疹抗体スクリーニングによる接種法の費用対効果の比較．感染症学雑誌 **74**：1012－1017，2000

31

労働衛生分野における予防接種

労働衛生の分野では職業性疾病の予防ならびに早期発見を大きな目的としている．職業性疾病の原因は職場に内在する各種の有害要因であり，これには有機溶剤などの化学的有害要因，高温などの物理的有害要因，さらに病原体などの生物学的有害要因がある．すなわち労働衛生分野で感染症とは，職場の生物学的有害要因である病原体によって起こる職業性疾病であり，その予防対策として罹患リスクの高い職種ではワクチンの接種を推奨している．予防接種を義務づける労働衛生上の法規はないが，産業医ならびに医療関係者が各職場の状況を把握した上で，ワクチン接種の適否を判断し，本人の同意のもと接種を行うことが必要である．

そこで本章では，職業性疾病としての見地から，感染症を予防するためのワクチン使用について解説する．

31.1 国内の各職種における感染症のリスクと予防接種

日本国内では感染症が減少しているが，職種によってはいまだに感染症のリスクが高い職場環境も存在する（表 31.1）．このような感染症の中には，ワクチンの接種により予防することが可能な疾患も数多くみられる[1]．

a. 医療従事者

感染症の罹患リスクが高い職種としてまずあげられるのが，医療施設などの医療従事者である[2]．

表 31.1 各職種における感染症のリスクと予防接種

職　種	リスクのある感染症	推奨される予防接種
医療従事者	結核，インフルエンザ，麻疹，風疹，流行性耳下腺炎，水痘，B 型肝炎，C 型肝炎，HIV 感染症	インフルエンザワクチン B 型肝炎ワクチン
養護施設，老人施設の職員	結核，インフルエンザ，A 型肝炎	インフルエンザワクチン
獣医・畜産業従事者	炭疽病，ブルセラ症，トキソプラズマ症，エキノコッカス症，狂犬病	狂犬病ワクチン
土木・農林業従事者	ツツガムシ病，ライム病，レプトスピラ症，破傷風	ワイル病ワクチン 破傷風トキソイド

1）経気道感染症　患者の集中する医療施設では，特に経気道感染する疾患のリスクが高い．近年は結核の院内感染が注目を集めているが，インフルエンザ，麻疹，風疹，流行性耳下腺炎，水痘なども注意を要する感染症である．

結核については，雇用時健康診断や定期健康診断などの機会にツベルクリン反応を実施し，陰性の医療従事者についてはBCGを接種することが望ましいとの意見がある．しかし，一般的にはBCG接種をせずに，定期健康診断や排菌患者発生時にツベルクリン反応の再検査を行い，陽転者については化学的予防を実施する方法が推奨されている．

インフルエンザに関しては，流行時期を前に，職員にワクチンの接種を行う医療施設が増えてきた．前年に接種をうけている者は，流行株の変異が大きくなければ1回の追加接種で抗体の上昇がみられる．医療施設でのインフルエンザワクチンの接種は，職員が欠勤する損失を考えれば費用の面でも効果的であるし，職員からハイリスク患者への感染を防御することもできる．

麻疹，風疹，流行性耳下腺炎，水痘は，幼児期に予防接種をうけているか罹患している者が多い．しかし，まったく抵抗力をもたない医療従事者も散見される．これらの疾患に成人が罹患すると重症化しやすいことから，医療施設では雇用時健康診断の際に各抗体価を測定し，陰性者にはワクチンの接種を行うなどの対応が望ましい．

2）血液を介する感染症　血液を介して感染する疾患も，医療施設でリスクの高い感染症である．B型肝炎やC型肝炎，さらにHIV感染症がその代表的な疾患で，採血や注射時の針刺し，手術時のメスによる切傷などが原因となる．特にB型肝炎については，HBe抗原陽性患者血液の針刺し事故の場合，感染する確率が30～50％と高率である．このため，抗体陰性の医療従事者にはB型肝炎ワクチンの接種が推奨されている．B型肝炎ワクチンは3回の接種を必要とするが，接種終了者の10～15％に抗体の上昇を認めない無反応者が発生する．このため，接種終了1～2カ月後に必ず抗体価の測定を行い，効果を判定することが必要である．なお，無反応者に追加接種をすべきか否かについては，統一的な結論が出ていない．接種3～4年後に抗体価が陰性化する者も多いが，このケースには追加接種は必要ないとする意見が一般的である．

B型肝炎ウイルス抗体陰性の者が，抗原陽性血液で針刺し事故を起こした場合は，48時間以内に抗HBsヒト免疫グロブリンの接種を行う．さらにHBe抗原陽性の血液の場合は，B型肝炎ワクチンの接種を併用する．汚染事故後の医療費については，業務上であれば労災保険が，業務外であれば健康保険が適用される．

b. 養護施設，老人施設の職員

養護施設，老人施設では，狭い空間の中に障害者や高齢者など抵抗力の低下した集団が生活する．このため呼吸器感染症，腸管感染症，疥癬など流行することが多く，職員がこれに感染するリスクも高くなる．特に結核やインフルエンザなど経気道感染する疾患は，職員にも容易に波及する．このため，ワクチン接種などの予防対策を医療従事者に準じて実施することが推奨される．インフルエンザに関しては，職員が施設内に持ち込む可能性もあり，流行前にワクチンの接種をうけておくことが望ましい．また，幼児の多い養護施設ではA型肝炎の流行も散発しており，希望する職員へのワクチン接種も考慮すべきである．

c. 獣医・畜産業従事者

獣医・畜産業従事者など動物を扱う職種では，人獣共通感染症のリスクが高くなる．これには炭疽病やブルセラ症などの細菌感染症，トキソプラズマ症やエキノコッカス症などの寄生虫感染症がある．また海外からの輸入動物を扱う者は，ラッサ熱などのウイルス性出血熱や狂犬病への注意が必要である．狂犬病については，リスクが高い職種の場合にワクチンの接種も検討する．

d. 土木・農林業従事者

屋外で活動する機会の多い土木作業員や農林業従事者にとっては，昆虫により媒介されるツツガムシ病やライム病，さらに汚水との接触で感染するレプトスピラ症への注意が必要である．レプトスピラ症は近年になり国内での発生件数は減少し，年間50例以下と推定されている．しかしながら土木・農林業従事者には，感染リスクが少なからず存在する．このため流行の兆候がみられた際には，予防対策としてワイル病ワクチンの接種を実施すべきである．

土木・農林業従事者は業務中に外傷をうける機会が多く，破傷風への注意も必要である．破傷風トキソイドの接種は，原則として希望者全員に行うことが望ましい．過去に接種歴のない者については，雇用時などに3回接種を行う．もし接種歴があれば追加接種を実施する．

31.2　海外派遣者における感染症のリスクと予防接種

国際経済のグローバル化にともない，日本企業が海外に社員を派遣する機会が多くなった．外務省の海外在留邦人数調査統計によれば，2002年の海外長期滞在者数は約58万人にのぼり，その多くは企業からの長期派遣者である．また法務省の出入国管理統計によれば，業務で海外に出張する者の数は年間約150万人（2000年）を数えている．さらに近年は，派遣地域が先進国から途上国にシフトする傾向があり，派遣企業では出国前の感染症対策，とりわけ適切な予防接種の実施が望まれている．

a. 海外滞在中の感染症のリスク

海外派遣者については，職場環境だけでなく生活環境に起因する感染症も職業性疾病として扱われる．さらに長期派遣者については，帯同する家族についても対象としている．

日本人が海外滞在中に感染症に罹患する頻度に関しては，いくつかの報告がある[3)]．外務省医務官の調査では，在外公館の医務官が取り扱った日本人患者のうち感染症は13.9％，労働福祉事業団の巡回健康相談（1997年）の調査では，途上国に滞在する日本人が罹患した疾病のうち感染症は6.5％であった．一方，青年海外協力隊の調査

表 31.2　途上国で日本人にリスクのある感染症

感染症		地域別リスク（◎：高くある，○：ある，—：ない）					
		アジア	中近東	アフリカ	東欧	中南米	西太平洋
経口感染症	旅行者下痢症	◎	◎	◎	◎	◎	◎
	A 型肝炎	◎	◎	◎	○	◎	◎
蚊に媒介される感染症	デング熱	◎	—	○	—	◎	○
	マラリア	○	○	◎	—	○	○
	日本脳炎	○	—	—	—	—	○
	黄熱	—	—	○	—	○	—
性行為感染症	淋病	○	○	○	○	○	○
	梅毒	○	○	○	○	○	○
	B 型肝炎	◎	○	◎	○	○	○
	HIV 感染症	◎	○	◎	○	○	○
使用人からかかる感染症	結核	○	○	○	○	○	○
	赤痢アメーバ症	○	○	○	○	○	○
動物からかかる感染症	狂犬病	○	○	○	○	○	—
	ラッサ熱	—	—	○	—	—	—
皮膚からかかる感染症	住血吸虫症	○	○	○	—	○	—
	レプトスピラ症	○	○	○	○	○	○

（1989 年）によれば，隊員が罹患した疾病のうち感染症は 28.8 %と高率であった．このように海外，とりわけ途上国に滞在する者にとって感染症は頻度の高い疾病である（表 31.2）．

この中でも，旅行者下痢症や A 型肝炎など飲食物からかかる経口感染症は，途上国で日本人が最も罹患しやすい疾患である．旅行者下痢症とは，先進国の住民が途上国滞在中に発症する下痢の総称で，病原性大腸菌（毒素原性大腸菌）やサルモネラ菌が原因となることが多い．その頻度は，WHO の推計によると 1 カ月間の滞在で約 30 %と高率である[4)]．

デング熱やマラリアなど蚊に媒介される感染症も日本人にしばしばみられる．デング熱は近年になり東南アジアの都市部で大流行しており，日本人の感染例も数多い．本症は発熱と発疹を主症状とするウイルス性疾患で，通常は約 1 週間前後の経過で軽快する．マラリアは原虫による熱性疾患で，このうち熱帯熱マラリア原虫の感染では，治療が遅れると腎障害や意識障害を併発し，死に至る．熱帯地域に広く流行しているが，アジアや中南米では都市部で感染することはまれである．一方，赤道アフリカでは都市部でも感染するリスクが高い．

淋病，梅毒，B 型肝炎，HIV 感染症などの性行為感染症も，途上国で注意を要する疾患である．B 型肝炎や HIV 感染症は，現地での医療行為からも感染する可能性がある．また途上国では，家事に雇う使用人を感染源として，経気道感染する結核や経

表 31.3　海外派遣者に推奨される予防接種

予防接種	年齢	派遣期間		滞在地域	特に推奨される現地での業務	接種回数	有効期間
		短期	長期				
A 型肝炎ワクチン	成人（特に 50 歳未満）	○	○	途上国全域	現地住民と接する機会が多い者	3	5 ～ 10 年
B 型肝炎ワクチン	成人 小児		○	アジア，アフリカ	医療従事者	3	10 年以上
狂犬病ワクチン	成人 小児 (6 カ月以上)	△	○	アジア，アフリカ，中南米	獣医・畜産業従事者，医療機関なき地域に滞在する者	3	2 年
黄熱病ワクチン	成人 小児（1 歳以上）	○	○	赤道アフリカ，南米	森林に立ち入る機会の多い者	1	10 年
日本脳炎ワクチン	成人 小児 (6 カ月以上)		○	中国，東南アジア，南アジア	農村部に滞在する者	3	4 年
破傷風トキソイド	成人 小児 (3 カ月以上)*		○	先進国，途上国	受傷しやすい者	3	10 年
コレラワクチン	成人 小児（1 歳以上）	△	△	途上国の流行地域		2	3 ～ 6 カ月

*小児では三種混合ワクチンとして接種される．

口感染する赤痢アメーバ症などが家族内に蔓延することがある．さらに動物から感染する疾患として，海外では狂犬病も注意を要する感染症である．

なお，海外で発生した労災事故に労災保険を適用させるには，事業主が「海外派遣者の労災特別加入手続き」を行うことが必要である．仮に手続きを行っていても，長期派遣者が感染症に罹患した場合は，業務起因性が明白でない限り労災認定されることは少ない．一方，短期出張者については感染症が労災認定されるケースが多い．

b.　海外派遣者に推奨される予防接種

海外派遣に関連した予防接種には A 型肝炎，B 型肝炎，黄熱病，狂犬病，日本脳炎，破傷風，コレラなどがある．どの予防接種を選択するかは，派遣者の年齢，滞在地域，滞在期間，業務内容などを考慮に入れる必要がある（表 31.3）[5]．

1）肝炎ワクチン　A 型肝炎は感染リスクの高い疾患で，途上国に 1 カ月間滞在した場合の推定罹患率は 0.2 ～ 0.3 %にのぼる[4]．さらに日本人の A 型肝炎の抗体保有率は 50 歳未満の世代できわめて低い．このような世代の者が途上国に滞在する場合は，滞在期間にかかわらず，A 型肝炎ワクチンの接種を実施することが推奨されている．一方，B 型肝炎の推定罹患率は比較的低く（1 カ月間滞在で 0.1 %以下），短期出張者については，ワクチン接種よりも滞在中の行動についての教育を行うべきである．長期派遣者については，アジアやアフリカなど B 型肝炎のキャリア率が高い地域に滞在する場合に，ワクチンの接種を行うべきとする意見が多い．しかしキャリア率が低かったとしても，途上国の医療機関では院内感染の危険性が高いため，長期派遣者全員にワクチンを接種すべきとの意見もみられる．

2）狂犬病ワクチン　狂犬病の発生は途上国で日常的にみられ，海外渡航者が狂犬病を疑う動物に咬傷をうけるリスクは，1カ月間の滞在で0.1～0.2％と推計されている[4]．短期出張者への狂犬病ワクチンの暴露前接種に関しては消極論も多いが，受傷後すぐに暴露後接種をうけられない遠隔地などに滞在するのであれば，短期出張者でも暴露前接種を実施する必要がある．さらに獣医・畜産関係の業務で滞在する場合は，積極的に接種を行うべきである．

3）黄熱病ワクチン　黄熱病は赤道アフリカおよび南米で流行している．近年は年間200～300例の患者が確認されており，欧米人旅行者の感染例も散発している．本症は死亡率の高い感染症であることから，流行国に滞在する者には，滞在期間にかかわらずワクチンの接種を実施すべきである．また，流行国によっては入国時に予防接種証明書（イエローカード）の提示を要求することがある．

4）日本脳炎ワクチン　日本脳炎は東アジアや東南アジアで流行しており，WHOの推定では年間5万人の患者が発生している．しかし患者の発生は主として農村部であり，流行国でも農村部に長期間滞在する者についてのみ，ワクチンの接種を行うことが推奨されている．

5）破傷風トキソイド　破傷風菌は世界中の土壌に分布しており，先進国，途上国にかかわらず海外派遣者には破傷風の感染リスクが存在する．特に海外滞在中は現地医療機関の受診をためらう傾向があり，受傷後に適切な処置が行われないことも多い．このため，長期派遣者には破傷風トキソイドの接種が推奨されている．

6）コレラワクチン　コレラの流行は多くの途上国から報告されている．しかし日本で市販されている注射用コレラワクチンは，その有効率が50％以下と低く，有効期間も3～6カ月と短いため，その使用はあまり推奨されていない．欧米で使用されている経口コレラワクチンは有効率が65～95％と高く，有効期間も6～12カ月と比較的長いことから期待がもたれている．

7）その他のワクチン　アジアやアフリカへの長期派遣者に，ポリオワクチンの追加接種を推奨する意見もある．現在，ポリオ流行国は次第に減少しているが，流行国で現地の住民と接する機会が多い者については，追加接種を考慮してもいいだろう．また，欧米では腸チフスや流行性髄膜炎の予防接種を，流行国への滞在者に推奨している．日本国内では市販されていないが，医師が個人輸入し接種することが可能になっている[6]．

c．海外派遣者の予防接種に際しての諸問題

1）接種機関　海外渡航者向けの予防接種を実施している医療機関は数が限られており，海外派遣者にどこで接種をうけさせたらいいか難渋するケースが多い．しかし最近になり，検疫所のホームページ上（http://www.forth.go.jp/）で日本全国の接種機関を検索することが可能になった．なお，黄熱病ワクチンについては検疫所か検疫衛生協会の診療所でのみ接種を行っている．

2）短期間で終了させる方法　海外派遣に際しては出国までの期間が限定されており，予防接種を短期間で終了するための工夫が必要である．多くの予防接種は完了までに数回の接種を要するが，一般的には2回の接種で一定期間の感染防御が可能となる．そこで長期派遣者については，2回目までを出国前に実施し，3回目は一時帰国時か現地で行うこととする．

さらに短期間で終了する方法として同時接種がある．日本の予防接種法では，生ワクチン接種後は次のワクチンの接種まで4週間，不活化ワクチン接種後は1週間の間隔をあけることが定められている．しかし，1994年の予防接種法の改正で，医師の判断により同時接種が可能となった．不活化ワクチンやトキソイドは同時に接種できる．また生ワクチンとの同時接種も可能である．ただし黄熱ワクチンとコレラワクチンの同時接種は，各ワクチンの抗体産生の低下をまねくため，最低3週間は間隔をあけることが推奨されている．また，生ワクチンどうしは4週間隔で接種することが望ましい．同時接種で副作用が相乗的に増強したり，効力が低下することはない[7]．

3）小児の予防接種　小児を同伴し海外に滞在する際は，基本的な予防接種（BCG，ポリオ，三種混合，麻疹，風疹など）を日本でどこまで実施するかが問題となる．滞在先が先進国であれば，日本で通常の接種時期にうけ，以後は滞在国でうける方法が一般的になっている．この場合，日本で実施した予防接種名と接種日を英文に翻訳し，現地に持参させることが必要である．なお麻疹，風疹，流行性耳下腺炎に関しては，現地の小学校の入学時に接種証明の提出を求める国が多い．

途上国に滞在する場合は，滞在国によりその対応が異なる．アジアや中南米の大都市に滞在するのであれば，先進国と同様に日本で通常の時期に接種をうけた後に，現地の外国人向け医療機関で接種を続けることが可能である．それ以外の地域に滞在する場合は，現地での接種はあまり勧められない．できれば基本的な予防接種が終了してから出国することが望ましい．もし不可能な場合は，近隣の先進国に移動して接種をうけることも考慮する．　［濱田篤郎］

文　献

1）荒川宜親：現代の感染症．職場の感染症を防ぐ（中央労働災害防止協会編），pp16－27，中央労働災害防止協会，1999

2）加藤達夫，中島夏樹：医療従事者の予防接種．予防接種のすべて（堺　春美編），pp213－217，診断と治療社，1994

3）濱田篤郎：日本人海外渡航者の疾病罹患状況．*Biomedical Perspectives* **8**：282－289，1999

4）World Health Organization：Health risk and their avoidance. In：International Travel and Health 2001（ed by WHO），pp55－89, World Health Organization, Geneva, 2001

5）濱田篤郎，氏田由可：海外渡航にあたっての予防対策．*Medicina* **36**：1950－1953，1999

6）濱田篤郎，氏田由可，奥沢英一：日本で市販されていないワクチン．*Progress in Medicine* **21**：

540－544, 2001

7) Center for Disease Control and Prevention : Vaccination information. In : Health Information for International Travel, 2001－2002 (ed by CDC), pp3－21, US Department of Health and Human Services, 2001

索　　引

ハ

ヒ

フ

ヘ

ホ

マ

ム

欧 文 索 引

ワクチンの事典　　定価は外函に表示

2004 年 9 月 5 日　初版第 1 刷
2005 年 2 月10日　　　第 2 刷

編　集　日本ワクチン学会
発行者　朝　倉　邦　造
発行所　株式会社　朝　倉　書　店
東京都新宿区新小川町 6-29
郵 便 番 号　162-8707
電　話　03（3260）0141
F A X　03（3260）0180
http://www.asakura.co.jp

〈検印省略〉

教文堂・渡辺製本

ISBN 4-254-30079-4　C3547

Printed in Japan

前東大 杉本恒明・東大 小俣政男・順天大 水野美邦総編集

内　科　学（第8版）

32202-X C3047　B5判 2344頁 本体28500円
32203-8 C3047　B5判（5分冊）本体28500円

カラーで読む『内科学』。内科学の最もスタンダードな教科書・専門書としてゆるぎない評価を受けている定本が全面カラー化でさらに見やすいレイアウトを実現。最新の知見に基づき内容を一新した決定版。携帯に便利な分冊版(分売不可)あり。〔内容〕総論：遺伝・免疫・腫瘍・加齢・心身症・環境・中毒・医原性疾患／症候学／治療学：移植・救急／感染症・寄生虫／循環器／血圧／呼吸器／消化管・膵・腹膜／肝・胆道／リウマチ・アレルギー／腎／内分泌／代謝・栄養／血液／神経／他

三島濟一総編集　岩田　誠・金井　淳・酒田英夫・澤　充・田野保雄・中泉行史編

眼　の　事　典

30070-0 C3547　A5判 656頁 本体20000円

眼は生物にとって生存に不可欠なものであり，眼に対しては動物は親しみと畏怖の対象である。ヒトにとっては生存のみならず，Quality of Lifeにおいて重要な役割を果たしており，何故モノが見え，色を感じるのかについて科学や眼に纏わる文化，文学の対象となってきている。本事典は眼についての様々な情報を収載，また疑問に応える『眼に関するエンサイクロペディア』として企画。〔内容〕眼の構造と機能／眼と脳／眼と文化／眼の補助具／眼の検査法／眼と社会環境／眼の疾患

老人研 鈴木隆雄・老人医療センター 林　泰史総編集

骨　の　事　典

30071-9 C3547　A5判 480頁 本体15000円

骨は動物の体を支える基本構造であり，様々な生物学的・医学的特性をもっている。また古人骨や動物の遺骸を通して過去の地球上に生息し，その後絶滅した生物等の実像や生活習慣等を知る上でも重要な手掛かりとなっている。このことは文化人類学においても重要な役割を果たしている。本事典は骨についての様々な情報を収載，また疑問に応える「骨に関するエンサイクロペディア」として企画。〔大項目〕骨の進化・人類学／骨にかかわる風俗習慣と文化／骨の組成と機能／骨の病気

京大 清野　裕・神戸大 千原和夫・九大 名和田新・医歯大 平田結喜緒編

ホ ル モ ン の 事 典

30074-3 C3547　A5判 708頁 本体22000円

総論ではホルモンの概念・研究の歴史など，各論では，人体の頭部より下部へ，部位別の各ホルモンを項目立てし，最新の研究成果を盛り込んで詳しく解説したホルモンの総合事典。〔内容〕I．総論，II．各論(視床下部ホルモン／下垂体前・後葉ホルモン／甲状腺ホルモン／副甲状腺ホルモン／心臓ホルモン／血管内皮ホルモン／脂肪ホルモン／軟骨ホルモン／腎ホルモン／副腎皮質ホルモン／副腎髄質ホルモン／性腺・胎盤ホルモン／環境ホルモン／膵ホルモン／消化管ホルモン)

東大 平井久丸・順天堂大 押味和夫・自治医大 坂田洋一編

血　液　の　事　典

30076-X C3547　A5判 416頁 本体15000円

血液は人間の生存にとって不可欠なものであり，古くから研究されてきたが，最近の血液学の進歩には著しいものがある。本書は，分子生物学的な基礎から臨床まで，血液に関する最新の知識を，用語解説という形式をとりながら，ストーリーのある読みものとして，全体像をとらえることができるように配慮してまとめたものである。〔目次例〕ヒトと動物の血液の比較／造血の発生／赤血球膜異常症／遺伝子診断の手法／白血球減少症／血球計数と形態検査／血小板と血管内皮／凝固

上記価格（税別）は2005年1月現在